应用 STATA 做 Meta 分析

第 2 版

王行环　郭　毅　主审
曾宪涛　任学群　主编

中国协和医科大学出版社

图书在版编目（CIP）数据

应用 STATA 做 Meta 分析／曾宪涛，任学群主编．--2 版．—北京：中国协和医科大学出版社，2017.4

ISBN 978-7-5679-0808-6

Ⅰ.①应… Ⅱ.①曾… ②任… Ⅲ.①统计分析—应用软件 Ⅳ.①C819

中国版本图书馆 CIP 数据核字（2017）第 042419 号

应用 STATA 做 Meta 分析（第 2 版）

主　　编： 曾宪涛　任学群
责任编辑： 田　奇

出版发行： **中国协和医科大学出版社**
（北京东单三条九号　邮编 100730　电话 65260431）
网　　址： www.pumcp.com
经　　销： 新华书店总店北京发行所
印　　刷： 北京朝阳印刷厂有限责任公司

开　　本： 787×1092　1/16
印　　张： 23.5
字　　数： 450 千字
版　　次： 2017 年 4 月第 2 版
印　　次： 2019 年 11 月第 3 次印刷
定　　价： 62.00 元

ISBN 978-7-5679-0808-6

（凡购本书，如有缺页、倒页、脱页及其他质量问题，由本社发行部调换）

应用STATA做Meta分析

（第2版）

主　　审：王行环　郭　毅
主　　编：曾宪涛　任学群
副 主 编：刘同族　张　超　田国祥
编　　委（按姓氏拼音排序）：

方　程　武汉大学中南医院
靳英辉　天津中医药大学护理学院
李　胜　武汉大学中南医院
李　勇　河南大学淮河医院
刘同族　武汉大学中南医院
孟详喻　武汉大学中南医院
任学群　河南大学淮河医院
宋志海　北华大学附属医院
孙　竹　中国循证心血管医学杂志编辑部
陶　华　郑州市第二人民医院（暨南大学附属郑州医院）
田国祥　中国人民解放军陆军总医院
王朝阳　河南大学淮河医院
翁　鸿　武汉大学中南医院
吴开杰　西安交通大学第一附属医院
曾宪涛　武汉大学中南医院
张　超　十堰市太和医院（湖北医药学院附属医院）
张　平　宜昌市中心人民医院（三峡大学第一临床医学院）
周　权　常德市第一人民医院（南华大学附属常德医院）

编写秘书：尹晓红

中国协和医科大学出版社

主编简介

曾宪涛，男，湖北竹溪人，副主任医师、副教授、硕士生导师。现任武汉大学循证与转化医学中心副主任，武汉大学中南医院循证与转化医学中心副主任，武汉大学第二临床学院循证医学与临床流行病学教研室副主任，中国医疗保健国际交流促进会循证医学分会副主任委员兼秘书长、青年委员会主任委员，中华预防医学会循证预防医学专业委员会常务委员、循证医学方法学组组长，中国标准化协会中医药标准化分会常务理事，中国医师协会循证医学专业委员会委员，中国研究型医院学会儿科学专业委员会常务委员兼副秘书长，中国研究型医院学会泌尿外科学专业委员会副秘书长，中国中医药信息研究会临床研究分会常务理事，中国康复技术转化及发展促进会精准医学与肿瘤康复专业委员会委员；《中国循证心血管医学杂志》常务编委，《中国循证医学杂志》《湖北医药学院学报》《现代泌尿外科杂志》《中国医学伦理学杂志》等期刊编委；BMJ、Evidence-Based Complementary and Alternative Medicine 等近 20 本 SCI 期刊审稿专家，中华流行病学杂志、中华实用儿科临床杂志、中南大学学报医学版、药物流行病学杂志、武警医学等审稿专家。主持及参与国家重大专项课题及自然科学基金项目十余项，主编专著 4 部，副主编专著 3 部，参编专著 3 部。在 Intensive Care Medicine、Oral Oncology 等发表论文近 300 篇；参与获湖北省科技进步二等奖 1 项、十堰市科技进步三等奖 1 项。

任学群，男，河南正阳人，博士，主任医师，教授，博士生导师。现任河南大学医学院党委常务副书记，河南大学淮河医院党委书记，河南大学循证医学中心主任，中国医疗保健国际交流促进会循证医学分会副主任委员，中国研究型医院学会微创外科学专业委员会委员，河南省抗癌协会常务理事，河南省抗癌协会胃癌专业委员会副主任委员，河南省预防医学会循证预防医学专业委员会副主任委员，河南省医学会普外专业委员会常务委员及胃肠外科学组副组长，河南省中西医结合学会循证医学专业委员会副主任委员，《中国内镜杂志》、《河南外科学杂志》常务编委，《腹腔镜外科杂志》、《河南大学学报（医学版）》编委。长期从事消化道肿瘤及微创外科基础与临床研究，先后主持完成省部级以上科研项目 14 项。发表论文近百篇，出版著作 3 部。

再 版 序

自 2013 年初秋时节我受邀为《应用 STATA 做 Meta 分析》第一版作序以来，不经意间已过 3 个多年头。在这 3 年期间，我明显感到国家对循证医学、循证评价的重视程度在加大，这从国家科技部、卫生计生委、中医药管理局等一系列文件中得到了体现。Meta 分析是开展循证评价重要的方法之一，是循证医学中生产高质量证据的重要方法之一。我本人很早就对循证医学具有浓厚的兴趣，希望能够有机会真正的学习该领域的知识并开展实践。2014 年我开始主持武汉大学中南医院工作，引进的第一位人才就是本书第一版的第一主编曾宪涛同志，并支持他于 2014 年 8 月建立了武汉大学中南医院循证与转化医学中心、2014 年 9 月建立了武汉大学循证与转化医学中心、2016 年 9 月建立了武汉大学第二临床学院循证医学与临床流行病学教研室，并应他的要求亲自兼任主任。中心及教研室建立以来，循证医学团队开展了卓有成效的工作，为我院及我校培养了大量的循证医学与临床研究类人才，产出了具有影响力的一批成果。

同时，为了更好地推进和普及循证医学，我于 2015 年 11 月牵头成立了国家二级学术组织——中国医疗保健国际交流促进会循证医学分会，并担任首任主任委员。本书主编曾宪涛副教授和任学群教授均为循证医学分会第一届委员会副主任委员，曾宪涛副教授还担任秘书长。这次继续受到主编的邀请担任主审，相对于第一版，我少了一些紧张、多了一些信心，这是因为两年多在循证医学领域的学习和实践让我有了一定的基础。

先说说我对本书编写团队的感受。主编曾宪涛副教授我已经非常熟悉，即是我的同事亦是我的博士研究生（于 2015 年 9 月开始攻读我的博士研究生），在国内循证医学领域具有一定的影响力和知名度；主编任学群教授是河南大学循证医学中心的主要创建者及主任，河南大学循证医学中心正式成立于 2012 年，其团队在循证医学实践领域开展了卓有成效的工作。武汉大学循证与转化医学中心和河南大学循证医学中心自 2015 年开始进行广泛、深入的合作与交流，本书就是两家中心合作的成果之一。如同第一版一样，整体编写团队年轻化、多样化。编委队伍由来自于临床一线的医师、药师，一线的科研管理工作者，一线的学术期刊编辑，一线的循证医护教师和一线的循证医护研究人员组成，人数不多但全面。我也注意到第一版有些编委不在第二版中，编委的交替原因有很多，但我想一定是为了保证书籍的内容与质量、并结合编委个人意愿达成的结果。

再说说我对本书内容的体会。相对于第一版，这次增加了很多基础的知识，在每一章开篇之前都有对相关 Meta 分析类型相关知识的简要介绍。我想这样做不仅能够使读者知其然、还能够知其所以然。整体感受第二版在第一版的传承中有发展、编写思路在传承中有创新，更具实用性。读者通过本书不仅可以使用 Stata 软件完成相关类型的 Meta 分析，还可以通过本书了解各种类型 Meta 分析的相关知识。内容全面细致、实践性强、浅显易懂、覆盖面广、反映前沿仍然是这本书的特点。

因第一版出版后颇受欢迎，销量好以至市场上断货，如亚马逊等网站因为缺货而下架，加上我从主编曾宪涛副教授处了解的情况，我认为当前出版第二版是及时的；同时第一版的出版社军事医学科学出版社因客观因素不能再继续出版本书第二版，故本次放在了中国协和医科大学出版社出版。在此，我谨代表我们的团队对各位读者的宝贵建议和支持表示由衷的感谢，对两家出版社给予的大力支持表示最衷心的感谢，对所有支持与关心我们团队的专家、教授、年轻学者们致以最诚挚的谢意。

本书的出版发行，将会继续为致力于制作高质量 Meta 分析的读者提供良好的技术支持，深信读之将有所收益，希望读者都能喜欢这本书。

王行环

中国医疗保健国际交流促进会循证医学分会　主任委员

中国研究型医院学会泌尿外科学专业委员会　主任委员

2017/3/3　于武汉东湖之滨

序 一

2009年，曾宪涛来武汉大学攻读我的硕士研究生。攻读硕士期间，他认真学习，刻苦钻研，很快成为一位临床流行病学与循证医学方面的年轻专家。我所推荐的书籍及文章他都认真研读，我所藏相关书籍也很快被他借阅完毕。特别让我感到欣慰的是，他一直牢记我对他的叮嘱："本分做人，踏实治学。"并以此来要求他的学生。毫不夸张地说，他是我最好的学生之一。

2012年，曾宪涛受《系统评价/Meta分析理论与实践》一书主编罗杰和冷卫东教授的委托，邀我担任该书主审。当我阅读书稿时，其整体构思与内容吸引了我，于是我欣然答应。2013年，他请我为本书《应用STATA做Meta分析》作序。通读全书后，我感到耳目一新。两书相互补充，相得益彰。我认为，本书有以下特点：

一、选题明确推陈出新

Stata软件是Meta分析优秀软件之一，能实现多种类型Meta分析。《系统评价/Meta分析理论与实践》一书虽内容丰富，但囿于篇幅等原因未能全面展示各种类型Meta分析的实现实例。本书针对前书之不足，能为读者提供各种类型Meta分析在Stata中实现的范本，作为教学科研的参考。

二、通俗易懂严谨科学

以实用为宗旨，以Meta分析类型为主线，用简洁方式与通俗语言展示实例，逻辑清晰且便于理解。通过本书，读者可通过更换数据实现所需的Meta分析，故本书适合各层次水平读者的参阅。

三、出版及时填补空白

Stata的应用十分广泛，但未见专门介绍用Stata实现Meta分析的书籍。在教学和科研工作中，学生和同事常问我有关问题，而我常不能给出满意的答复，故本书出版可填补此项空白、以飨读者、亦遂我愿，可谓正逢其时。

作为老师，我为小曾取得的进步而感到由衷的高兴，相信本书会得到读者的认可。祝贺本书的出版，是为序！

郭　毅

博士研究生导师

武汉大学公共卫生学院流行病学教研室主任

序　二

循证医学的出现使医学模式为之发生改变，被誉为“发生在病房里的革命”。尤其是在这个医患关系紧张的时期，每名医务人员都应该本着对自己负责、对患者负责、对未来负责的心态，学会科学看病、循证诊治。然而，循证诊治必然是一种循证实践，而开展循证实践的关键之一就是要能够生产出高质量的证据。Meta 分析是循证医学中生产高质量证据的重要方法之一。随着循证医学的日益完善和不断受到重视，Meta 分析在国内必将愈发受到重视，得到越来越广泛的应用。

2012 年，我的学生兼同事李胜博士作为副主编参与编写了《系统评价 /Meta 分析理论与实践》一书，该书于 2013 年初上市后即获得了广泛的好评。如今，李胜再次参与编写的《应用 STATA 做 Meta 分析》一书即将出版，我很荣幸能有机会向大家推荐这本书！

受主编曾宪涛先生的盛情邀请，我忝为主审。说“忝为”并非是我谦虚，尽管早已为博士研究生导师，但我在循证医学领域仍属于学生级别。盛情难却，加之我想趁此良机进一步好好学习一下循证医学的相关知识，就勉力接下了这个任务。细细阅罢整个书稿，我惊喜地发现我完全会使用以前认为很难学会的 Stata 软件了。

“君子性非异也，善假于物也！”尽管 Stata 软件是当前最为优秀的 Meta 分析软件之一，但据我所知，目前国内尚无一本书专门介绍 Stata 软件进行 Meta 分析的书籍。因此，我们迫切需要一本内容全面细致、实践性强、浅显易懂的教材。可以说，本书做到了这一点。我相信本书的读者也会有如同我一样的感受，通过本书可以使用 Stata 软件完成相关类型的 Meta 分析。此外，本书还具有覆盖面广，反映前沿的特点。

主编曾宪涛先生我十分熟悉，年轻有为，敏而好学；本书的编写团队作者也全属中青年。循证医学是一门新兴学科，方兴未艾；循证医学的高手也多为年轻人。因此，我有理由相信循证医学的明天会更加美好。

本书的出版发行，将会为致力于制作高质量 Meta 分析的读者提供良好的技术支持，深信读之将有所收益。再次祝贺本书的出版，希望读者都能喜欢这本书。

王行环

2013/9/1 于东湖之畔

再版前言

Meta 分析（meta-analysis）是统计合成来自于一系列同类研究的结果，其中用的统计方法可用于任何类型的数据。通过 Meta 分析，可以更加准确的估计效应的大小及确定影响效应大小的相关因素，还可以产生新的发现。Meta 分析可以应用于医学、药学、教育学、心理学、犯罪学、生态学、商业、天文学等诸多领域，当前在医学领域的应用最为活跃。

工欲善其事必先利其器。除必备的专业背景知识外，熟练运用一款软件是制作 Meta 分析的必备要素。当前能实现 Meta 分析的软件有多款，其中 STATA 软件能够实现各种类型的 Meta 分析，分析功能与绘图功能完善，亦是最为常用的软件。我们团队自 2011 年以来一直致力于引入传播、研究 Meta 分析方法学，2014 年在军事医学科学出版社的支持下出版了《应用 STATA 做 Meta 分析》第一版，该书是其时国内首部介绍 STATA 软件实现 Meta 分析的专著，一经出版即获得市场与读者的认可，并很快售罄。

哲学上讲，任何事情都螺旋式上升、曲折式前进的。Meta 分析的方法学发展也是一样，尽管至今仅有两年多时间，但 Meta 分析涌现了新的理论、方法学及类型，STATA 软件也配合发展了自身；再者第一版时因各种原因致使未能尽善尽美，出版后收到了众多读者的真诚反馈及宝贵意见与建议，这均是促使再版的重要原因。本书的再版仍旧遵循了第一版的思路与理念，以易读、易懂、易学为宗旨，结合读者的反馈意见、当前的最新进展等进行了相关知识的增删。因此，本书仍具备如下特点：

第一，以 Meta 分析的类型为纲。本书按照 STATA 软件能够实现的 Meta 分析类型分章节进行介绍，调理清晰易懂易读，但省略了几无可能用到的个体患者数据（individual patient data，IPD）的 Meta 分析。第二，轻理论重实践。本书对每一种类型的 Meta 分析进行了简要介绍，浓墨重彩于如何使用 STATA 软件操作上，将编程实现和通过模块实现的方法均进行了介绍，使读者可以通过照葫芦画瓢的方式完成分析。第三，编写人员多元化。编者来源更加注重从科研教学临床人员中邀请，由从事于方法学研究的、临床的、药学的、循证医学教学的、期刊编辑的一线中青年学者构成，使得本书更加贴近读者。第四，采用网络配合纸版的方式。我们将建立专门的网站提供下载本书所涉及的相关实例数据，便于读者使用。

本书顺利付梓首先要感谢中国协和医科大学出版社及本书编写团队，两大团队付出的辛勤劳动让本书能够在保证质量的同时快速的与读者见面。其次，要感谢军事医学科学出版社及第一版的全体编者。因客观条件本书不能继续在军事医学科学出版社再版，但在中国协和医科大学出版社再版得到了该社的大力支持；因某些客观原因本书第一版部分编者未能继续参与第二版，但本版编写参照了第一版的内容并得到了他们的支持。第三，本书的出版继续得到了王行环教授、罗杰教授、郭毅教授、冷卫东教授等一批专家的悉心指导，中国中医科学院硕士研究生张蕾女士和武汉大学中南医院循证与转化医学中心桂裕亮先生、尹晓红女士在本书书稿校对中付出了辛勤的劳动，本书的出版还得到了国家重点研发计划“数字诊疗装备研发”课题“循证评价研究”（编号：2016YFC0106300）基金的支持，更参阅了大量的中英文著作及文献。在此，谨向他们表达最诚挚的感谢！

本书的内容将会随着新知识、新方法的出现而发生内容滞后的现象；再者，尽管每位编者都尽了自己最大的努力，但囿于编者的水平及凡事不可能尽善尽美，总会有不足之处存在。因此，本书将会择期进行再版或修订。我们在一如既往的希望读者支持本书的同时，真诚期待读者能够继续给出宝贵的意见与建议，便于我们再版时修订完善。您的意见可通过本书的专用网页 http：//www.zengxiantao.com/stata/ 进行留言反馈给我们。期望本书能对您有所帮助！

曾宪涛　任学群
2016 年 11 月
于汴京汴西湖湖畔

前　言

Meta 分析（meta-analysis）是定量数据合成的一种方法，其广泛应用于教育学、心理学、经济学、生态学、药理学等诸多领域，当前在医学和药学领域更是应用的如火如荼。Meta 分析的发展，既得益于理论的进步，更得益于软件的快速发展。当前，有诸多软件可以实现 Meta 分析，Stata 软件是实现 Meta 分析的优秀软件之一。

工欲善其事，必先利其器！在循证医学中，Meta 分析是循证医学主要证据来源之一。因此，对于卫生领域的工作者，特别是临床医务工作者而言，掌握一门合适的 Meta 分析软件能为有效开展循证实践提供保证。当然，Meta 分析并不等于循证医学。

2013 年 3 月，在军事医学科学出版社、湖北医药学院附属太和医院（十堰市太和医院）党委书记、院长、循证医学中心主任罗杰教授和口腔医学中心主任冷卫东教授的大力支持下，在广大朋友的全力支持协助下，我很荣幸作为副主编及编写秘书出版了《系统评价 / Meta 分析理论与实践》一书。该书充分将理论与实践相融合，从基础、软件、实例三大方面进行了介绍，出版后获得了广泛好评，并在市场上热销。但遗憾的是，该书尽管介绍了十种软件，但囿于版面所限，Stata 软件实现 Meta 分析的内容未能全部一一展示。

从 2013 年 4 月至今，有许多读者通过我的邮箱（zengxiantao1128@163.com）、我的 QQ 群（59813640）、丁香园网站站内信等多种方式进行了反馈与交流，希望我们能够将相关的软件讲解得更为详尽。因此，我们组织编写了本书。本书以 Meta 分析的类型为主线，尽可能详尽地进行了展示，希望能为读者呈现一种更换数据即可完成 Meta 分析的模式。有关贝叶斯 Meta 分析，Stata 软件相关的模块仍需完善，当前仍以调用 Win-BUGS 软件实现为主；因此，本书未介绍尚未成熟的内容，希望再版时加入。诚然，最终效果仍需由读者来定论。

本书的顺利出版除了要感谢军事医学科学出版社外，还要感谢各位编委的努力工作，也要感谢武汉大学中南医院副院长、泌尿外科主任、博士生导师王行环教授和湖北医药学院附属太和医院罗杰教授给予的大力支持和鼓励；更要感谢我的导师郭毅教授于百忙中抽出时间给予指导并亲自为本书撰写序言；特别要感谢湖北医药学院我的学生翁鸿、邬兰、骆明旭、吴凡、鄢金柱在校对方面的辛勤工作。此外，本书编写过程中参阅了大量的有关论著及著作，对提高本书的质量起了重要作用，在此，谨向相关作者表示衷心的感谢！

由于本书编写时间短，我们的水平与能力有限，Meta 分析方法学进展速度较快等原因，遗漏与不妥之处在所难免。因此，我们恳请各位同道、读者不吝指正并给出宝贵的建议，以便我们再版时完善。请将您的宝贵意见发送至zengxiantao1128@163.com，我们对此表示诚挚的谢意！

此外，本书所有的数据均可登录湖北医药学院附属太和医院循证医学中心网站（www.thcebmcr.com）的书籍文章资料下载栏下载。

曾宪涛

2013年9月于十堰

目　录

第一章
Meta 分析的基础知识

第一节　Meta 分析概述

Meta 分析（Meta-analysis）是一种对单独的研究结果进行统计分析的方法，对研究结果间差异的来源进行检验，并对具有足够相似性的研究结果进行统计分析的方法。Meta 分析最初是从文献中搜集足够多的研究结果，经过统计分析后加以汇总。1976 年，心理学家 G. V. Glass 将 Meta 分析用于合并和综合文献文件，并对其进行了定义。Meta 分析的应用领域十分广泛，可应用于天文学、地理学、教育学、心理学、经济学、管理学、犯罪学、工程学、生物医药学等领域（表 1-1），在医学中的应用仅仅是 Meta 分析的一个当前最为活跃的方面（本书主要关注点为生物医药学领域）。Meta 分析发展至今，方法学方面一直在进行研究，并取得了良好的进展，涉及理论、软件、报告规范等诸多方面。

表 1-1　Meta 分析应用领域示例

标题	领域	发表期刊（发表年）
基于 Meta 分析的中国北方植被建设对土壤水分影响	生态环境	生态学杂志（2014）
基于 Meta 分析的不同化探异常找矿有效性定量评价	地质学	中南大学学报（自然科学版）（2015）
我国公共场所集中空调通风系统卫生状况 Meta 分析的初步探讨	公共卫生	环境卫生学杂志（2014）
智力资本与企业创新关系的 Meta 分析	企业管理	科研管理（2015）
秸秆还田下我国南方稻田表土固碳潜力研究——基于 Meta 分析	农业	南京农业大学学报（2015）
幽默风格与心理健康关系的 Meta 分析	心理学	中国心理卫生杂志（2015）
机动车道路交通伤害危险因素的 Meta 分析	交通管理	中国循证医学杂志（2014）
市场导向与组织绩效关系——基于 Meta 分析的研究	市场管理	科学学与科学技术管理（2014）
维生素 E 添加对猪肉品质影响的分析	营养学	饲料研究（2014）
基于 Meta 分析的自然资源效益转移方法的实证研究	资源科学	资源科学（2011）
元分析方法在国内外经济管理研究中的应用比较	经济管理	经济管理（2012）
元分析及其在社会科学研究中的应用	社会科学	西北师大学报（社会科学版）（2005）
近二十年我国中小学数学教育实验研究元分析	教育学	数学教育学报（2004）
犯罪青少年与普通青少年的父母教养方式差异的元分析	犯罪学	中国特殊教育（2014）
国内饭店核心竞争力研究的 Meta 分析	服务业	企业经济（2012）

续表

标题	领域	发表期刊（发表年）
基于元分析的国内旅游竞争力评价研究	旅游业	旅游科学（2012）
勃起功能障碍与糖尿病患者冠心病风险相关性的 Meta 分析	医学	中国循证心血管医学杂志（2014）
化疗性静脉炎护理干预效果的网状 Meta 分析	护理学	护理学杂志（2016）

与 Meta 分析容易混淆的概念是系统评价（Systematic review），其实，两者是交叉但不重复的概念。系统评价是循证医学的奠基者 Archie Cochrane 在 1979 年提出的，是对某一具体问题的所有相关的研究运用限制偏倚的检索策略进行严格评价和综合；Meta 分析可能是，但不一定是这个过程中必需的部分。基于为降低偏倚而提出的科学综述和为减少机遇而逐渐成熟的 Meta 分析方法学，系统评价与 Meta 分析在 20 世纪 90 年代开始融合，并于 1993 年 7 月由 BMJ 的编辑们与英国 Cochrane 中心的方法学家在伦敦召开的会上正式提出。因此，在生物医药学领域中，系统评价可以是定性的（qualitative），即没有包括 Meta 分析；也可以是定量的（quantitative），即包括了 Meta 分析。因此，切勿将系统评价与 Meta 分析进行等同。

为什么要进行 Meta 分析呢？在生物医学的研究中，这样的情况很常见，就是针对某一个临床具体问题，比如 A 药与 B 药的效果孰优孰劣、抑或是等效，常常会有多篇相关的研究结果发表。然而，这些研究结果至少存在以下两种情况：第一，结果之间是相互矛盾的，即有的结果有统计学意义、有的无统计学意义，这时就需要量化其变异程度并考虑结果的意义。第二，结果是一致的，但仍需要尽可能准确无误的估算效应量（effect size），以及研究一致性的稳健性。很显然，Meta 分析能够处理这些情况。

当前普遍认为，Meta 分析的主要优点有以下七个方面：

1. 能对同一主题的多项研究结果的一致性进行评价。

2. 对同一主题的多项研究结果进行定量合成。

3. 提出一些新的研究问题，为临床实践及进一步研究提供参考。

4. 当受制于某些条件（如时间或研究对象的限制）时，Meta 分析是一种较佳的方法。

5. 从方法学的角度，对现阶段某个主题的研究设计进行评价。

6. 发现某些单个研究未阐明的问题。

7. 对小样本的临床研究，Meta 分析可以增加统计效能（power of statistics）和效应值估计的精确度。

因此，与传统的描述性的综述相比，设计合理、制作严谨的 Meta 分析能对证据进行更客观的评价，对效应指标进行更准确、客观地评估，并能解释不同研究结果之间的异质性。

第二节　Meta 分析的常见类型

Meta 分析发展至今，已经发展出了多种类型。根据原始研究设计类型，Meta 分析可以分为干预性研究（interventional study）的 Meta 分析、诊断准确性试验（diagnostic accuracy of tests，DTA）的 Meta 分析、观察性研究（observational study）的 Meta 分析。根据研究领域，Meta 分析可分为临床研究的 Meta 分析、基础研究的 Meta 分析、卫生政策研究的 Meta 分析。根据证据的比较方式，可以分为直接比较（direct comparisons）或头对头比较（head to head comparisons）的 Meta 分析、间接比较（indirect comparisons）的 Meta 分析、网状 Meta 分析（network meta-analysis）或多重治疗比较 Meta 分析（multiple-treatments meta-analysis）。根据可使用的数据，Meta 分析则可分为基于原始数据和二次数据这两大类型。根据效应量的类型，Meta 分析可分为基于未计算的和计算的数据两种类型。表 1-2 呈现了 Meta 分析的常见类型。

表 1-2　Meta 分析的常见类型

分型基点	Meta 分析类型	常见亚型
研究设计类型	干预性	临床随机对照试验、非随机实验性研究
	诊断性	比较诊断的随机对照设计、诊断准确性试验
	观察性	队列研究、病例 – 对照研究、横断面研究
研究领域	临床研究	干预性、诊断性、临床病因、预后、不良反应、患者报告结局
	基础研究	分子流行病学、动物实验
	卫生经济学研究	成本 – 效果分析、成本 – 效用分析、成本 – 效益分析
证据比较方式	直接比较	计数资料、计量资料
	间接比较	计数资料、计量资料
	网状	计数资料、计量资料
效应量类型	未计算的	计数资料、计量资料
	计算的	RR/OR/RD 及其 CI/SE/Variance、log（RR/OR/RD）及其 CI/SE/Variance、p 值，等
数据类型	原始数据	IPD（个体患者资料）
	处理数据	直接比较、间接比较、网状

注：RR，risk ratio；OR，odds ratio；RD，risk ratio；CI，confidence interval；SE，standard error；IPD，individual patient data。

此外，还有一些 Meta 分析类型：序贯 Meta 分析（trial sequential analysis，TSA）、累积 Meta 分析（cumulative meta-analysis）、Meta 回归分析（meta-regression analysis）、不良反应（adverse effects）的 Meta 分析、前瞻性 Meta 分析（prospective meta-analysis）、Meta 因次分析（meta-dimensional analysis）、Meta 整合（meta summary）等。

第三节　Meta 分析的制作步骤

目前，有较多文献介绍了 Meta 分析的制作步骤，其中以 Matthias Egger 等 2001 年出版的第 2 版《卫生保健领域系统评价及 Meta 分析的制作》（*Systematic reviews in health care:Meta-analysis in context*）中所提出的步骤和《考科蓝干预措施系统评价手册》（*Cochrane Handbook for Systematic Reviews of Interventions*）中提出的制作步骤最为常用。此外需要说明的是，Systematic review 为涵盖了 Meta 分析的广义定义，两者的制作步骤是一致的。

《卫生保健领域系统评价及 Meta 分析的制作》中将 Meta 分析的制作分为了 8 个步骤，《考科蓝干预措施系统评价手册》中则将系统评价的制作分为了 10 个步骤，详见表 1-3。当前，所有类型的 Meta 分析均可依据此步骤进行制作。

表 1-3　Meta 分析的步骤

步骤	Egger M，et al	Cochrane Handbook
1	提出要评价的问题	提出要评价的问题
2	确定纳入和排除标准	制定研究的纳入及排除标准
3	查找研究——制定检索策略	制定检索策略并检索研究
4	选择研究	筛选研究和收集资料
5	评估研究的质量	评估纳入研究的偏倚风险
6	提取数据	分析数据并进行 Meta 分析
7	分析和表达结果	解决报告偏倚
8	解释结果	陈述结果和制作结果摘要表格
9		解释结果与得出结论
10		完善和更新

一、提出需要评价的问题

Meta 分析的目的应该是回答重要的、可以解答的临床问题，这个问题应该很明确，然而又不那么明确。这里面存在的问题一是选题过宽，会导致文海无边及临床适用性降低、临床异质性增大等；二是选题太窄，临床专注性好及异质性低，但可能会没有足够的、甚至没有适合的一次研究纳入。因此，合适的问题应该是基于实际临床问题提出来，再根据初步检索的实际情况进一步调整。如欲使用 Meta 分析的方法评价牙周病与缺血性脑卒中的相关性，初步检索发现有只有很少的研究，那么可以考虑将评价的问题改为评价牙周病与卒中的相关性（注：卒中主要包括缺血性和出血性卒中）。

二、制定合格标准

合格标准包括了纳入标准和排除标准。合格标准建议根据“PICOS”进行制定，其中“P”是指参与者（participant）、患者（patient）或目标疾病（disease），“I”是指干预（intervention）或暴露（exposure），“C”是指对照（control）或比较（comparison），“O”是指结局（outcome）或终点（endpoint），“S”是指研究设计类型（study design）。可以说“PICOS”内的信息也涵盖了构建的所分析问题的研究的合格标准。当然，制作团队还可以根据实际情况增加相关的限制，如增加时间段（timing）的限制、研究开展场所的限制（住院患者、社区人群、门诊患者）等。“PICOS”的简要解读见表 1-4。

需要注意的是，排除标准应是纳入标准的补充，而非其对立面或相反面。如纳入“大于 18 岁的心血管病患者”，那么排除标准不应是“排除 18 岁以下的心血管病患者”，而应是“排除大于 18 岁的心血管病合并糖尿病患者”。

表 1-4　“PICOS”的简要解读

	描述	解释
P	研究对象（participants）或定义的疾病（disease）	提供了需要确切定义的一组参与者（通常为患者）的有关人群信息，如对年龄大于 65 岁的男性的基本特征的定义（通常为疾病），可能考虑到治疗的环境（如急症治疗医院）
I	干预（intervention）或暴露（exposures）	需明确报告 Meta 分析中考虑的干预措施（暴露）。例如，评价者想评估妇女产前暴露于叶酸与后代神经管缺损的相关性，报告纳入的不同研究的剂量、频率和持续使用时间很可能对读者解读结果和结论很重要。其他干预（暴露）可能包括诊断、预防或治疗处理，具体治疗过程的安排，生活方式的改变，心理或教育的干预，或危险因素
C	比较 / 对照（comparison/control）	清楚的报告比较（对照）组的干预措施，如常规治疗、药物或安慰剂，这对于读者充分理解 Meta 分析纳入的原始研究的入选标准是不可或缺的，并且可能为调查者提供一种异质性来源。比较措施经常缺乏充分描述。清楚的报告比较组的干预措施非常重要，且有时可能会影响 Meta 分析对研究的纳入——很多 Meta 分析与“标准治疗”相比较，但未对“标准治疗”进行定义，作者们应该对此进行妥善处理

续表

	描述	解释
O	结局 / 终点（outcome/endpoint）	被评估的干预（暴露）的结果（如死亡率、发病率、症状或生活质量的改善）应该进行明确的定义，因为这对系统评价 /Meta 分析结果的真实性和适用性是必不可少的
S	研究设计（study design/designs）	最后，应该报告纳入研究的设计类型。一些 Meta 分析报告仅纳入随机试验，然而有的纳入的研究设计类型更为广泛（如纳入随机试验和某些类型的观察性研究）。还有一些（如特定评估危害）的 Meta 分析，纳入了从队列研究到病例报告的广泛研究设计类型。不管纳入的研究设计类型是什么，均应该进行报告

三、制定检索策略

“PICOS”应该是贯穿于 Meta 分析制作整个步骤的始终。检索策略的制定就是根据“PICOS”进行制定的。制定检索策略时，可以不一步到位。具体做法是先行制定一个检索策略，然后进行预检索，根据反馈的结果再行修正。

应注意的是，各个数据库的检索策略是不一样的，因此应在投稿时以附件的形式提供各个数据库的检索策略；或者正文允许的话，放在正文中亦可。

四、文献检索

在检索开始前，制作者应该意识到建立 PRISMA 流程图（图 1-1）了，并应该说明研究的鉴定、筛选、合格条件、入选标准和分析过程。一般而言，基于不同类型的 Meta 分析检索的数据库应该不同（如在开展基因多态性研究与疾病相关性的 Meta 分析时，就不需要检索 Cochrane 图书馆），但基本上均应检索 PubMed（MEDILINE）和 Embase（不勾选 MEDLINE）；此外，还可以考虑检索制作团队所掌握语种的相关数据库，如中文可考虑检索万方和 CNKI 数据库。检索纳入研究的参考文献，也是必不可少的一个步骤。

在数据库选择上，如：若检索临床干预性研究、诊断性试验和方法学研究，还应检索 Cochrane 图书馆；若为物理干预性研究，还应检索 PEDro 数据库。若为病因性研究，则不需检索 Cochrane 图书馆。若为护理领域的研究，还应检索 CINAHL（Cumulative Index to Nursing and Allied Health Literature）。

文献检索时，建议结合 EndNote 软件进行管理，既便于统计各数据库的情况，亦可以为后续文章撰写时编排文献格式提供便捷，特别是当目标期刊被拒稿后，更改下一目标期刊的格式时，会非常的方便。

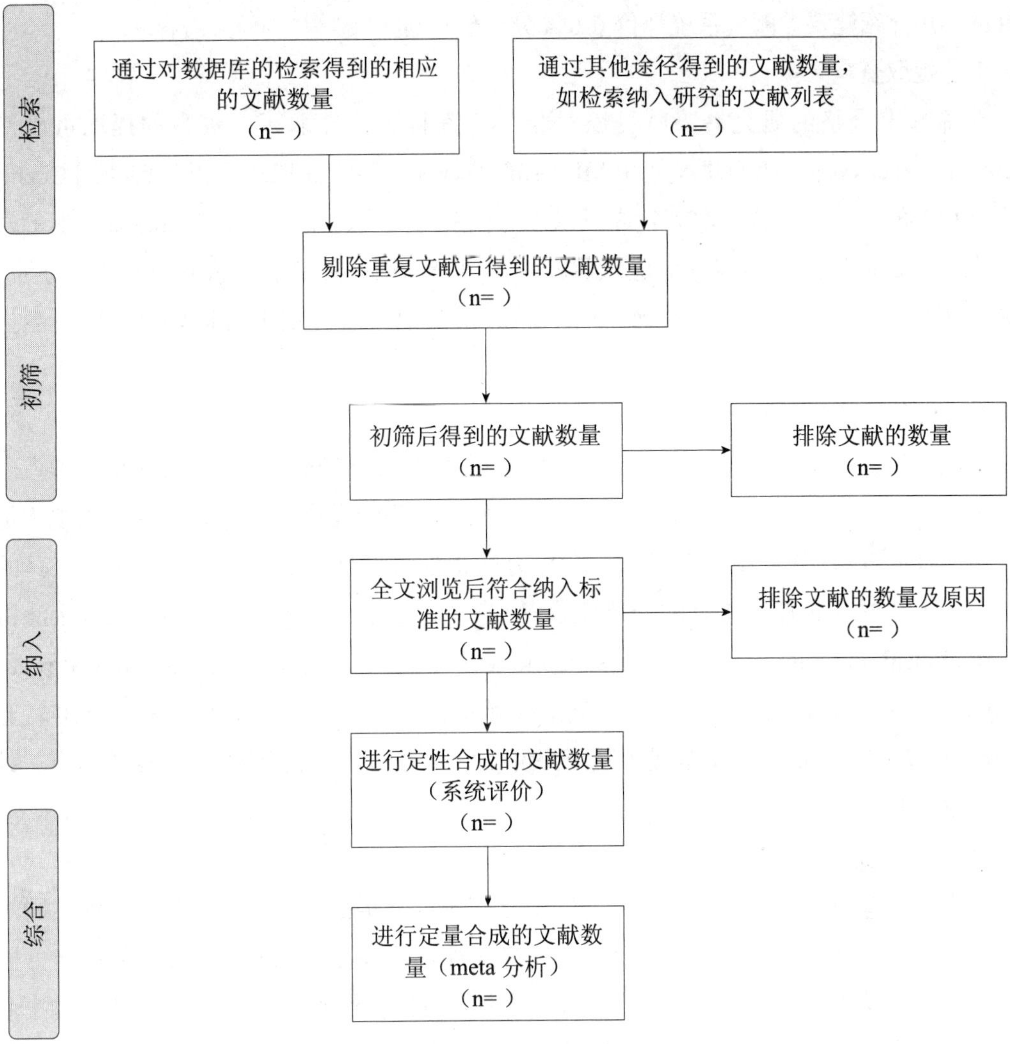

图 1-1　PRISMA 文献筛选流程图

五、Meta 分析注册

上述步骤完成之后，就可以考虑在注册平台进行注册。当然，研究注册并非必须环节，若未行注册，则建议在投稿时咨询阅读稿约，避开要求注册的那些期刊。注册平台见本章第四节，到目前为止，仅动物实验的 Meta 分析尚无平台可以注册。若不考虑进行注册，那么则跳过本步骤，直接进入到下一步骤。

六、文献筛选

执行检索之后，一边根据 PRISMA 流程图（图 1-1）来记录相关的检索结果，一边要及时将检索的相关研究导入到 EndNote 软件、NoteExpress 软件、Microsoft Access 软件或其他文献管理软件中保存。这些文献管理软件可以有助于研究的记录、查重等。有关 EndNote 软件的使用介绍建议参阅《系统评价 /Meta 分析理论与实践》书中相关内容。

七、提取资料

在筛选出合格的研究后，就可以对相关的资料进行提取了。资料的提取可以使用 Microsoft Excel 软件，我们建议使用 Microsoft Access 软件。提取表可以直接使用 Cochrane 协作网相关的小组的资料提取表，亦可以进行相关的修改；或者按照 Cochrane 手册的建议进行设置。提取资料的内容一般应该包括纳入研究的第一作者、发表年限、人口学资料、待评价试验与参照试验、方法学质量相关信息等。纳入研究基本特征表格也同时制作出来了。

八、评价方法学质量

不同的研究使用的方法学质量评价工具也不尽相同，Meta 分析制作者应根据纳入研究设计类型选择合适的方法学质量评价工具。当然，有些研究类型尚无公认的方法学质量评价工具，此时 Meta 分析制作者可以结合已有的相近的工具、结合主题进行研究工具的设计。关于方法学质量评价工具的介绍建议参阅“The methodological quality assessment tools for pre-clinical and clinical studies，systematic review and meta-analysis，and clinical practice guideline：a systematic review”一文、曾宪涛等发表于《中国循证心血管医学杂志》上的“Meta 分析系列”中的相关文章或《系统评价 /Meta 分析理论与实践》书中相关内容。具体详见本章第五节内容。

九、统计分析

首先，应对纳入研究间的异质性进行评价。Meta 分析汇集针对同一个问题的不同的研究，通常各研究间存在不同程度的变异，即异质性。评价方法常见的仍然是使用卡方检验和 I^2 检验，卡方检验的 p 值取 0.1。评估之后需要对异质性来源进行调查，当异质性来源于偶然机会或计算诊断性精确性指标所致误差时，重要的是要考虑单个研究的真实异质性，如研究设计的差异和研究对象的差异。此外，评估单个研究的方法学质量可作为识别异质性来源的有用工具。然而，对于用方法学质量高的研究来处理高程度的异质性或逐次剔除单个研究的方法尚未达成最终共识。一些研究者认为异质性很大时需要避免进行 Meta 分析，但同时也被提出异质性实际上是有益的，如可以使用 Meta 回归分析来探索异质性的来源，因此增加了研究结果的科学价值和临床相关性。还可以使用有关方法学质量相类似的方法，包括在 Meta 回归分析中将质量高低作为协变量，或对有或没有研究设计缺陷的研究进行亚组分析。另一方面，限制低质量水平的研究，从而剔除质量较差的研究进行 Meta 分析，或在方法学质量研究中进行加权，这些方法也已经被提出来。效应量及效应模型的介绍具体详见本章第六节内容。

根据异质性的情况，判定使用何种效应模型并采用相关的软件对相关的结局指标进行分析。一般来讲，若异质性可以接受则采用固定效应模型，反之则采用随机效应模型。再根据纳入研究的特征及临床背景开展相应的亚组分析、累积 Meta 分析、发表偏倚分析等。

此外，还可以对结局指标采用 GRADE 系统、牛津循证医学中心（OCEBM）等证据质量和推荐级别分级体系进行证据质量等级的评价，但 Meta 分析制作者仅仅评价证据质量水平级别即可，不可评价推荐等级，推荐等级是研发临床实践指南等时使用。有关 GRADE 系统请参阅曾宪涛等发表的《如何正确理解及使用 GRADE 系统》。

十、解释结果

在 Meta 分析中最后、最重要的是报告的要点。通常，繁忙的临床医生只有时间读摘要或研究结论。数量有限的内容是制作者阐述评价的发现核心内容的唯一机会。因此，制作者必须把可解答的问题写上，他们的假设或问题也要得到肯定的解答。制作者也必须知道在分析的研究中的限制，因为这个偏差与评价的偏差有关，作者必须根据评价的结果定总结。在这一部分只有事实，而没有怀疑或讨论的余地。评价的结论本质上要解答“如果一个读者要记住我的评价中的一件事，那么这件事是什么？”这个问题，即“Take home message”。

十一、更新 Meta 分析

Meta 分析需要随着新的研究的出现而不断更新。Cochrane 协作网建议至少每两年更新一次，也有的 Cochrane Review Group（s）建议每年更新一次。当然，还可以根据临床及使用的实际需求进行更新，比如当前要修订 / 研发一部临床实践指南，而检索到的一篇 Meta 分析的方法学质量极低，此时既可以重新制作；或者检索到了一篇最近的 Meta 分析，同时还有几篇该 Meta 分析未曾纳入的符合其合格标准的研究，既可以更新该 Meta 分析了。

第四节　Meta 分析的注册平台

Meta 分析注册平台的推出与临床试验注册平台推出的目的是一致的，均是作为提高研究质量的有效手段。注册的作用概括为 4 个方面：①避免 Meta 分析在实施和报告中的偏倚；②避免预期外的重复研究；③保证制作的透明化；④便于加强国际合作。

目前可进行系统评价与 Meta 分析注册的机构有 Cochrane 协作网（Cochrane Collaboration）、JBI（Joanna Briggs Institute）循证卫生保健中心、PROSPERO 国际化注册平台、Campbell 协作网（Campbell Collaboration）和环境证据协作网（Collaboration for Environmental Evidence，CEE）。其中 Campbell 协作网主要关注教育、犯罪司法、社会福利等社会领域，JBI 主要关注于质性研究及护理领域，CEE 主要关注环境政策与管理领域；而

Cochrane 协作网和 PROSPERO 国际化注册平台是当前医学领域应用较为广泛的机构。

一、Cochrane 协作网

Cochrane 协作网是一个国际性非营利性的民间学术团体，成立于 20 世纪 90 年代初。迄今 Cochrane 协作网已在全球建立 14 个中心，拥有近 30000 名协作者，现有 49 个 Cochrane 系统评价小组（Cochrane Review Group，CRG），特别是 Cochrane 图书馆已成为循证医学实践、政府卫生决策等领域可靠证据的主要信息源。其官方网站为 http：//www.cochrane.org/。

Cochrane 系统评价（Cochrane Systematic Review，CSR）是指 Cochrane 协作网成员在 Cochrane 协作网统一工作手册的指导下，在相应 GRG 编辑部指导和帮助下所作的系统评价。因其严格规范的制作过程，被公认为是提供卫生保健决策证据的最佳来源。要制作一个 CSR 必须先发表研究方案，审查合格后才可以开展评价活动；在评价过程中，可以随时得到协作组专家的指导；评价结束后，发表的全文还可得到来自各方的评论和建议。

可以看出，CSR 的制定具有一些特殊的要求：

（一）研究从注册课题、形成计划书到全文完成都需经过相关 CRG 及同行专家评审。

（二）系统评价必须依照 Cochrane 工作手册的指导，使用统一的软件 RevMan、在统一的工作平台并以固定化的格式和结构撰写全文。

（三）Cochrane 协作网规定，系统评价在发表后作者要定期更新，一般要求 1 年或 2 年更新一次。

CSR 注册的基本过程为：选择课题，联系相关的 CRG，获得批准，提交题目并得到批准，获取账号，完成计划书，完成系统评价。

目前，CSR 关注的类型主要有干预性研究（随机试验和非随机试验）、DTA、方法学研究和汇总评价（overviews）。不接受动物实验、观察性研究、遗传关联性研究的 Meta 分析。

二、JBI 图书馆

Joanna Briggs 循证卫生保健中心（Joanna Briggs Institute，JBI）是一个致力于循证卫生保健理论、方法及实践研究的国际非营利性学术组织，同时也是目前全球最大的循证护理协作网（Joanna Briggs Collaboration），成立于 1996 年。JBI 中心与全球 70 多个协作和附属中心广泛开展国际合作，通过开展卫生保健领域证据的合成、转化和应用研究，提高卫生保健实践活动的可行性（feasibility）、适宜性（appropriateness）、意义（meaningfulness）和有效性（effectiveness）。其官方网站为 http：//www.joannabriggs.edu.au/。

如同 Cochrane 协作网一样，JBI 拥有自己的统计资料 Meta 分析评估和评价工具（Meta-Analysis of Statistics Assessment and Review Instrument，MAStARI），但需要注册后才能使用，也是一款在线软件。为了更好地开展系统评价 /Meta 分析的制作及传播使用等，JBI 循证卫生保健中心与其成员基于卫生保健专业人员的需求及证据的多元化成立了系统评价制作方法学研发小组。为了满足新兴的证据合成领域所需的方法学，JBI 已成立了有效性证据合成方法学组、定性证据合成方法学组、文本资料和专家观点合成方法学组、经济学评价证据合成方法学组、患病率和发病率证据合成方法学组、伞形系统评价或系统评价概览方法学组及勘察性系统评价（Scoping systematic review）方法学组等 11 个方法学小组。当前新兴的 JBI 系统评价类型包括综合性系统评价、系统评价概览、患病率和发病率系统评价、混合法系统评价、预后系统评价、诊断准确性系统评价、相关数据系统评价和勘察性系统评价。

与 CSR 的注册、制作及发表类似，JBI 系统评价题目的注册、方案和全文的发表均需经过严格的评价，有持续地方法学研究以解决新兴的证据合成领域的方法学挑战，有持续更新的系统评价员指南和统一的在线制作软件保证系统评价制作的统一性、规范性及可评价性，有定期举办的方法学培训项目以保证系统评价员间的同质性，有严格的同行评议机制以保证发表的系统评价的质量与价值，有详尽的检索策略指导以降低资料获取的不全面性。

JBI 系统评价的制作的要求如下：

（一）JBI 系统评价的制作团队至少包括 2 名系统评价员（第一系统评价员和第二系统评价员），且至少有 1 名系统评价员合格地完成了 JBI、Cochrane 或 Campbell 系统评价制作方法培训项目。

（二）JBI 系统评价的制作需严格按照 JBI 方法、采用统一的在线证据合成软件执行。

（三）JBI 系统评价题目的注册需向 JBI 证据合成研究中心（synthesis science unit，SSU）提供注册申请表，审核合格后方可注册。

（四）JBI 系统评价需从综合评价系统导出后方可提交。

（五）JBI 系统评价方案书及全文需经过国际同行评议且达到标准后方可在线发表。

（六）资源发表后，系统评价员在评价信息饱和度的前提下，可依据用户评论和新的研究结果对旧版本进行更新。

（七）文献检索的最后执行时间与系统评价全文提交日期的间隔不能超过 1 年。

（八）系统评价员必须签署版权转让协议且以附件形式上传后，系统评价全文方可被接受发表。

三、Campbell 协作网

Campbell 协作网为 Cochrane 协作网的姊妹组织，宗旨是和 Cochrane 协作网建立合作，为社会、心理、教育、司法犯罪及国际发展政策等非医学领域提供科学严谨的系统评价和决策依据。Campbell 协作网由指导委员会、秘书处、方法指导组、交流传播组、专项协作组等组成。Campbell 协作网是 Campbell 系统评价的载体，旨在制作、保存和传播社会学（包括教育、刑事司法、社会政策和社会关爱）相关干预措施效果的系统评价，为公共卫生决策及教育提供高质量、可靠的证据。Campbell 协作网有 6 个专业组：教育组、司法犯罪组、社会福利组、国际政策发展组、方法学组、知识推广与应用组。其官方网站为 http：//www.campbellcollaboration.org/。

撰写一篇 Campbell 系统评价要经过注册题目，发表研究计划以及撰写全文三个基本步骤，各步骤间既相互联系，又各有侧重。题目注册阶段：联系相应的专业组填写题目注册表，内容包括题目的价值和可行性论证、纳入排除标准、研究团队。其中纳入排除标准需要以研究目标、干预措施、结局指标、研究类型等方面进行详细阐述，需要与编辑多次讨论后确定。研究计划撰写阶段：主要完善研究主题和研究方法等，一般通过补充论文中的相关内容，进一步阐述注册题目，确定题目实施的具体步骤。研究计划可以保证评价工作对其他研究人员的透明性，方便后期改进工作步骤，其中同行评审是质量评价过程中的关键步骤，有经验的研究者可以保证方法学和结果部分的内容质量。全文撰写阶段：按照研究计划进行纳入研究质量评价，撰写结果及讨论部分，将相关文献的结果合并，并撰写全文。

四、CEE 协作网

CEE 是一个全球可持续环境和保护生物多样性领域中的科学家和管理者工作的开放性社区组织，致力于合成与环境政策和实施最相关的证据，在全球有多个中心。其官方网址为 http：//www.environmentalevidence.org/。当前整个网站主要由四大数据库组成：期刊（Journal）、图书馆（library）、指南（guidelines）和最新消息（latest news）。

CEE 系统评价的制作步骤如下：

（一）问题设置。无论是在证据需求还是系统评价的可行性方面提出问题的过程。

（二）方案。系统评价方案是为制作系统评价列出每个阶段要如何实施的计划。方案提交到 Environmental Evidence，并进行同行评估和发表，在透明度最大化和偏倚敏感性最小化中起到非常关键的作用。

（三）检索。针对问题制定可重复检索策略系统检索证据可能的来源。

（四）文献筛选。对检索获取的文献使用评价问题的先验性纳入标准进行相关性检查，形成相关研究集合。

（五）严格评价和数据提取。这两个阶段常常相互关联。在严格评价中，文献从设计、报告标准、敏感性偏倚的衡量、研究问题的有效性几方面进行评价。从每个研究中提取恰当的数据可能受到进一步的严格评价。

（六）数据合成。从单个研究中提取的数据被合成形成证据整体。合成可以是叙述、定量（Meta 分析）、定性或这些的组合。

（七）使用特定。CEE 模板撰写系统评价报告为透明性和可重复性确保高报告标准。该报告提交到 Environmental Evidence，同行评议，如果被接受，将会发表在杂志上并在 CEE

网站存档。

CEE本着开放获取的政策，所有方案、系统评价和一些相关的资料都发表在开放获取的期刊“Environmental Evidence”上（www.environmentalevidencejournal.org）。Environmental Evidence系统评价注册和提交是逐步相互作用的过程，方案草案通过Environmental Evidence电子提交系统提交。提交后的方案草案会送去同行评审，评语反馈给作者后按要求进行适当的修改形成最终方案。最终的方案发表在Environmental Evidence和CEE网站上，然后正式注册为“正在进行中”。

五、PROSPERO 国际化注册平台

PROSPERO为英国国家健康研究所（NIHR）属下的评价和传播中心（Centre for Reviews and Dissemination，CRD）创建的，于2011年2月18日在加拿大温哥华举行启动仪式。PROSPERO的出现，为非Cochrane系统评价的客观和真实性提供了一定的保障，特别是可以在很大程度上避免重复制作。其官方网址为 http：//www.crd.york.ac.uk/prospero/（图 1-2）。

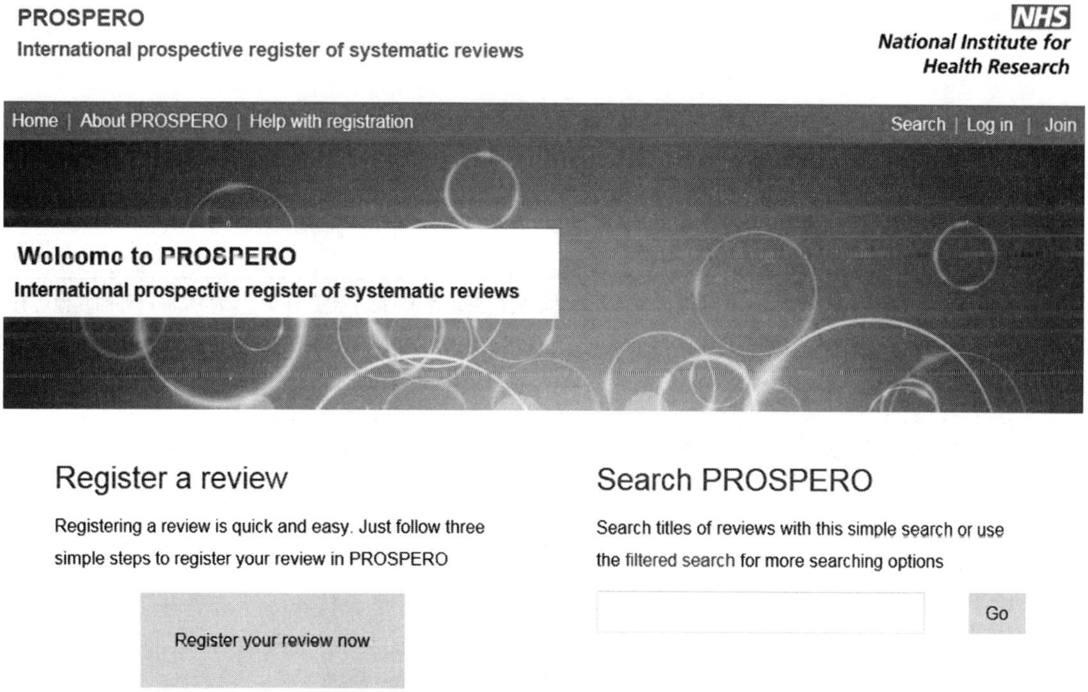

图 1-2　PROSPERO 注册平台界面

PROSPERO适用的范围更为广泛，注册标准相对较低，主要表现在：研究注册前后的步骤相对简单，注册研究的范围更为广泛，研究完成时间更为灵活，研究方法学上的要求

相对较低等。因此大多数研究者的水平均可到达，具有更为广泛的适用性。PROSPERO 为一些研究者的拓宽了注册的范围和渠道，为非 Cochrane 系统评价提供新的注册平台。

该机构的注册流程与其他机构大致相似：申请注册，获得注册账号，注册系统评价，审核合格，完成注册。需要指出的是，该机构不接受已在 Cochrane 协作网注册的系统评价，注册时机构系统可检测注册的重复，若发现在 Cochrane 协作网已有注册，那么就拒绝该研究的注册。反之，在该机构注册的题目还可以在 Cochrane 中注册。

目前，PROSPERO 关注的类型主要有干预性研究、诊断性试验、方法学研究、观察性研究、遗传关联性研究等，但不接受汇总评价和动物实验的 Meta 分析。

六、Cochrane 协作网与 PROSPERO 国际化注册平台比较

Cochrane 协作网和 PROSPERO 为当前用于医学类系统评价注册的最主要的机构。CSR 以其严格的制作标准被认为是临床最佳证据的来源之一，这就要求研究者具有很好的方法学基础，因此对于一般研究人员来说，制作 CSR 并非易事；而 PROSPERO 的推出就是对 Cochrane 协作网的一个很好的补充。这两个注册机构在注册的某些方面存在一些差异，详见表 1-5。

表 1-5　Cochrane 协作网与 PROSPERO 注册平台的比较

序号	比较点	Cochrane 协作网	PROSPERO
1	注册前联系	注册前需要与相应的 CRG 联系，确定题目是否可以注册	无需联系
2	注册研究类型	干预、诊断试验、方法学研究的系统评价和汇总评价	除了汇总评价、动物实验以外的其他所有类型的系统评价
3	注册完成后审核	完成后接受编辑部和同行评审	需要进行审核，一般在 5 个工作日内
4	计划书填写项目要求	所有条目都需填写	22 条必填项目必填，其他项目选填
5	计划书提交时间要求	一般要求在注册题目的 6 个月内完成	在注册时完成
6	注册语种要求	英语	英语，检索策略和计划书附件无限制
7	在注册机构中的发表形式	在 Cochrane 图书馆上发表计划书和全文	仅发表计划书
8	研究制定要求	按照统一的 Cochrane 手册、使用统一的软件 RevMan 进行制作，对 Meta 分析软件无硬性要求	建议按照 CRD 指南进行，写作软件及数据分析软件无硬性要求
9	研究完成时间	一般要求在发表计划书 2 年内完成	无要求

续表

序号	比较点	Cochrane 协作网	PROSPERO
10	研究发表期刊	首先必须在 Cochrane 图书馆发表，若需在其他期刊发表需得到 CRG 的允许	无限制
11	研究发表语种	英语	任意
12	注册研究更新	一般要求在发表全文两年内至少更新一次，否则会被撤销	建议更新，无硬性要求
13	注册研究撤销	可由 CRG 或作者提出撤销已注册或已发表的系统评价	注册记录和计划书会永久保存，不会被撤销

第五节 方法学质量评价工具

本节主要介绍主要类型原始研究的方法学质量评价工具。在当前的工具中，有英国牛津循证医学中心文献严格评价项目（Critical Appraisal Skills Programme，CASP）研发 CASP 工具、英国国家卫生医疗质量标准署（National Institute for Health and Clinical Excellence，NICE）下属的临床实践部（Centre for Clinical Practice）研发的 NICE 工具、苏格兰校际指南协作网（Scottish Intercollegiate Guidelines Network，SIGN）研发的工具、JBI 研发的工具、Cochrane 协作组研发的工具以及其他学术团体及学者研发的工具。

在这些工具中，我们建议 RCT 采用 Cochrane 风险偏倚评估工具（The Cochrane collaboration's tool for assessing risk of bias）进行评价（表 1-6），非随机干预性试验采用 ROBINS-I（Risk Of Bias In Non-randomised Studies-of Interventions）工具（表 1-7）或 MINORS（Methodological index for non-randomized studies）工具（表 1-8），队列研究和病例 – 对照研究采用纽卡斯尔 – 渥太华量表（The Newcastle-Ottawa Scale，NOS）（表 1-9 A 和表 1-9 B），病例系列采用加拿大卫生经济研究所 – 病例系列质量评价工具（Canada Institute of Health Economics：Critical Appraisal Tools for Case Series Studies）（表 1-10）或 MINORS 工具的前 8 条，诊断准确性试验采用 QUADAS-2（Quality Assessment of Diagnostic Accuracy Studies- 2）工具（表 1-11），横断面研究采用美国卫生保健质量和研究机构（Agency for Healthcare Research and Quality，AHRQ）推荐的标准（表 1-12），动物实验采用 SYRCLE 动物实验风险评估工具（SYRCLE's risk of bias tool for animal studies）（表 1-13）。

表 1-6　Cochrane 风险偏倚评估工具的基本内容

领域	评价内容
选择偏倚（selection bias）	
随机序列产生	详细描述了产生随机分配序列的方法，以便评估组间可比性
分配隐藏	详细描述了隐藏随机分配序列的方法，以便判断干预措施分配情况是否能预知
实施偏倚（performance bias）	
对研究者和受试者施盲	详细描述了对研究者和受试者实施盲法的方法，以防其知晓受试者的干预措施。提供了判断盲法是否有效的信息
测量偏倚（detection bias）	
研究结果盲法评价	详细描述了对研究结果评价者实施盲法的方法，以防其知晓受试者的干预措施。提供了判断盲法是否有效的信息
随访偏倚（attrition bias）	
结果数据的完整性	完整性的报告了每个主要结局指标的数据，包括失访及退出的。是否明确报道了失访及退出，每组人数（与随机入组的总人数相比），失访 / 退出的原因，以便系统评价者行相关的处理
报告偏倚（reporting bias）	
选择性报告研究结果	描述的信息可供系统评价者判断选择性报告研究结果的可能性及相关情况
其他偏倚（other bias）	
其他偏倚来源	除上述偏倚外，提供的信息是否可评估存在其他引起偏倚的因素。若是先在计划书（protocol）中提到某个问题或因素，需给出对应的回答

表 1-7　ROBINS-I 工具的基本内容

时段及特点	评价条目	释义
干预前（偏倚风险评价与随机试验大体不同）	混杂所致偏倚	• 当一个或多个预测变量（即结局指标的预测因素）与基线干预相关联时，则称之为基线混杂 • ROBINS-I 工具还涉及随时变性混杂，即受试者个体变换干预及基线后预测因子对基线干预产生影响的情形
	受试者筛选相关偏倚	• 如果干预和结局均与某些（符合研究要求的）受试者的剔除、某些受试者的初始随访时间或某些结局事件相关联，则干预与结局间存在关联，即便是在干预效应相当的情形 • 这种类型的选择偏倚与混杂不同，例如，针对某种干预进行研究，纳入已有使用经历的个体而非新暴露个体所导致的偏倚
干预中（偏倚风险评价与随机试验大体不同）	干预分类所致偏倚	• 因差异性或非差异性干预错类所致的偏倚 • 非差异性错类与结局无关，通常使干预效应向零方向偏倚 • 差异性错类出现于干预错类与结局或结局风险相关的情形，有可能导致偏倚

续表

时段及特点	评价条目	释义
干预后（偏倚风险评价与随机试验有很多相同之处）	偏离计划干预所致的偏倚	• 因试验干预和对照干预治疗系统差异所致的偏倚，即偏离计划干预所致的偏倚 • 该类偏倚的评估取决于效应的种类（干预分配效应或干预起始、依从效应）
	缺失数据所致偏倚	受试者进入试验并接受了初步随访，但之后的随访资料缺失所致的偏倚（如因预测因素所致的差异性失访）；因剔除有数据缺失（干预或其他变量如混杂因素信息缺失）的个体所致的偏倚
	结局测量相关偏倚	差异性或非差异性结局资料测量误差所致偏倚。该偏倚可发生于结局评价者知晓干预分配、不同干预组结局评价方法不同或测量误差与干预分配或效应相关的情形
	选择性结果报告所致偏倚	根据研究所见而有选择性地对结果进行报告，使其无法纳入 Meta 分析或其他类型的汇总分析

表 1-8　MINORS 工具的基本内容

序号	条目（Items）	提示
1	明确地给出了研究目的	所定义的问题应该是精确的且与可获得文献有关
2	纳入患者的连贯性	所有具有潜在可能性的患者（满足纳入标准）都在研究期间被纳入了（无排除或给出了排除的理由）
3	预期数据的收集	收集了根据研究开始前制定的研究方案中设定的数据
4	终点指标能恰当的反映研究目的	明确的解释用来评价与所定义的问题一致的结局指标的标准。同时，应在意向性治疗分析的基础上对终点指标进行评估
5	终点指标评价的客观性	对客观终点指标的评价采用评价者单盲法，对主观终点指标的评价采用评价者双盲法。否则，应给出未行盲法评价的理由
6	随访时间是否充足	随访时间应足够长，以使得能对终点指标及可能的不良事件进行评估
7	失访率低于 5%	应对所有的患者进行随访。否则，失访的比例不能超过反映主要终点指标的患者比例
8	是否估算了样本量	根据预期结局事件的发生率，计算了可检测出不同研究结局的样本量及其 95% 可信区间；且提供的信息能够从显著统计学差异及估算把握度水平对预期结果与实际结果进行比较
用于评价有比较组的研究的附加标准		
9	对照组的选择是否恰当	对于诊断性试验，应为诊断的“金标准”；对于治疗干预性试验，应是能从已发表研究中获取的最佳干预措施
10	对照组是否同步	对照组与试验组应该是同期进行的（非历史对照）
11	组间基线是否可比	不同于研究终点，对照组与试验组起点的基线标准应该具有相似性。没有可能导致使结果解释产生偏倚的混杂因素
12	统计分析是否恰当	用于计算可信区间或相对危险度（RR）的统计资料是否与研究类型相匹配

表 1-9A NOS 针对队列研究的基本内容

栏目	条目#	评价标准
研究人群选择	暴露组的代表性如何	①真正代表人群中暴露组的特征*；②一定程度上代表了人群中暴露组的特征*；③选择某类人群，如护士、志愿者；④未描述暴露组来源情况
	非暴露组的选择方法	①与暴露组来自同一人群*；②与暴露组来自不同人群；③未描述非暴露组来源情况
	暴露因素的确定方法	①固定的档案记录（如外科手术记录）*；②采用结构式访谈*；③研究对象自己写的报告；④未描述
	确定研究起始时尚无要观察的结局指标	①是；②否
组间可比性	设计和统计分析时考虑暴露组和未暴露组的可比性	①研究控制了最重要的混杂因素*；②研究控制了任何其他的混杂因素*（此条可以进行修改用以说明特定控制第二重要因素）
结果测量	研究对于结果的评价是否充分	①盲法独立评价*；②有档案记录*；③自我报告；④未描述
	结果发生后随访是否足够长	①是（评价前规定恰当的随访时间）*；②否
	暴露组和非暴露组的随访是否充分	①随访完整*；②有少量研究对象失访但不至于引入偏倚（规定失访率或描述失访情况）*；③有失访（规定失访率）但未行描述；④未描述随访情况

注：#，8 个给分条目；*，9 个给分点。

表 1-9B NOS 针对病例 – 对照研究的基本内容

栏目	条目#	评价标准
研究人群选择	病例确定是否恰当	①恰当，有独立的确定方法或人员*；②恰当，如基于档案记录或自我报告；③未描述
	病例的代表性	①连续或有代表性的系列病例*；②有潜在选择偏倚或未描述
	对照的选择	①与病例同一人群的对照*；②与病例同一人群的住院人员为对照；③未描述
	对照的确定	①目标疾病史（端点）*；②未描述来源
组间可比性	设计和统计分析时考虑病例和对照的可比性	①研究控制了最重要的混杂因素*；②研究控制了任何其他的混杂因素*（此条可以进行修改用以说明特定控制第二重要因素）
暴露因素的测量	暴露因素的确定	①固定的档案记录（如外科手术记录）*；②采用结构式访谈且不知访谈者是病例或对照*；③采用未实施盲法的访谈（即知道病例或对照的情况）；④未描述
	采用相同的方法确定病例和对照组暴露因素	①是*；②否
	无应答率	①病例和对照组无应答率相同*；②描述了无应答者的情况；③病例和对照组无应答率不同且未描述

注：#，8 个给分条目；*，9 个给分点。

表 1-10 加拿大卫生经济研究所 – 病例系列质量评价工具基本内容

条目	解读
领域 1：研究目的	
条目 1：是否清晰地说明了研究的假设、目的、目标	是：清晰地给出了研究的假设、目的、目标 不清楚：研究的假设、目的、目标模糊或描述不清楚 否：未给出研究的假设、目的、目标
领域 2：研究人群	
条目 2：是否描述了患者特点 *	是：描述了患者的人口学特征和病因相关的基线特征 部分报告：只给出了患者例数 未报告：无相关特点
条目 3：是否在多个中心收集病例	是：在一个以上的中心收集病例 不清楚：未说明患者来源 否：患者来自于单中心
条目 4：研究纳入和排除标准是否明确且合理 *	是：给出了纳入和排除标准 部分报告：只给出了纳入或排除标准中的一个 否：纳入和排除标准均未给出
条目 5：患者的纳入是否连续	是：明确说明连续纳入了患者，或说明纳入了所有符合标准的患者 不清楚：纳入患者的方法不清楚，或无相关信息说明 否：没有证据显示为连续病例，因资源等问题使连续纳入受限
条目 6：患者的病情是否一致 *	是：明确阐述纳入患者病情的一致性，包括临床状况、发病时间，干预之前的暴露、疾病严重程度、合并疾病或并发症情况 不清楚：未说明纳入患者的病情是否一致 否：患者病情不一致，其发病时间等特点差异很大
领域 3．干预与联合干预	
条目 7：是否清楚描述了主要的干预措施 *	是：主要的干预措施描述清楚（如剂量、实施频率、疗程、持续或临时干预、技术参数或设备特点） 部分报告：只提到了干预名称 否：没有描述相关干预情况
条目 8：是否明确描述了联合干预措施	是：患者接受了联合干预 不清楚：可能有联合干预，但是未给出相关信息 否：明确说明没有联合干预，或从文中看出没有联合干预
领域 4：结局测量	
条目 9：是否事先确定研究要测量的结局 *	是：在背景或方法部分给出了所有相关结局指标的标准（如可测量的改善或效果、症状缓解、功能改善等） 部分报告：只在背景或方法中简单给出了部分相关结局 否：结局测量首次出现是在结果、讨论或结论部分
条目 10：是否应用合理的客观和（或）主观方法测量了相关结局指标 *	是：方法学中描述所有相关结局指标均用合理的方法进行测量 不清楚：不清楚结局指标是如何测量的 否：测量结局指标的方法不合适

续表

条目	解读
条目 11：干预前后是否均测量了结局指标	是：干预前后均测量了相关结局指标 不清楚：不清楚何时测量的结局指标 否：仅在干预后测量了结局指标
领域 5：统计分析	
条目 12：是否应用了合理的统计学检验来评价相关结局指标 *	是：方法学中详细描述了统计学检验且应用恰当（如对正态分布人群采用参数检验，非正态分布人群用非参数检验），或虽没有用统计学检验但说明了原因 不清楚：方法学中未描述统计学检验或无统计分析信息 否：统计学检验应用不合理
领域 6：结果与结论	
条目 13：是否报告了随访时间	是：清楚描述了随访时间，提供了均数、标准差或中位数、范围的数据 不清楚：随访时间描述不清晰 否：未描述随访时间
条目 14：是否报告了失访情况	是：明确报告了失访的例数或比例，或明确报告了所有纳入患者的结果，或通过纳入人数和实际分析人数可以获得失访人数 不清楚：失访患者的信息不清晰，或失访报告不一致（如描述的信息和表格数据不一致） 否：没有报告失访例数或比例
条目 15：是否在相关结局指标的数据分析中提供了随机变量估计	是：研究报告了所有结局指标的随机变量的估计（如标准误、标准差、正态分布数据的可信区间、非正态分布数据的范围和四分位间距） 部分报告：随机变量的呈现不清楚（如报告了分布情况，但未说明标准误或标准差） 否：没有报告结局指标随机变量的估计
条目 16：是否报告了干预相关的不良事件 *	是：给出了研究或特定时间段内出现的干预相关的不良事件，或明确无不良事件发生 部分报告：从报告中可推断出只给出了部分而非全部潜在的不良事件 否：没有关于是否发生不良事件的信息
条目 17：研究的结果是否支持其结论	是：研究结论（包括患者、干预和结局指标）基于研究的结果和讨论得出 部分报告：研究结论（包括患者、干预和结局指标）并非完全基于研究的结果和讨论得出 否：研究结论不是基于研究的结果和讨论得出
领域 7：利益冲突和资金来源	
条目 18：是否说明了研究的利益冲突和支持来源？	是：报告了利益冲突和资金（或其他）来源，或明确说明无利益冲突或无支持来源 部分报告：只给出了利益冲突或支持来源一个方面的信息 否：利益冲突和支持来源均未报告
新增条目	
条目 19：该研究是否为前瞻性研究 #	是：明确说明为前瞻性研究 不清楚：未提及研究设计或描述不清楚 否：明确说明为回顾性研究
条目 20：是否对结局评价人员施盲 #	是：结局评价人员不知道干预情况 不清楚：未报告结局评价人员是否知道干预情况 否：明确说明或明显可判断结局评价人员知道干预情况

注：* 评价员在应用前应确定哪些方面是重要的，如有必要则咨询专家；#，预评价后新提出的条目。

表 1-11　QUADAS-2 工具的基本内容

<table>
<tr><th>评价领域</th><th>域 1：病例选择</th><th>域 2：待评价试验</th><th>域 3：金标准</th><th>域 4：病例流程和进展情况</th></tr>
<tr><td>描述</td><td>①描述病例选择的方法；②描述纳入病例的情况（已行的检查，临床特征，背景等）</td><td>描述实施待检测试验及其实施的过程并对其进行解释</td><td>描述金标准及其实施的过程并对其进行说明</td><td>①描述没有行诊断试验的病例，没有行金标准的病例，及没有纳入 2×2 表格的病例；②描述行诊断试验和金标准试验的时间间隔，且描述中间进行过的干预情况</td></tr>
<tr><td rowspan="4">标志性问题（是 / 否 / 不确定）</td><td>是否纳入了连续或随机的病例</td><td>待评价试验的结果判读是否是在不知晓金标准试验结果的情况下进行的？</td><td>金标准能否正确区分目标疾病状态？</td><td>待评价试验和金标准之间是否有合理的时间间隔？</td></tr>
<tr><td rowspan="2">是否避免病例 – 对照此类研究设计</td><td rowspan="3">若设定了阈值，是否为预先确定的？</td><td rowspan="3">金标准结果判读是否使用了盲法？</td><td>所有的病例是否只接受了一个金标准？</td></tr>
<tr><td>所有的病例是否接受的是同样的金标准？</td></tr>
<tr><td>研究是否避免了不合理的排除</td><td>所有病例是否都纳入到研究分析中？</td></tr>
<tr><td>偏倚风险（高 / 低 / 不清楚）</td><td>病例选择的偏倚风险评价</td><td>待评价试验的偏倚风险评价</td><td>金标准的偏倚风险评价</td><td>病例流程和进展情况偏倚风险评价</td></tr>
<tr><td>临床适用性（高 / 低 / 不清楚）</td><td>纳入病例的实际临床运用评估</td><td>待评价试验的实施和解释与评价问题的配情况评价</td><td>金标准的适用性评价</td><td></td></tr>
</table>

表 1-12　AHRQ 推荐的横断面研究评价标准的基本内容

条目	判断
条目 1：是否明确了资料的来源（调查，文献回顾）	是 / 否 / 不清楚
条目 2：是否列出了暴露组和非暴露组（病例和对照）的纳入及排除标准或参考以往的出版物	是 / 否 / 不清楚
条目 3：是否给出了鉴别患者的时间阶段	是 / 否 / 不清楚
条目 4：如果不是人群来源的话，研究对象是否连续	是 / 否 / 不清楚
条目 5：评价者的主观因素是否掩盖了研究对象其他方面情况	是 / 否 / 不清楚
条目 6：描述了任何为保证质量而进行的评估（如对主要结局指标的检测 / 再检测）	是 / 否 / 不清楚
条目 7：解释了排除分析的任何患者的理由	是 / 否 / 不清楚
条目 8：描述了如何评价和 / 或控制混杂因素的措施	是 / 否 / 不清楚
条目 9：如果可能，解释了分析中是如何处理丢失数据的	是 / 否 / 不清楚
条目 10：总结了患者的应答率及数据收集的完整性	是 / 否 / 不清楚
条目 11：如果有随访，查明预期的患者不完整数据所占的百分比或随访结果	是 / 否 / 不清楚

表 1-13 SYRCLE 动物实验风险评估工具基本内容

领域	描述	判断
选择偏倚（selection bias）		
序列产生	描述分配序列产生的方法，以评价组间可比性	分配序列的产生或应用是否充分 / 正确？ *
基线特征	为保证实验开始时两组基线可比，需描述所有可能的预后因素或动物特征	各组基线是否相同或是否对混杂因素进行了调整？
分配隐藏	描述分配隐藏的方法，以判断动物入组前 / 或入组过程中干预分配可见	分配隐藏是否充分 / 正确？ *
实施偏倚（performance bias）		
动物安置随机化	描述动物房中随机安置动物的方法	实验过程中动物是否被随机安置？
盲法	描述对动物饲养者和研究者施盲，以避免其知晓动物接受何种干预措施的具体方法；提供所实施盲法的有效性的任何信息	实验中是否对动物饲养者和研究者施，法以使其不知晓动物所接受的干预措施？
测量偏倚（detection bias）		
随机性结果评估	描述是否随机选择动物以用于结果评估，及选择动物的方法	结果评价中的动物是否经过随机选择？
盲法	描述对结果评价者施盲，以避免其知晓动物接受何种干预措施的具体方法；提供所实施盲法的有效性的任何信息	是否对结果评价者施盲？
随访偏倚（attrition bias）		
不完整数据报告	描述每个主要结局数据的完整性，包括失访和在分析阶段排除的数据；说明这些数据是否被报告以及每个干预组下（与最初随机分组的总数相比）失访或排除及任何重新纳入分析的原因	不完整数据是否被充分 / 正确说明和解释？ *
报告偏倚（reporting bias）		
选择性结果报告	说明如何审查选择性报道结果的可能性及审查结果	研究报告是否与选择性结果报告无关？ *
其他偏倚（other bias）		
其他偏倚来源	说明不包括在上述偏倚中的其他一些重要偏倚	研究是否无其他会导致高偏倚风险的问题？ *

注：* 与 Cochrane 偏倚风险评估工具中一致的条目。

第六节 效应量、效应模型及图形解读

Meta 分析是一种定量的统计方法，因此，有其相应的效应量及效应模型。

一、Meta 分析的效应量

根据 Meta 分析所基于的原始研究设计类型和数据资料类型，其效应量主要分为适应于计数资料的 OR、RR、HR、危险差（risk difference，RD）；适用于计量资料的加权均数差（weight mean difference，WMD）和标准化均数差（standardized mean difference，SMD）；适用于诊断准确性试验（Diagnostic accuracy of test，DTA）的诊断比值比（diagnostic odds ratio，DOR）、合并敏感度（pooled sensitivity，Sen）、合并特异度（pooled specificity，Spe）、似然比（likelihood ratio，LR）、综合受试者工作特征（summary receiver operating characteristics，SROC）曲线、分层综合受试者工作特征（hierarchical summary receiver operating characteristic，HSROC）曲线、曲线下面积（area under curve，AUC）。

在这些效应量中，RR 和 HR 适用于前瞻性研究的 Meta 分析，包括随机对照试验（randomized controlled trial，RCT）、前瞻性队列研究（perspective cohort study）、随访研究（follow-up study），回顾性队列研究（retrospective cohort study）也可以使用 RR；RD 适用于实验性研究及观察性研究中的队列研究的 Meta 分析；OR 适用于任何类型的研究类型的 Meta 分析。对于计量资料，首选 WMD；当纳入研究的结局指标单位不同或均数相差较大的资料时，选择 SMD。选择 SMD 时，要谨慎解释结果。DOR、LR、Sen、Spe、LR、AUC、SROC 和 HSROC 专用于 DTA 的 Meta 分析。

各效应量的解读见表 1-14。

表 1-14 各效应量的解读

效应量	解 读
OR/RR/HR	以 1.0 为无效线。与无效线接触或相交：差异无统计学意义；位于无效线左边：利于不利结局，对有利结局则相反；位于无效线右边：利于有利结局，对不利结局则相反
WMD/SMD/RD	以 0.0 为无效线。解读同 OR/RR/HR
LR	LR=1.0，诊断方法无诊断价值；LR ＞ 10，可确诊疾病；LR ＜ 0.1，可排除患病的可能
Sen/Spe	范围在 0 ~ 1 之间。Sen 越高，漏诊率越低；Spe 越高，误诊率越低
AUC	范围在 0.5 ~ 0.7 之间，诊断价值较低；在 0.7 ~ 0.9 之间，诊断价值中等；在 0.9 以上，诊断价值高

二、Meta 分析的效应模型

Meta 分析的效应模型主要分为固定效应模型（fixed effect model，FEM）和随机效应模型（random effect model，REM）。

使用固定效用模型还是随机效应模型，主要根据纳入研究间异质性（heterogeneity）的情况来定。当研究间同质性较好时，使用固定效应模型；当研究间具有较大异质性时，使用随机效应模型。当前有较多方法来判断异质性，最多用的是联合定性检测的 Q 检验法和定量检测的 I^2 检验法。Q 检验法一般以 P 值小于 0.1 为有异质性；最新版的《考科蓝干预性系统评价手册》（*Cochrane Handbook for Systematic Reviews of Interventions*）中 I^2 检验法则将异质性分为了轻度异质性（0 ~ 40%）、中度异质性（40% ~ 60%）、较大异质性（50% ~ 90%）和很大异质性（75% ~ 100%）。一般认为，当同时满足 $p > 0.1$ 和 $I^2 \leqslant 40\%$ 时（也有学者认为 $I^2 \leqslant 50\%$），采用固定效应模型；反之，则采用随机效应模型。当纳入研究间没有异质性时，采用固定效应模型和随机效应模型的结果是一致的。因此，当行亚组分析时，有些亚组有异质性、有些没有，这时候可以考虑选择随机效应模型，但不能选择固定效应模型。

此外，贝叶斯模型（Bayesian model）是贝叶斯分析（Bayesian analysis）中的效应模型。贝叶斯学派（Bayesian School）是一种与上述经典频率学派共存的统计学派，主要是用 CI 估计未知参数，或者进行统计检验，以确定结果与无效假设的一致程度。贝叶斯模型下主要使用的效应量为 OR。希望进一步学习的读者建议参阅由茆诗松和汤银才编著的《贝叶斯统计》第二版。

对于 DTA 的 Meta 分析，还有 HSROC 模型和双变量模型（bivariate model）。HSROC 是在 logistic 回归模型基础上提出的，其扩展了 logistic 回归模型更完整的解释了真阳性率及假阳性率研究内和研究间的变异。模型允许纳入病人及研究水平的协变量。HSROC 模型绘制出来的图形称之为 HSROC 曲线图。双变量模型的基本原理是将各个研究的 Sen 及 Spe 经过 logit 变换后使其符合正态分布，二者有特定的期望及方差。双变量模型保留了原始数据的二维特性，同时考虑了 Sen 及 Spe 之间的负相关，实质为随机效应模型，通过模型的拟合可以获得 Sen 及 Spe 的综合估计值及二者之间负相关的值。

需要强调一点：在网状 Meta 分析中，一般均使用随机效应模型。

三、Meta 分析的图形解读

本章主要介绍常用的森林图、漏斗图、网状关系图、SROC 曲线图、剂量 – 反应图的解读，更为详细的内容请参阅《系统评价 /Meta 分析理论与实践》一书。

（一）森林图

森林图（forest plot）是以统计效应量和统计分析方法（可信区间）为基础，用数值运算结果绘制出的图形。它在平面直角坐标系中，以一条垂直的无效线（横坐标刻度为 0 或 1）为中心，用平行于横轴的多条线段描述了每个被纳入研究的效应量和 CI，以及 Meta 分析合并效应量和 CI；用一个点（或其他图形）描述了每个研究的结果，点的面积代表该研究在 Meta 分析中被赋予的权重，同时有一根水平线向点的两端延伸代表 CI（通常是 95% CI）。CI 描述的是与研究结果相一致的疗效 / 相关性的可变范围，表示单个研究的结果间是否有统计学差异。较大的点意味着较大的权重（即更窄的可信区间），也决定了最终的计算结果。森林图非常简单和直观地描述 Meta 分析的统计结果，是 Meta 分析中最常用的结果表达形式。详见图 1-3 及图上注释。

此外，还有森林图的各种变形，均与图 1-3 的解读相似。如：累积 Meta 分析森林图、敏感性分析森林图、敏感度 / 特异度森林图等。

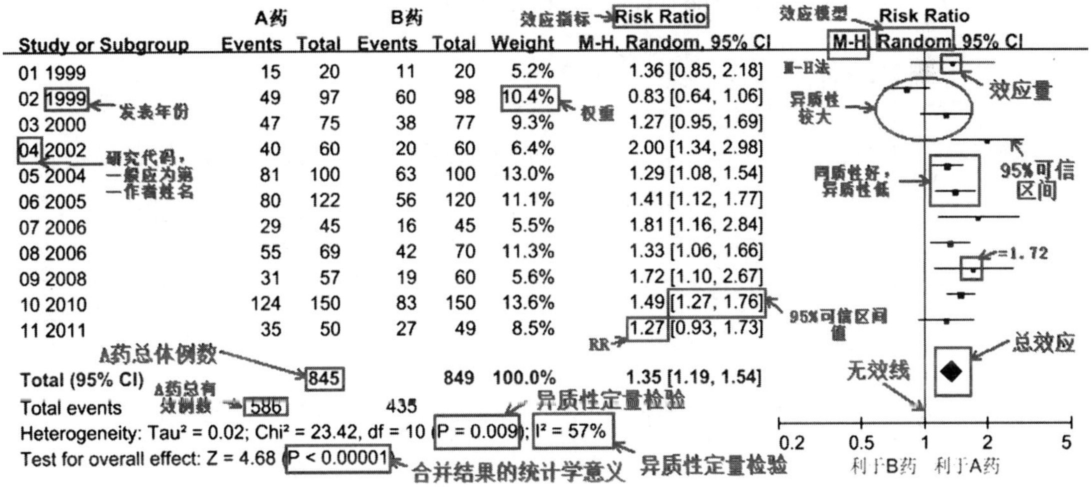

图 1-3 森林图的解读（RevMan 5 绘制）

（二）漏斗图

漏斗图（funnel plot）是一种定性测量发表偏倚的常用方法，它是将单个研究的效应量作横轴，研究规模作竖直轴，作散点图。由于漏斗图所基于的假设是效应量的精度随着样本量的增加而增加，因此样本量小的研究，精度低，分布在漏斗图的底部，且向周围分散；样本量大的研究，精度高，分布在漏斗图的顶部，且向中间集中；如果没有偏倚的存在时，散点形成一个对称的倒置漏斗型，故此得名。如果存在偏倚，例如因为没有统计学意义的小样本试验没被发表，这将导致在漏斗图的底部出现一个角落的缺失而表现为不对称。除发表偏倚外，其他导致漏斗图不对称的原因有：①低质量小样本试验，包括方法学设计差、分析不充分及造假；②真实的异质性，即因研究尺度不同导致效应量的差异（例如，因为研究尺度不同而导致干预措施的强度不同或潜在危险因素不同）；③假象；④机遇。

应注意的是：①漏斗图的对称与否通常没有严格的限定，仅通过目测，故在不同的观察者之间对漏斗图的视觉判断可能存在差异，故是一种定性的评价方法。②系统评价员无论在什么时候作 Meta 分析都应该观察相应的漏斗图。如果漏斗图不对称，应该找出可能的原因。③当仅纳入几个小样本研究时，偏倚很可能歪曲 Meta 分析的结果，在这种情况下，漏斗图的检验效能最为局限。④漏斗图法是至今最为常用的一种方法。⑤漏斗图可以使制作者及读者意识到存在的问题，但不能提供解决问题的方法。

图 1-4 展示了 RevMan 5 软件制作的基于固定效应模型的漏斗图，与图 1-3 对应。此外，还有在此漏斗图上的很多改版，如：轮廓增强漏斗图（Contour-enhanced funnel plot）、剪补法漏斗图（trim and fill method funnel plot）、Egger's 漏斗图、Begg's 漏斗图等。从图 1-4 中可以看出，漏斗图较为对称，可能有轻度发表偏倚存在。

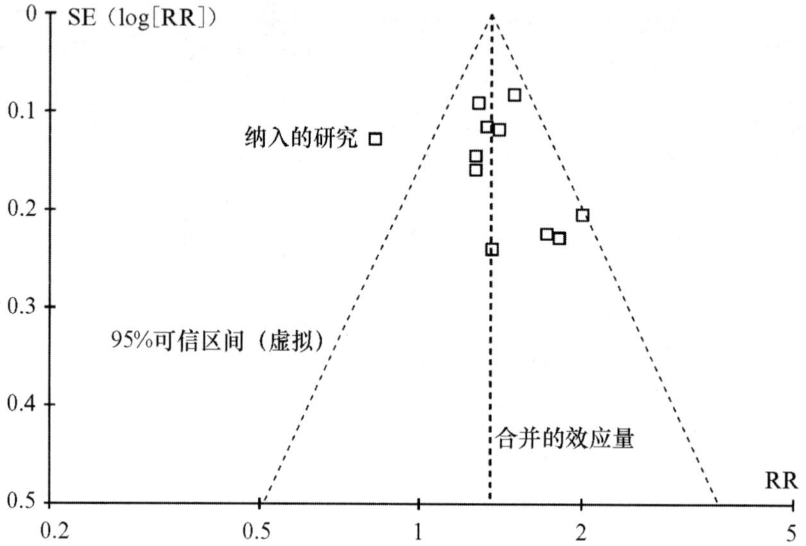

图 1-4　漏斗图的解读（RevMan 5 绘制）

（三）网状关系图

在行网状 Meta 分析时，各种干预措施间往往同时存在直接比较与间接比较，这使得其间的关系显得较为复杂。此时，仅通过数据本身来直观反映其间关系较为困难，网状关系图（network plot）的出现很好的解决的这一问题。通过网状关系图，可以清晰地呈现哪些干预措施间存在直接比较，以及哪些干预措施间可以通过何种干预措施进行间接比较。

图 1-5 展示了 R 软件 network 程序包绘制的网状关系图。图中各顶点分别代表安慰剂

和 13 种药物，顶点大小表示各种干预措施最终纳入的样本量，如安慰剂纳入的样本量最大（3025 例），氟伏沙明的样本量最小（127 例）。顶点间的线条表示两者间存在直接比较（如安非拉酮与帕罗西汀之间无直接比较），其粗细表示纳入研究的数目（如比较安慰剂与度洛西汀的研究数多于安慰剂与帕罗西汀的研究数）。

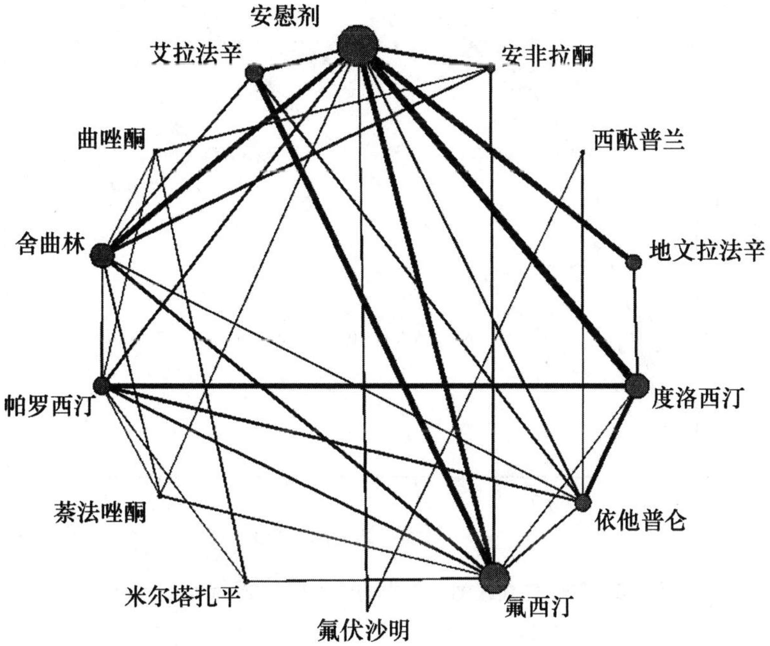

图 1-5　R 软件 network 程序包绘制的网状关系图

（四）SROC 曲线图

SROC 曲线图在存在阈值效应时使用，主要的作用是评价诊断试验的效能及有无阈值效应。SROC 曲线主要是以真阳性及假阳性为基准作图得到的。在该曲线下方的面积，AUC。目前主要采用的 AUC 及其 CI 来判断诊断试验的准确性。AUC 可以说明阳性和阴性结果重叠的程度，其本质是异常组观察值大于正常组观察值的概率。

如图 1-6 所示，该图的数据源于 Meta analysis of Pap test accuracy 一文，基于 59 个宫颈脱落细胞图片法（Papanicolaou test，Pap test）对早期宫颈癌的筛选研究由 R 绘制。从图 1-6 可以看出：加权 AUC=0.761、非加权 AUC=0.744，加权及非加权 AUC 基本相等，可知 Pap 筛选早期宫颈癌诊断价值中等；由该图也可直观判断 SROC 曲线对称性好，表明无明显的阈值效应存在。提醒一点，在实际使用时 SROC 曲线图应配合计算的 DOR 值、回归系数等结果来使用。

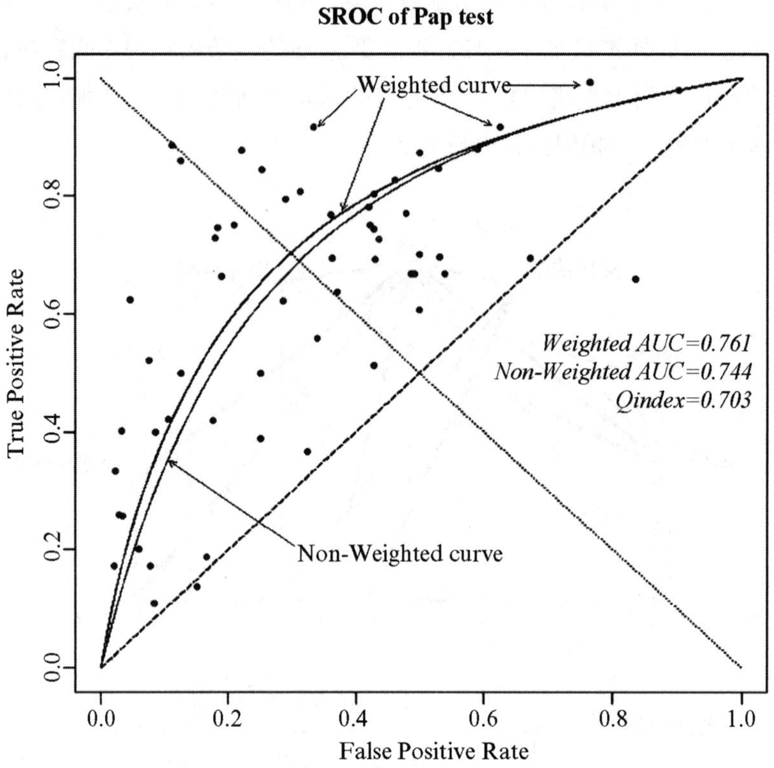

图 1-6　SROC 曲线图（图中的原点属于 Weighted curve）

（五）剂量 – 反应图

剂量 – 反应关系（dose-response relations）是指对应结局指标随着暴露因素 / 水平的增加或降低而对应产生变化的趋势，基于剂量 – 反应关系数据的 Meta 分析正日益得到广泛的应用。从剂量 – 反应图上可以得出结局是否随着暴露水平的改变而对应发生改变。有关该图形及其解读详见本书第十一章。

第七节　Meta 分析的报告规范

为了更好的规范 Meta 分析的报告格式，提高 Meta 分析的报告质量，从而更好地为循证实践提供参考，相应的报告规范被研制出来。最早的报告规范是 1999 年由加拿大渥太华大学 David Moher 等制定的针对随机对照试验 Meta 分析的 QUOROM（quality of reporting of meta-analysis）报告规范。当前，已有较多报告规范，表 1-15 呈现了当前常用的报告规范及对应的 Meta 分析类型。

表 1-15　当前常用的 Meta 分析的报告规范

报告规范名称	Meta 分析类型
Cochrane Systematic Review	干预性研究和诊断准确性研究的 Meta 分析
PRISMA（preferred reporting items for systematic reviews and meta-analyses）及其扩展版	临床干预性研究和观察性研究的 Meta 分析
MOOSE（Meta-analysis of Observational Studies in Epidemiology）	观察性研究的 Meta 分析
Proposed guidelines for the reporting of systematic reviews and meta-analyses of animal experiments	动物研究的 Meta 分析
Center for Reviews and Dissemination Systematic Review	所有类型的 Meta 分析
Joanna Briggs Institute Systematic Review	护理领域的 Meta 分析
STARLITE（Standards for Reporting Literature searches）	Meta 分析的检索策略

系统评价 /Meta 分析优先报告条目（Preferred Reporting Items for Systematic Reviews and Meta-Analyses，PRISMA）报告规范及其扩展版几乎适用于所有类型的 Meta 分析，包括一个清单和一个流程图（图 1-1）。当前已有的扩展版本有针对网状 Meta 分析的 PRISMA-NMA（PRISMA for Network Meta-Analyses），针对系统评价 /Meta 分析摘要报告的 PRISMA for Abstracts，针对公平性系统评价 /Meta 分析的 PRISMA-Equity，针对个体数据 Meta 分析的 PRISMA-IPD（PRISMA for Individual Patient Data），针对系统评价 /Meta 分析研究方案的 PRISMA-P（PRISMA for systematic review protocols）；正在研发中的扩展版有针对儿童系统评价 /Meta 分析报告的 PRISMA-C（PRISMA for Children），针对儿童系统评价 /Meta 分析研究方案的 PRISMA-PC（PRISMA Protocols for Children），针对诊断准确性试验系统系统评价 /Meta 分析的 PRISMA-DTA（PRISMA Diagnostic Test Accuracy Studies）。所有资料均可从其官方网站 http：//www.prisma-statement.org/ 上获取。本节给出最常用的 PRISMA 报告规范原始版的条目（表 1-16）和 PRISMA-NMA 条目（表 1-17）。

表 1-16　PRISMA 声明清单

主题	编号	要求
题目		
题目	1	能鉴定出是否为系统评价，Meta 分析，抑或两者皆是
摘要		
结构化格式	2	提供结构化摘要，按照实际情况包含以下部分：背景、目的、资料来源、纳入标准、研究人群、干预措施、质量评价方法和合并方法、结果、限制、结论和对主要结果的分析、系统评价注册号

续表

主题	编号	要求
引言		
合理性	3	介绍当前的研究背景
目的	4	通过研究对象、干预措施、对照措施、结果、研究设计类型（PICOS）引导出明确的研究问题
方法		
方案和注册	5	是否有研究方案，在什么地方能获得研究方案（如网址），如有可能，提供包括注册号在内的注册信息
纳入标准	6	使用纳入研究的方法学特征（如 PICOS，随访时间）和报告特征（如发表年份、语言及状态）作为可靠、合理的标准
信息来源	7	在检索策略中列出所有的信息来源（如使用的数据库、与研究作者联系获得详细信息）和最后检索日期
检索	8	至少提供一个数据库的完整检索方式，包括对检索的限制，这个策略是否能被重复使用
研究选择	9	说明研究筛选过程（如筛查、可靠性、是否在系统评价中，如有可能是否在 Meta 分析中）
资料提取	10	描述从研究中提取资料的过程（如预提取表格、独立地、重复地），以及从任何研究作者处获得或确定数据的过程
资料条目	11	定义和列出所有的资料类型（如 PICOS，资金来源），以及做出的任何假设和简化
单个研究存在的偏倚	12	描述用于评价每个研究的偏倚危险的方法（提供是在实施阶段或结局阶段），在数据合成过程中是如何使用这些方法的
效应指标	13	说明主要的结局合成指标（如危险度比值、均值差）
合成结果	14	描述数据处理方法和合成的结果，如果进行了 Meta 分析，则需指出进行异质性检验的方法（如 I^2）
研究间偏倚	15	详细说明任何可能影响合成结果的偏倚（如发表偏倚及研究中选择性报告偏倚）
补充分析	16	描述任何补充分析（如敏感性分析，亚组分析及 Meta 回归分析），并说明是否是预先计划的
结果		
研究筛选	17	提供检索、纳入标准、质量评价后的纳入研究的数目，每个阶段给出排除理由，最好提供流程图（图 1-1）
研究特征	18	说明每一个被提取资料的研究特征（如样本量、PICOS、随访时间），并提供研究出处
研究内部偏倚风险	19	说明每个研究间可能存在偏倚的数据，如有可能，还需要说明对结局方面的评估（见条目 12）
单个研究的结果	20	对于所有呈现的结局（有害或有益），每个研究提供：a 每个干预组的简单总结表；b 合成效应值和可信区间，最好提供森林图
合成结果	21	呈现系统评价的主要结果。如果进行了 Meta 分析，展示包括可信区间和异质性检验的所有 Meta 分析的结果

续表

主题	编号	要求
研究间偏倚	22	提供评价研究间的偏倚信息（见条目 15）
补充分析	23	提供补充分析的结果（如敏感性分析、亚组分析及 Meta 回归分析）（见条目 16）
讨论		
证据总结	24	总结研究的主要发现，包括每个结局指标的证据强度；并分析它们与主要利益群体的关联性（如医疗保健的提供者、使用者及政策决策者）
局限性	25	探讨研究层面和结局层面的局限性（如偏倚的风险）和系统评价的局限性（如检索不全面、报告偏倚）
结论	26	联合其他证据解释结果，给出对未来研究的启示
资金支持		
资金	27	描述本系统评价的资金来源和其他支持（如提供数据），以及资金提供者在完成系统评价中所扮演的角色

表 1-17 PRISMA-NMA 声明清单

主题	编号	要求
题目		
题目	1	能鉴定出本研究是网状 Meta 分析的系统评价（或使用网状 Meta 分析相关术语进行标识）
摘要		
结构化格式	2	提供结构化摘要，按照实际情况包含以下部分： 背景：主要目的 方法：数据来源；研究纳入标准、研究对象和干预措施；质量评价和合成方法，如网状 Meta 分析 结果：研究数量和纳入患者数量；合并值及其置信 / 可信区间；也可对治疗方案的优劣排序进行讨论。作者也可以选择共同对照，对两两比较的结果进行简单总结 讨论 / 结论：局限性、结论及主要研究结果的意义 其他：资助来源、系统综述注册号与注册名
引言		
合理性	3	介绍当前的已知的研究背景，包括进行网状 Meta 分析的原因
目的	4	明确描述所研究的问题，包括研究人群、干预措施、比较组、结局及研究设计（PICOS）
方法		
方案和注册	5	是否有研究方案，在什么地方能获得研究方案（如网址），如有可能，提供包括注册号在内的注册信息

续表

主题	编号	要求
纳入标准	6	详述文献的纳入标准，包括研究特征（如 PICOS、随访时间等）及报告特征（如发表年份、语言、发表状态等），并说明其理由。阐明该网状 Meta 分析涉及的干预措施，并且注明该网状图中是否存在多个干预措施合并为一个结点的情况（并说明理由）
信息来源	7	在检索策略中列出所有的信息来源（如使用的数据库、与研究作者联系获得详细信息）和最后检索日期
检索	8	至少提供一个数据库的完整检索方式，包括对检索的限制，这个策略是否能被重复使用
研究选择	9	描述研究选择的过程，如筛选、合格性评估、纳入系统评价和 Meta 分析的过程等
资料提取	10	描述从研究中提取资料的过程（如预提取表格、独立地、重复地），以及从任何研究作者处获得或确定数据的过程
资料条目	11	定义和列出所有的资料类型（如 PICOS，资金来源），并对变量的任何假设和简化形式进行说明
网状关系图	S1	描述网状关系图的评估方法以及潜在的偏倚；包括数据是如何整合成网状关系图的，以及如何在网状关系图中体现证据的基本特征
单个研究存在的偏倚	12	描述用于评价每个研究的偏倚危险的方法（提供是在实施阶段或结局阶段），并描述在数据合并中将如何使用偏倚评价的结果
效应指标	13	说明主要的结局合成指标（如危险度比值、均值差）；并对其他效应评价指标进行说明，如干预措施排序和 SUCRA 值，以及呈现 Meta 分析合并结果的修正方法
分析方法	14	描述每一个网状 Meta 分析进行数据处理和结果合并的方法。这部分内容应该包括，但不局限于以下： 多臂研究的处理 方差结构的选择 贝叶斯分析先验分布的选择 模型拟合的评估
不一致性评价	S2	描述网状 Meta 分析中直接比较和间接比较的一致性评估的统计方法，以及存在不一致性时的处理方法
研究间偏倚	15	详细说明任何可能影响合成结果的偏倚（如发表偏倚及研究中选择性报告偏倚）
其他分析	16	描述其他分析方法，并说明哪些是事先计划的分析。这部分内容应包括但不局限于以下内容： 敏感性分析或亚组分析 Meta 回归分析 网状关系图的其他构建方法 贝叶斯分析中选用不同的先验分布（适用时）
结果		
研究筛选	17	提供检索、纳入标准、质量评价后的纳入研究的数目，每个阶段给出排除理由，最好提供流程图

续表

主题	编号	要求
网状关系结构呈现	S3	提供一个网状图，使得干预措施间的关系可视化
网状关系图概括	S4	简要概括网状关系图的特点。这部分内容可以对单个干预措施和两两比较时所涉及的研究数量、受试者数量，以及对网状证据结构中直接证据的缺失情况和可能存在的潜在偏倚等信息进行解读
研究特征	18	说明每一个被提取资料的研究特征（如样本量、PICOS、随访时间），并提供研究出处
研究内部偏倚风险	19	说明每个研究间可能存在偏倚的数据，如有可能，还需要说明对结局方面的评估
单个研究的结果	20	对于所有呈现的结局（有害或有益），每个研究提供：a 每个干预组的简单总结表；b 合成效应值和可信区间。当涉及较复杂的网状信息时，展示方法可适当调整
合成结果	21	展示每项 Meta 分析的结果，包括置信 / 可信区间。在复杂的证据网状中，作者可以重点关注和某个特定对照（如安慰剂或标准治疗）的比较，并在附录中呈现此结果。可以考虑使用效应对照表和森林图来展示相互比较的结果。若采用了其他综合测量指标（如干预措施排序），该结果也需要呈现
不一致性调查	S5	描述不一致性分析的结果。这部分内容可能包括：用于比较一致性和不一致性模型的拟合优度指标、模型间统计学检验的 P 值、对网状关系图局部不一致性估计的结果等信息
研究间偏倚	22	提供评价研究间的偏倚信息（见条目 15）
其他分析结果	23	如进行了其他分析，需描述其结果（如敏感性分析、亚组分析、Meta 回归分析、网状关系图的其他构建方法以及贝叶斯分析所选用的先验分布等）
讨论		
证据总结	24	总结研究的主要发现，包括每个结局指标的证据强度；并分析它们与主要利益群体的关联性（如医疗保健的提供者、使用者及政策决策者）
局限性	25	探讨研究层面和结局层面的局限性（如偏倚的风险）和系统评价的局限性（如检索不全面、报告偏倚等）。讨论前提假设的符合程度，如可传递性和一致性。以及对构建网状结构图的相关问题进行说明（如未纳入某特定比较的原因）
结论	26	联合其他证据解释结果，给出对未来研究的启示
资金支持		
资金	27	描述该系统评价与网状 Meta 分析的资助来源和其他支持（如提供数据），及资助者在完成该系统评价中所起的作用。这部分信息应包括：资助是否来自于利益相关的药厂以及作者之间是否存在专业上的利益冲突，以判断是否可能影响到该网状 Meta 分析中干预措施的推广使用

有关 Meta 分析的知识，建议读者进一步阅读以下专著 / 手册：

1. 2009 年出版的，由 Michael Borenstein 等编写的《Meta 分析导论》（*Introduction to Meta-Analysis*）。

2．2013 年出版的，由罗杰和冷卫东等编写的《系统评价 /Meta 分析理论与实践》。

3．2014 年出版的，由曾宪涛等编写的《应用 STATA 做 Meta 分析》。

4．2014 年出版的，由曾宪涛和何明武等编写的《诊断准确性试验 Meta 分析软件一本通》。

5．2015 年出版的，由曾宪涛和张超等编写《R 与 Meta 分析》。

6．2015 年出版的，由孙凤等编写的《医学研究报告规范解读》。

7．2016 年出版的，由王行环等编写的《循证临床实践指南的研发与评价》。

8．由 Julian PT Higgins 和 Sally Green 等编写的《考科蓝干预措施系统评价手册》（*Cochrane Handbook for Systematic Reviews of Interventions*），最新版本为 5.1.0，官方网址为 http：//handbook.cochrane.org/。

9．由 Diagnostic Test Accuracy Working Group 组织编写的《考科蓝诊断准确性试验的系统评价手册》（*Cochrane Handbook for Diagnostic Test Accuracy Reviews*），官方网址为 http：//srdta.cochrane.org/handbook-dta-reviews。

10．由 The Joanna Briggs Institute 组织编写的《澳大利亚布里格斯乔安娜循证卫生与保健中心系统评价手册》（*Joanna Briggs Institute Reviewers' Manual*），最新版本为 2011 年版（注：不同于其他手册，此手册为非开放获取，但可以通过直接在 http：//www.google.com.hk/ 中输入标题获取），官方网址为 http：//joannabriggs.org/Systematic%20Review。

11．由 Centre for Reviews and Dissemination 组织编写的《英国约克大学国家卫生服务评价与传播中心卫生保健领域系统评价制作指导手册》（*Systematic Reviews:CRD's guidance for undertaking reviews in health care*），最新版本为 2009 年版，官方网址为 http：//www.york.ac.uk/inst/crd/index_guidance.htm。

12．2017 年出版的，由曾宪涛和冷卫东等编写的《系统评价 /Meta 分析理论与实践》第二版。

13．阅读刊载在中国循证心血管医学杂志（http：//www.ebcvm.org/）、中国循证医学杂志（http：//www.cjebm.org.cn/）、湖北医药学院学报等上，由曾宪涛和张超等撰写的 Meta 分析、网状 Meta 分析及相关方法学系列文章。

参 考 文 献

[1] 曾宪涛．再谈循证医学．武警医学，2016，27（7）：649-654.

[2] 王行环，主编．循证临床实践指南的研发与评价．中国协和医科大学出版社，2016.

[3] 罗杰，冷卫东，主编．系统评价 /Meta 分析理论与实践．北京：军事医学科学出版社，2013.

[4] 曾宪涛，主编．应用 STATA 做 Meta 分析．北京：军事医学科学出版社，2014.

[5] 曾宪涛，何明武，主编．诊断准确性试验 Meta 分析软件一本通．北京：军事医学科学出版社，2015.

[6] 曾宪涛，张超，主编．R 与 Meta 分析．北京：军事医学科学出版社，2015.

[7] 茆诗松，汤银才．贝叶斯统计：第二版．北京：中国统计出版社，2012.

[8] 孙凤，主编．医学研究报告规范解读．北京：北京大学医学出版社，2015.

[9] Higgins JPT, Green S(editors). Cochrane Handbook for Systematic Reviews of Interventions Version 5.1.0 [updated March 2011]. The Cochrane Collaboration, 2011. Available from www.cochrane-handbook.org.

[10] Centre for Reviews and Dissemination. Systematic Reviews: CRD' s guidance for undertaking reviews in health care. 2009 edition. Available from http: //www.york.ac.uk/inst/crd/index_guidance.htm.

[11] The Joanna Briggs Institute. Joanna Briggs Institute Reviewers' Manual: 2011 edition. Available from http: //joannabriggs.org/Systematic%20Review.

[12] Borenstein M, Hedges LV, Higgins JPT, et al. Introduction to Meta-Analysis. Chichester, England: John Wiley & Sons, Ltd, 2009.

[13] Egger M, Smith GD, Altman DG. Systematic reviews in health care: Meta-analysis in context. 2nd edition. London: BMJ Publishing Group, BMA House, Tavistock Square, WC1H 9JR, 2001.

[14] Chalmers I, Hedges LV, Cooper H. A brief history of research synthesis. Eval Health Prof, 2002, 25(1): 12-37.

[15] Winkelstein W Jr. The first use of meta-analysis? Am J Epidemiol, 1998, 147 (8): 717.

[16] Moher D, Cook DJ, Eastwood S, et al. Improving the quality of reports of meta-analyses of randomised controlled trials: the QUOROM statement. Quality of Reporting of Meta-analyses. Lancet, 1999, 354 (9193): 1896-1900.

[17] Moher D, Liberati A, Tetzlaff J, et al. Preferred reporting items for systematic reviews and meta-analyses: the PRISMA statement. J Clin Epidemiol, 2009, 62 (10): 1006-1012.

[18] Stroup DF, Berlin JA, Morton SC, et al. Meta-analysis of observational studies in epidemiology: a proposal for reporting. Meta-analysis Of Observational Studies in Epidemiology (MOOSE) group. JAMA, 2000, 283 (15): 2008-2012.

[19] Peters JL, Sutton AJ, Jones DR, et al. A systematic review of systematic reviews and meta-analyses of animal experiments with guidelines for reporting. J Environ Sci Health B, 2006, 41 (7): 1245-1258.

[20] Pigott TD. Advances in Meta-Analysis (Statistics for Social and Behavioral Sciences). 2012 edition. Springer, 2012.

[21] Booth A, Clarke M, Dooley G, et al. The nuts and bolts of PROSPERO: an international prospective register of systematic reviews. Syst Rev, 2012, 1 : 2.

[22] Moher D, Liberati A, Tetzlaff J, et al. Preferred reporting items for systematic reviews and meta-

analyses：the PRISMA statement．J Clin Epidemiol，2009，62（10）：1006-1012.

[23] Straus S，Moher D．Registering systematic reviews．CMAJ，2010，182（1）：13-4.

[24] Sterne JA，Hernán MA，Reeves BC，et al．ROBINS-I：a tool for assessing risk of bias in non-randomised studies of interventions．BMJ，2016，355：i4919.

[25] 陈匡阳，马 彬，王亚楠，等．SYRCLE 动物实验偏倚风险评估工具简介．中国循证医学杂志，2014，14（10）：1281-1285.

[26] 尹森林，刘雪梅，何林，等．对系统评价 /Meta 分析报告规范的系统评价．中国循证医学杂志，2011，11（8）：971-977.

[27] 曾宪涛，邝心颖，孙燕，等．什么是循证医学？湖北医药学院学报，2013，32（1）：303-307.

[28] 李志霞，杨俊，叶欣，等．系统综述与网状 Meta 分析的 PRISMA 扩展声明．中国循证心血管医学杂志，2016，8（6）：656-679.

[29] 王小琴，陈耀龙，渠清源，等．病例系列研究方法学质量评价工具解读．中国循证儿科杂志，2015，10（5）：381-385.

[30] 曾宪涛，冷卫东，李胜，等．如何正确理解及使用 GRADE 系统．中国循证医学杂志，2011，11（9）：985-990.

[31] 曾宪涛，包翠萍，曹世义，等．Meta 分析系列之三：随机对照试验的质量评价工具．中国循证心血管医学杂志，2012，4（3）：183-185.

[32] 邬兰，张永，曾宪涛．QUADAS-2 在诊断准确性研究的质量评价工具中的应用．湖北医药学院学报，2013，32（3）：201-208.

[33] 曾宪涛，刘慧，陈曦，等．Meta 分析系列之四：观察性研究的质量评价工具．中国循证心血管医学杂志，2012，4（4）：297-299.

[34] 曾宪涛，曹世义，孙凤，等．Meta 分析系列之六：间接比较及网状分析．中国循证心血管医学杂志，2012，4（5）：399-402.

[35] 曾宪涛，庄丽萍，杨宗国，等．Meta 分析系列之七：非随机实验性研究、诊断性试验及动物实验的质量评价工具．中国循证心血管医学杂志，2012，4（6）：496-499.

[36] 曾宪涛，李胜，马钻，等．Meta 分析系列之八：Meta 分析的报告规范．中国循证心血管医学杂志，2012，4（6）：500-503.

[37] 曾宪涛，孙竹，汤红明．Meta 分析系列之十：合格标准的制定．中国循证心血管医学杂志，2013，5（1）：6-9.

[38] 杨智荣，詹思延．PROSPERO：为非 Cochrane 系统评价全新打造的注册平台．中华医学杂志，2012，92（6）：422-425.

[39] 曾宪涛，田国祥，张超，等．Meta 分析系列之十五：Meta 分析的进展与思考．中国循证心血管医学杂志，2013，5（6）：561-563，587.

第二章
Stata 软件的简介

自 19 世纪 80 年代中期推出了基于 DOS 系统的最初版本 Stata 1.0 以来，Stata 这款统计学软件便备受关注，并在其 4.0 版本之后开始转向 Windows。Stata 最初只能进行一些简单的统计学运算，经过近三十年的发展，其功能日趋强大，目前已发展为可以应用于 Windows、Macs、Unix 操作系下能处理绝大部分统计学问题的软件，当下最新版本为 Stata 公司发布的 Stata 13.0 版本。Stata 的官方网站是 http：//www.stata.com/。Stata 公司创办有 SCI 收录的刊物 Stata Journal（http：//www.stata-journal.com/）和出版社 Stata Press（http：//www.stata-press.com/）。Stata Journal 创刊于 2001 年，最新影响因子为 1.292；Stata Press 出版了系列统计学方法和 Stata 软件使用的专著。

在此，强调一点：Stata 软件中严格区分大小写。

第一节 Stata 与 Meta 分析

Stata 是一款收费软件，在其官方网站购买使用权限后，Stata 公司即会通过邮件给用户发送软件下载地址和激活码，其官方网址为 www.stata.com。正版 Stata 软件共推出了四个不同版本，分别为 Stata/MP、Stata/SE、Stata/CI 和 Small Stata，适用环境各不相同。Stata/MP 版本在多处理器（multiple-processor）计算机上运行速度最快，Stata/SE 则在单处理器计算机上运行最快，这两个版本最多可使用 32766 个变量；Stata/CI 运行环境在处理器方面没有限制，但最多只能使用 2047 个变量；Small Stata 用于小型计算机，且不支持 Unix 系统，运行速度较前三者慢，最多允许 99 个变量。

本书使用的是 Stata/SE 12.0 版本。安装完成后，双击桌面的 StataSE.exe 或在开始菜单栏中运行 Stata 软件，并依次按要求进行相关信息的填写完成软件的注册和激活后即可使用。

最早用于 Meta 分析的“meta”命令由 Sharp 和 Sterne 在 1997 年研发，Bardburn 等人于 1998 年专门针对国际性组织 Cochrane 协作网研发出了更为完善的 Meta 分析的命令“metan”。此后，又陆续有统计学家为 Stata 软件编写出不同类别 Meta 分析的命令，如用来进行基因多态性 Meta 分析的“metagen”、用来进行诊断准确性研究的 Meta 分析的“midas”命令和“metandi”命令、用来进行有序数据的 Meta 分析的“oglm9”和“gllamm”命令等，这使 Stata 成为了一个功能强大、备受青睐的 Meta 分析软件。

当前，通过 Stata 软件可以完成所有类型的 Meta 分析。

第二节　Stata 操作简介

一、操作界面简介

启动软件后就会弹出 Stata 操作界面。最上方为菜单栏，可进行相关菜单操作，菜单栏由“File”（文件）、“Edit”（编辑）、“Data(数据)”、“Graphics(图形)”、“Statistics”（统计）、“User”（用户）、“Window”（窗口）以及“Help”（帮助）7 个菜单构成。

七个菜单的含义如下：

“File”菜单主要用于打开（Open）、保存（Save）另存为（Save as）数据或图形，并且可以通过“Import”输入 Excel 等相关类型文件中的数据以及通过“Export”将数据以 Excel 等相关格式输出保存。

“Edit”菜单主要用于复制粘贴相关命令、表格或者图片。

“Data（数据）”菜单主要用于描述一个或多个变量（Discribe data）以及进行数据编辑。

“Graphics（图形）”菜单是应用于各种图形的绘制和编辑（详细讲述详见本书第十四章）。

“Statistics”菜单主要用于各种统计学分析（是专门针对原始的数据处理）。

“User”菜单是用户根据个人需要自己添加相关功能模块，如本书讲解的 Meta 分析模块就是添加在 User 菜单下。

“Window”菜单下可以进行窗口选择、数据编辑（Data editor）、编辑器（do-file editor）、变量特征编辑（Varibles Manager）等操作，窗口选择主要是将光标移动到相应窗口，如点击“command Ctrl+1”菜单或者在键盘上使用“Ctrl+1”这两个键，光标就会移动到 command 窗口，而编辑器则是用于编辑程序命令的文件。

菜单栏的下面，即 Stata 的工作窗口，主要由 5 个窗口组成，如图 2-1 所示。

1. 命令输入窗口（Command） 此窗口用于输入所需执行的命令，然后按回车键执行命令，如命令正确无误，则会在结果输出窗口显示出相关结果；如输入命令有误，则会在结果输出窗口显示错误信息。

2. 结果输出窗口（Results） 输出相关命令的结果，在该窗口点击右键在 preferences 选项下可进行相关偏好设置。

3. 命令回顾窗口（Review） 记录 Stata 所执行的命令，点击右上角的“×”可隐藏该窗口。如需再次打开，点击 Window 栏下的 review 即可，或者直接在键盘上使用快捷键 Ctrl+3。

4. 变量窗口（Variables） 显示当前数据集的变量，并可以对变量进行删除等操作，双击变量时，可将该变量发送至命令窗口。

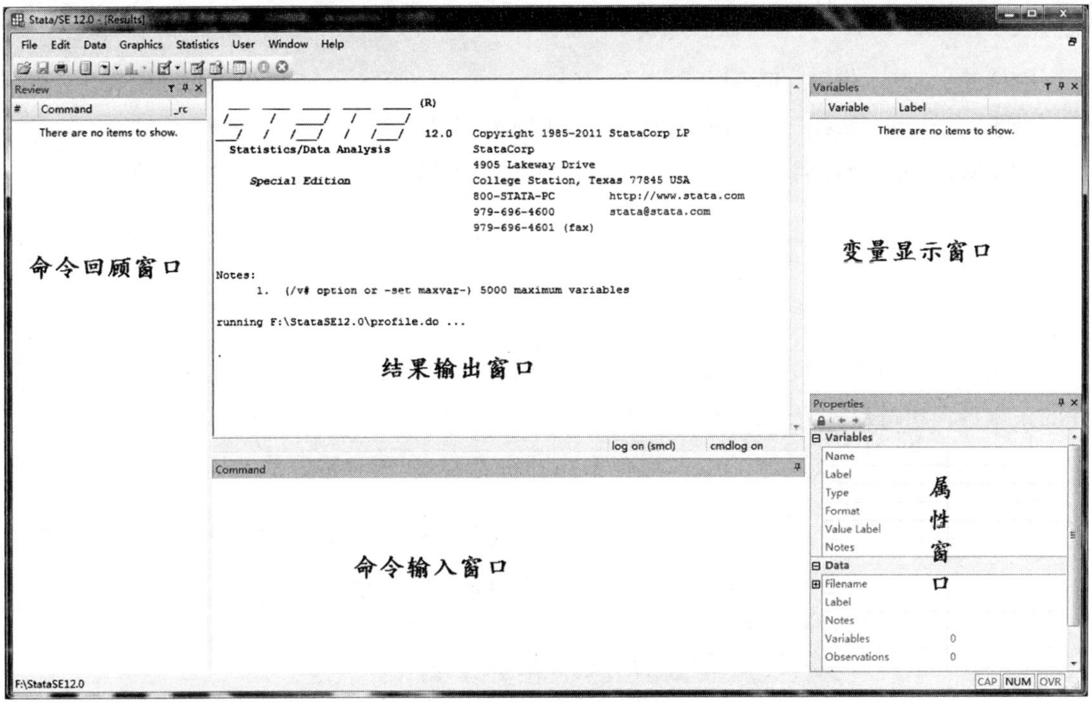

图 2-1　Stata 软件工作界面

5. 属性窗口（Properties） 点击“”图标，使其状态为“”时，在 Variables 部分可设置变量各种属性，如更改变量名、标签以及格式等，而 Data 部分则显示这些属性。

二、数据导入及保存

Stata 提供了多种数据导入的方法，主要包括直接录入、复制粘贴其他软件数据、通过命令赋值录入、通过命令打开数据这四种方式。

1. 直接录入　在 Stata 主界面菜单栏直接点击“”或依次点击 Data → Data Editor → Data Editor（Edit），即弹出数据编辑框，事实上，在上面介绍的 Window 菜单下的数据编辑器中（Data Editor）或在命令窗口键入 edit 命令，亦可弹出数据编辑框，即可手工输入数据。

2. 复制粘贴其他软件数据　按上述方法打开数据编辑框后，选择 Excel 文件中的数据，复制后即可粘贴到 Stata 数据编辑框，此时 Stata 会提示“是否将第一行作为变量名”，如果所复制的数据有变量名，则选“是”，反之则“否”，并在命令输入窗口或属性窗口进行变量名的设置。

3．通过命令赋值　Stata 命令输入窗口可进行数据的输入，一般在数据较少的情况下可以使用此方法。例如：

generate　var1=2012　in　1

表示将 var1 的第一个数赋值为 2012。而：

repalce　var1=2013　in　1

则表示将 var1 的第一个数值由 2013 来替代（图 2-2）。

如果 Stata 刚运行还没有输入任何数据，用命令赋值前，需要定义数据库的最大记录数，如下：

set obs 2013

obs was 0，now 2013

表示定义数据库最大记录数为 2013。需要注意的是，记录数范围在 1 到 2147483646 之间的正整数，超过最大记录数则会提示错误。

此外，Stata 还可以通过“use”命令来打开符合 Stata 本身格式的数据，这在本书后续相关章节均会有讲述。

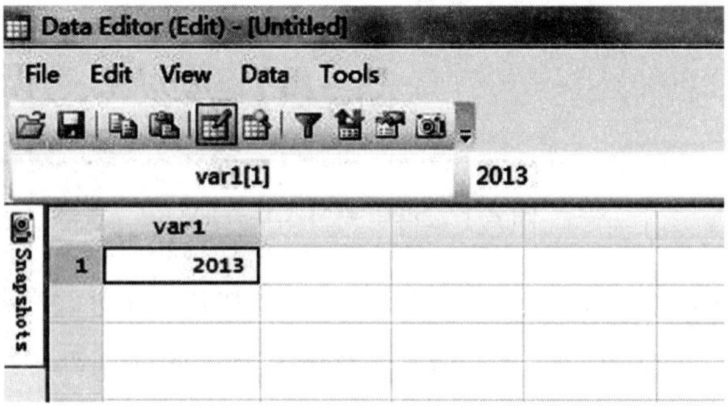

图 2-2　用命令赋值输入数据

Stata 数据的保存可以通过菜单操作来保存，也可以用“save”命令来保存，前者只需在工作界面依次点击“File → Save as”并按弹出的对话框选择保存路径即可保存。采用“save”命令语法结构如下：

Save [filename][，save_options]

其中 filename 为完整的文件路径。

如：Save D：/Statadata/binary，相关数据就被储存到 D 盘中 Statadata 文件的 binary（二分类）下；如果没有指定文件路径，系统默认保存到 C 盘下的 Stata 文件中，如果文件名中有嵌入空间，需用双引号将它括起来。

第三节　Stata 行 Meta 分析的基础

一、Meta 分析模块的安装

Stata 公司并未提供 Meta 分析的命令，其命令是由开放性用户编写而来，因此在使用此功能前，需安装加载 Meta 分析模块。

加载命令如下：

net from http：/www.stata-press.com/data/mais

net install mais

spinst_mais

这一命令可进行二分类变量 Meta 分析、连续型变量 Meta 分析、累积 Meta 分析、Meta 回归等普通 Meta 分析模块的加载，但对于网状 Meta 分析、序贯 Meta 分析仍需要安装加载其他资源的代码，这将在相关章节讲到。因此，命令运行完毕后即可安装除网状 Meta 分析和序贯 Meta 分析外的所有 Meta 分析命令。

那么上面的加载命令是如何得到的呢？很简单，Stata 软件有个独特的功能，即查找功能，关键词为 search，使用方法是在命令窗口输入 search，后面加上自己需要查找的代码、文献、安装包等。如，我们想找到加载 Meta 分析包的命令（meta），就在命令窗口输入“search meta”或者“search metan”，在结果输出窗口就会出现一系列你想要查找的资料。当然，并不是所有的都可以查找，毕竟有些资料暂时没完善。

Stata 软件的操作既可以通过菜单操作实现，也可以用命令来实现。菜单操作较为简单，对于初次接触 Stata 这款软件的用户显然更受欢迎；命令则是基于 C 语言编写的，略为复杂，但是命令操作更为灵活、准确。

那么，如何将安装 Meta 分析窗口于菜单栏下呢？

主要分两步：

（一）首先要安装窗口文件（dlg 文件）。安装命令如下：

ssc install metadialog.pkg

可以看到，这里的安装命令与上面有些差别：前者的命令是“net install”，表示从网络资源安装；后者是“ssc install”，“ssc”是“Statistical Software Components”的缩写，意为“统计学软件组件”，即从此处提供的资源安装。

（二）生成并保存“profile.do”文件。该文件的功能是在 Stata 启动后自动将 Meta 分析窗口置于菜单栏的 User 中。

在命令输入窗口键入“help meta_dialog”，会弹出帮助观察窗口，向下滑动滚动条可见以下用红框标识的内容（图 2-3），将其复制到记事本中并另存为扩展名为 profile.do 文件，然后将该文件保存到 F：\StataSE12.0 文件夹下（因笔者将 Stata 安装在 F 盘，安装盘可自行选择）。启动 Stata 后，若结果输出窗口显示“running F：\stataSE12.0\profile.do”，且点击菜单栏 User 后“Meta-analysis”显示为黑色，提示安装成功；若为灰色，则未安装成功。

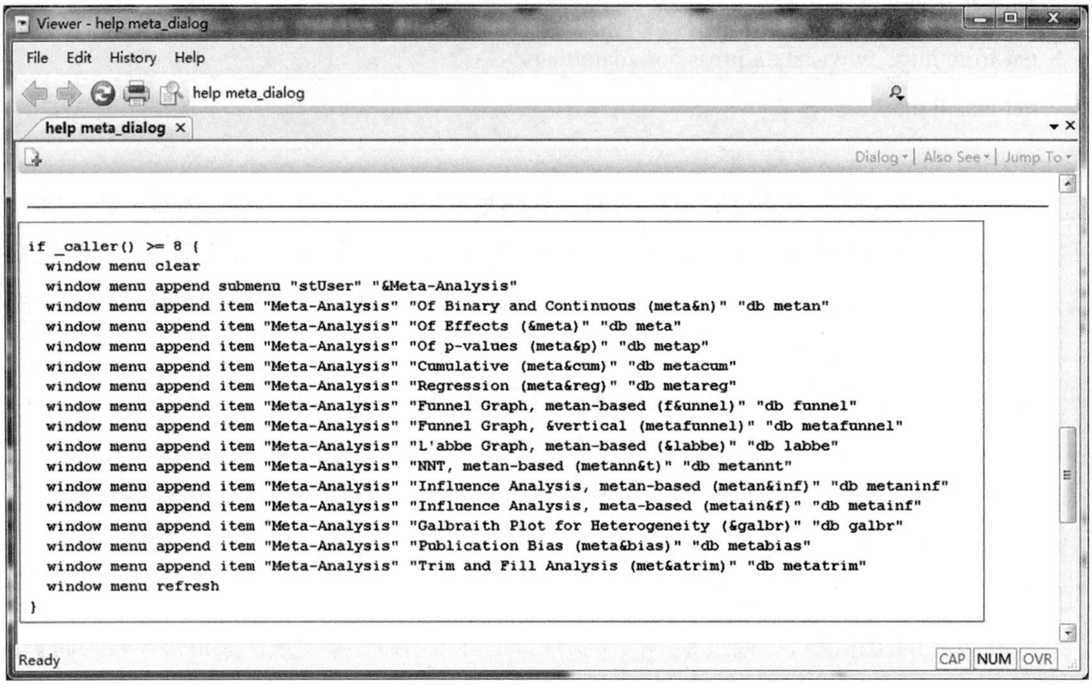


```
if _caller() >= 8 {
  window menu clear
  window menu append submenu "stUser" "&Meta-Analysis"
  window menu append item "Meta-Analysis" "Of Binary and Continuous (meta&n)" "db metan"
  window menu append item "Meta-Analysis" "Of Effects (&meta)" "db meta"
  window menu append item "Meta-Analysis" "Of p-values (meta&p)" "db metap"
  window menu append item "Meta-Analysis" "Cumulative (meta&cum)" "db metacum"
  window menu append item "Meta-Analysis" "Regression (meta&reg)" "db metareg"
  window menu append item "Meta-Analysis" "Funnel Graph, metan-based (f&unnel)" "db funnel"
  window menu append item "Meta-Analysis" "Funnel Graph, &vertical (metafunnel)" "db metafunnel"
  window menu append item "Meta-Analysis" "L'abbe Graph, metan-based (&labbe)" "db labbe"
  window menu append item "Meta-Analysis" "NNT, metan-based (metann&t)" "db metannt"
  window menu append item "Meta-Analysis" "Influence Analysis, metan-based (metan&inf)" "db metaninf"
  window menu append item "Meta-Analysis" "Influence Analysis, meta-based (metain&f)" "db metainf"
  window menu append item "Meta-Analysis" "Galbraith Plot for Heterogeneity (&galbr)" "db galbr"
  window menu append item "Meta-Analysis" "Publication Bias (meta&bias)" "db metabias"
  window menu append item "Meta-Analysis" "Trim and Fill Analysis (met&atrim)" "db metatrim"
  window menu refresh
}
```

图 2-3 “help meta_dialog”的帮助窗口及“profile.do”的程序编码

二、Stata 命令的语法格式

因侧重点不同，这里仅简要介绍下 Stata 命令特点，欲进一步深入学习的读者建议参阅由陈峰主编的第 2 版《现代医学统计方法及 Stata 的应用》。

Stata 命令是由命令关键词、参数、选项等构成的字符串，所有命令、函数、变量名等都区分大小写，例如“x”和“X”会被认为是两个不同的变量。语句书写完毕后不需要特殊的结束符，Stata 自动将一行字符串按照一条命令来处理。

Stata 命令的基本语法格式如下：

[特殊选项]：关键词　命令参数 [，命令选项]

中括号表示其中的内容不一定总是出现。下面对语句中的各元素分别加以解释：

特殊选项 [by varlist：]：是一些在大部分命令中通用的选项，由于执行的功能比较特殊，因此将它们提前，并使用空格和命令正文分隔。特殊选项中最常用的有自动生成哑变量的“xi ”命令，分组执行相同语句的“by”命令，执行逐步回归分析的“sw”命令按指定的条件重复执行的“for”命令等。

关键词 [command]：相当于一句话的主语，指明了所执行的是哪一条 Stata 命令，关键词在一条命令中必须出现。

命令参数 [varlist]：相当于一句话的谓语和宾语，用于指明相应的命令在执行时需要使用的变量、参数等是什么。

命令选项 [options]：相当于一句话中的定、状、补语等修饰成分，用于对相应的命令进行限制或更精确的指定，在命令中不一定出现。

为了便于理解，在此，补充下对“哑变量”的介绍。哑变量，又名虚拟变量，是量化了的质变量，通常取值 0 或 1。它的作用是将不能定量处理的变量量化，如在调查职业、性别与糖尿病的发病率的关系时，很显然，职业和性别都是不能定量的变量，但我们可以根据不同职业（属性），将它赋值为 0、1、2（0= 皮革工人 /1= 学生 /2= 理发师），将性别按照不同属性（男、女）分别赋值为 0、1（0= 男 /1= 女）。

三、实现 Meta 分析的基本命令

Stata 提供的实现 Meta 分析的基本命令可在命令窗口键入“help metan”查看，在弹出的帮助观察栏中就有此命令的详细解读。

命令的语法结构如下：

metan varlist [if exp] [in range] [weight] [，measure_and_model_options

options_for_continuous_data output_options forest_plot_options]

该命令也可在 User 菜单栏通过菜单操作完成。在正确输入二分类或连续型数据或 OR、RR 值及其可信区间数据后，依次点击 User → Meta-analysis → of Binary and Continuous（metan），即可弹出用于 Meta 分析的对话框（图 2-4）。在对话框中，按提示正确操作，即可完成相应 Meta 分析。

如图 2-4 所示，菜单栏有六个选择项，分别是主要菜单选择项（Main）、二分类数据选择项（Binary...）、连续型数据选择项（Continuous...）、效应模型选择项（Effect...）、森林图选择项（Graph opts）以及限制观察值选择项（if/in）。主要菜单选择项菜单栏下的 Type of data 是进行数据类型的设置，如 Count 表示计数资料数据，以二分类为多见；Continuous 表示连续型数据；Effect/CI 和 Effect/SE 分别表示已知效应量 / 可信区间和效应量 / 标准误的数据资料。Labels for Data 表示以 Name 和（或）Year 来设定数据标签；By variable 用于按选定变量（如 year）进行亚组分析；sort by 表示按某种变量进行排序；sgweight 为指定亚组的

各研究权重百分比和为 100%。

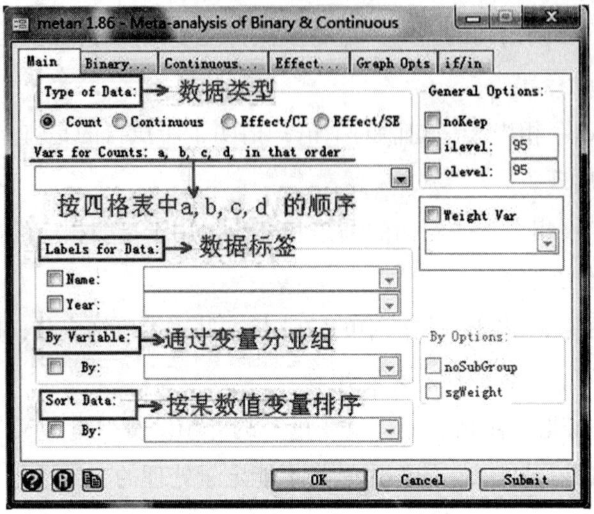

图 2-4　metan 菜单操作窗口

二分类数据选择项主要有数据合并模型（Pooling Model）和统计量（Statistic）这两个板块（图 2-5）。对于前者，fixed 指固定效应模型，random 指随机效应模型，分别以 Mantel-Haenszel 法（默认）和 Inverse variance（倒方差）法进行效应量合并；对于后者，OR、RR、RD 是需合并的效应量，默认值为 RR，Peto 为指定 Peto 法合并 OR。

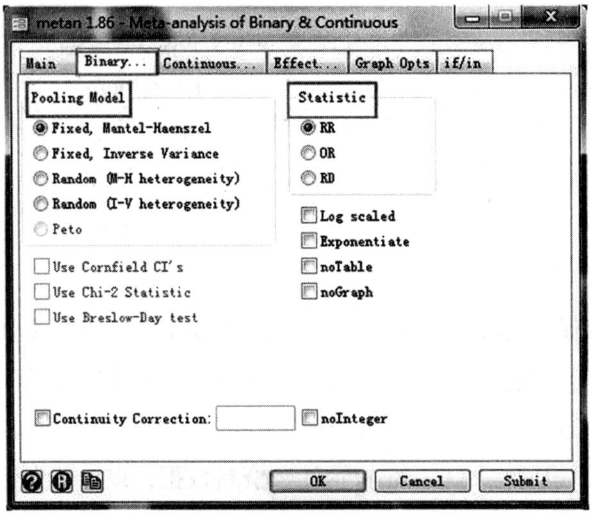

图 2-5　二分类数据选择项窗口

同样，连续型数据的选择项下（图 2-6）也主要有上述两个板块。左侧 Pooling Model

标签下的选项解释同上；右侧 Statistic 标签下的选项中，Cohen、Hedges、Glass 表示分别按照 Cohen 法、Hedges 法、Glass 法合并标准化均数差（SMD）；Nostandard 表示合并非标准化均数法，一般指加权均数法（MD）。

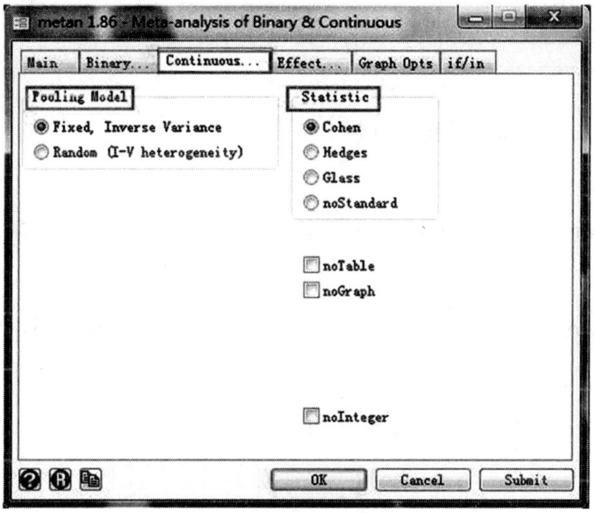

图 2-6　连续型数据选择项窗口

其他几个选择项并不常用，且由于 metan 命令的选择项较多，重要且难以理解的选项已进行了介绍，余下选择项内容可参考 help metan，在此不再一一说明。对于初学者而言，全部掌握这些选项有一定困难，但上述内容应能达到熟练运用的程度。

第四节　Stata 行 Meta 分析命令简介

Stata 实现 Meta 分析的核心是正确选择相应的模块，在此基础上熟练地使用相关的命令又是关键所在。当前，Stata 用于实现 Meta 分析的命令有以下 31 条，本节予以简要介绍。

一、metan

metan 命令是 Stata 进行 Meta 分析最主要的命令。metan 命令的最新版本允许用户输入每项研究的 2×2 四格表资料（二分类资料）、均数及其标准误（计量资料）或效应量及其标准误。

metan 命令为 Meta 分析提供了全面的方法，包括加权倒方差法（inverse-variance-weighted），产生每项研究的治疗效应量及其标准误等新变量，产生的这些新变量可以被用于其他 Stata 命令行 Meta 分析。亚组分析可以使用 metan 命令中的“by（ ）”选项来实现。

当前版本仍采用 Stata 7 绘图法的 metan 命令更名为 metan7，当前可以在 SSC 档案文件

（SSC archive）中获取。下载后可以当作 metan 命令包的一部分使用（未安装的可以通过在 Stata 窗口键入“scc install metan”进行安装）。

在 metan 帮助菜单里提供了一些可以点击学习命令的例子。

二、labbe

labbe 命令用来绘制事件数据的拉贝图（L’abbe plot）。

三、metacum

metacum 命令用来进行累积 Meta 分析并图示结果。

四、metap

metap 命令采用 Fisher’s、Edgington’s 可加法和 Edgington’s 正常累积法等方法进行 P 值合并。

该命令首先于 1999 年作为第 6 版发布，但这一版本不能进行图示结果，最近一次更新是在 2000 年。

metap 命令需要用户提供每项研究的 P 值。

五、metareg

metareg 命令用于执行 Meta 回归分析。最先于 1998 年发布，考虑到方法学等的发展，于 2004 年对其进行了重大更新。

该命令需要用户提供每项研究的治疗效应量及其标准误。

六、metafunnel

metafunnel 命令用来绘制漏斗图（funnel plot）。该命令于 2004 年发布，采用 Stata 8 绘图法。

需要用户输入每项研究的治疗效应量及其标准误。

七、confunnel

confunnel 命令用来绘制 contour-enhanced 漏斗图（contour-enhanced funnel plots）。该命令设计得非常灵活，允许用户为漏斗图添加额外的特征。

八、metabias

metabias 命令提供统计学方法来检测漏斗图是否对称，最初发布于 1997 年，目前已更新。根据最近提供的测试，新版 metabias 命令可以较好地控制原版所导致的假阳性率。

九、metatrim

metatrim 命令采用“剪补法”（trim and fill）在漏斗图中校正发表偏倚，需要用户输入每项研究的治疗效应量及其标准误。

十、metandi 和 metadiplot

metandi 命令采用分层综合受试者工作特征曲线（hierarchical summary receiver operating characteristic，HSROC）及双变量模型两种方法检验诊断试验的准确性，在不存在协变量的情况下，两者的结果是一致的。

此外，该命令结果还给出常见诊断试验评价指标的合并值（如灵敏度、特异度及似然比等）。

metadiplot 命令用于绘制综合受试者工作特征曲线（summary receiver operating characteristic，SROC）曲线，也可用 metandi 命令中的 plot 选择项来实现。

十一、glst

glst 命令采用广义最小二乘法对单个或多个剂量反应趋势效应的流行病学研究估计对数线性剂量反应回归模型。这个命令的输出结果是源于纳入 Meta 分析的各项研究的总效应量及其标准误，因此是有效的。

十二、metamiss

metamiss 命令用于缺失数据的二分类资料。

十三、mvmeta 和 mvmeta_make

mvmeta 命令采用极大似然法、限制性极大似然法或矩量法估计 Meta 分析的随机多分类变量模型。

mvmeta_make 命令便于从详细的数据中整理汇总数据。

十四、metannt

metannt 命令旨在帮助解释呈现干预效果的绝对大小的二分类数据资料，计算 NNT（the number needed to treat）及无效事件的个数（每千人）。

该命令需要用户输入设计参数，并用 metan 命令来计算所需的统计量。

这一命令可以被当做 metan 包的部分使用。

十五、metanint

metaninf 命令的分析引擎是 metan 命令，是 metainf 命令用 metan 命令来实现的一个端口，采用 Stata 6 绘图法作为 Stata6 命令，于 2001 年发布，最近于 2004 年更新。

该命令要求用户按照 metan 命令输入方式进行操作。

如需安装，在 Stata 命令窗口输入“ssc install metanif”即可在线自动安装。

十六、midas

midas 命令提供统计结果和图示结果用于诊断试验的 Meta 分析。

如需安装，在 Stata 命令窗口输入“ssc install midas”即可在线自动安装。

十七、meta_lr

meta_lr 命令图示诊断试验的阴性及阳性似然比。

该命令可以对效应量进行分层 Meta 分析。用户需输入效应量（log 阳性似然比或 log 阴性似然比）及其标准误。

该命令作为 Stata 8 命令于 2004 年发布，如需安装，在 Stata 命令窗口输入“ssc install meta_lr”即可在线自动安装。

十八、metaparm

metaparm 命令进行亚组人口特征间差异或率的 Meta 分析，计算可信区间及其 P 值，数据保存格式为 parmest 格式。

如需安装，在 Stata 命令窗口输入“ssc install metaparm”即可在线自动安装。

十九、metaan

metaan 命令进行效应量及其标准误的 Meta 分析，包括轮廓似然法和置换估计两种方法，但这两种方法在 metan 命令中不可使用。

二十、metacumbounds

metacumbounds 采用固定或随机效应模型得出 Z 值、P 值和 Lan-Demets 界限值，其中计算 Lan-Demets 界限值和 Z 值是通过同一过程完成的。

二十一、extfunnel

extfunnel 命令是将一系列新的研究叠加到漏斗图来评估新研究对现有 Meta 分析的影响。

二十二、indirect

indirect 命令是为最新制作“单路径”间接比较的 Meta 分析而特定编写的，其中直接比较部分仍然采用之前的 metan 命令。

二十三、networkplot

networkplot 命令用于绘制网状 Meta 分析中网状关系图（network plot）。

二十四、netweight

netweight 命令用于绘制网状 Meta 分析中权重分布图。

二十五、netfunnel

netfunnel 命令用于绘制网状 Meta 分析中漏斗图。

二十六、sucra

sucra 命令用于绘制网状 Meta 分析中累计概率排序图。

二十七、clusterank

clusterank 命令用于绘制网状 Meta 分析中多结局综合评价图。

二十八、ifplot

ifplot 命令用于检测网状 Meta 分析中环一致性结果，同时，绘制不一致性结果图。

二十九、intervalplot

intervalplot 命令用于绘制最终网状 Meta 分析结果森林图与预测结果森林图。

三十、netleague

netleague 命令用于将最后网状 Meta 分析梯形结果进行转置排列。

三十一、mvmeta

mvmeta 命令是具有基于 Meta 回归的多功能命令，目前常用于网状 Meta 分析，剂量反应 Meta 分析及多结局 Meta 分析等。

第五节　SSC 命令简介

SSC 是 Statistical Software Components 的缩写。ssc 命令是用来联络各个统计软件组件的包含了大量用户编写的 Stata 程序和其他 Stata 资料的存档，于 2001 年 11 月 14 日被添加至 Stata 中，即在 Stata 7 开始发布之后，因此它没有载入 Stata 7 手册。

如果读者使用的是 Stata 7 软件，则必须更新 Stata 软件后才可以使用 ssc 命令，点击 http：//www.stata.com/manuals13/rupdate.pdf 可以下载相关的资料。

如果读者使用的是 Stata 6 版本，那么 ssc 命令是没有任何作用的，因为 ssc 命令基于 Stata 7。然而，此种情况下读者可以通过使用 Nicholas J.Cox 和 Christopher F.Baum 编写的 archutil 程序包来实现在 Stata 6 中使用 scc（方法为：在命令窗口输入“webseek archutil”，在弹出的“viewer-help wseekres”窗口中点击“ip29_1 from http：//www.stata.com/stb/stb54”，然后会出现由 Nicholas J．Cox 和 Christopher F．Baum 编写的程序包，点击“click here to install”即可自动安装，安装的文件包括 ip29_1/archcopy.ado、ip29_1/archcopy.hlp、ip29_1/archdesc.ado、ip29_1/archdesc.hlp、ip29_1/archinst.ado、ip29 1/archinst.hlp、ip29_1/archlist.ado、ip29_1/archlist.hlp、ip29_1/archtype.ado、ip29_1/archtype.hlp、ip29_1/archutil.hlp）。

如果读者使用的是 Stata 6 以下版本，那么就无法实现该命令，因为目前没有提供可行的程序包来实现这一命令。大多数的程序在 Stata 6 以下版本都无法使用，读者可进入 http：//ideas.repec.org/s/boc/bocode.html 网站阅读相关内容。

参　考　文　献

[1] 罗杰，冷卫东，主编．系统评价 /Meta 分析理论与实践．北京：军事医学科学出版社，2013.

[2] 陈峰，主编．现代医学统计方法与 Stata 的应用，第二版．北京：中国统计出版社，2006.

[3] 曾宪涛，主编．应用 STATA 做 Meta 分析．北京：军事医学科学出版社，2014.

[4] Sterne JAC（editor）. Meta-Analysis：An Updated Collection from the Stata Journal. Stata Press，2009.

[5] 曾宪涛，冷卫东，郭毅，等. Meta 分析系列之一：Meta 分析的类型. 中国循证心血管医学杂志，2012，4（1）：3-5.

[6] Deeks JJ，Altman DJ，Bradburn MJ. Statistical methods for examining heterogeneity and combining results from several studies in meta-analysis. In Systematic Reviews in Health Care：Meta-Analysis in Context，2nd Edition. London：BMJ Publishing Group，BMA House，Tavistock Square，WC1H 9JR，2001.

[7] Cox NJ. A brief history of Stata on its 20th anniversary. The Stata Journal，2005，5（1）：2-18.

第三章
经典二分类变量的 Meta 分析

在统计学中，通常有3种不同类型的数据资料，分别为计数资料、计量资料以及等级资料。其中，计数资料包括二分类变量和多分类变量，所谓二分类变量是指同一研究中两种对立属性事件的数据资料，比如某研究中“存活”和“死亡”事件各自发生的例数。本章采用实例介绍经典的2×2表格资料的Meta分析的实现过程。

第一节　数据结构

对于一项纳入了k个研究的Meta分析，当这些研究的结局指标是二分类变量时，我们即可用一个2×2的表格来反映它，因此在第i个研究中，可用表3-1所示的数据结构表示。其中a_i表示第i项研究中试验组的发生例数，b_i表示第i项研究中试验组的未发生例数，a_i+b_i则表示整个试验组的总样本量，余以此类推。

表3-1　二分类数据结构

研究（$1 \leq i \leq k$）	发生例数	未发生例数	总数
试验组	a_i	b_i	a_i+b_i
对照组	c_i	d_i	c_i+d_i

注：i表示k个研究中的第i项研究

第二节　效应量及效应模型的选择

一、效应量的选择

用于二分类数据资料的治疗效应检测指标有OR/or、RR/rr和RD/rd。

OR的定义是试验组和对照组中某事件发生的比值之比。所谓比值，即某事件发生的可能性，也表示某事件发生的概率（p）与未发生概率（1–p）之比，公式为：比值＝某事件发生例数/某事件未发生例数＝$\frac{p}{1-p}$，例如，当比值为2时，写作2∶1，即3个人中，2人会发生该事件，1人不会发生。以表3-1的数据为例，试验组的比值$=\frac{p_1}{1-p_1}=\frac{a}{a+b}/\frac{b}{a+b}=\frac{a}{b}$，对照组的比值$=\frac{p_2}{1-p_2}=\frac{c}{c+d}/\frac{d}{c+d}=\frac{c}{d}$，因此$OR=\frac{p_1}{1-p_1}/\frac{p_2}{1+p_2}=\frac{a}{b}/\frac{c}{d}=\frac{ad}{bc}$。

RR又称相对危险度（relative risk），表示试验组和对照组中某事件发生的风险之比。所谓风险，即将会发生的干预结果的可能性，公式表示为：风险 = 某事件发生例数 / 某组总人数 = $\frac{a}{a+b}$，比如说当风险为 0.2 时，10 个人中就会有 2 人发生该事件。以表 3-1 的数据，试验组事件发生的风险 = $\frac{a}{a+b}=p_1$，对照组的风险 = $\frac{c}{c+d}=p_2$，因此，

$$RR=\frac{a}{a+b}/\frac{c}{c+d}=\frac{a(c+d)}{c(a+b)}=p_1/p_2$$。

RD 是试验组和对照组所观察到的风险差值，即 RD=p_1-p_2。它描述了治疗组和对照组事件发生风险的绝对差异，它表示发生该事件可能性的差异估计值。

需要说明的是，比值和风险不同。如当比值为 2 时，即 3 人中，2 人会发生该事件，1 人不会发生，此时事件发生的风险则为 2/3，即 0.66。因此 RR 和 OR 也有所不同，一般而言，对于增加事件发生可能性的治疗，OR 大于 RR；对于减少事件发生机会的治疗，OR 小于 RR，但在所观察事件发生率较低时，可以用 OR 估计 RR。因此，在结果解释时，不要混淆它们之间的差别，以免得出错误的结论。

二、效应模型的选择

需要说明的是，一般应该是先判定异质性的大小，再根据异质性来选择效应模型。但在软件计算中，都是先选择一种模型计算，再看计算出的异质性来决定是否更换模型。因此，在实际中，操作是先选择固定效应模型，异质性在不可接受的范围时更换为随机效应模型。但我们必须知道先判定异质性，再选择效应模型这一顺序，而且在写作时要按照这个顺序来写。

（一）固定效应模型

固定效应模型是假设所纳入的研究结果方向与效应量大小基本相同，即各独立研究的结果趋于一致，一致性检验差异无显著性，忽略了研究间异质性，适用于研究间异质性较小的研究，在 Stata 中，命令用“fixed 或 fixedi”来定义，菜单中是“Fixed”表示。

对于固定效应模型，Stata 中提供了三种可选择的方法（图 3-3），分别为倒方差法（Inverse variance method，也称 Woolf' method，I-V 法）和 Mantel-Haenszl 法（简称 M-H 法）以及 Peto 法。

倒方差法通过取样本方差的倒数将每个研究的效应量（or、rr、rd）值进行加权并计算其平均效应，因此在精确度越高即方差越小的样本中，其权重越高。

M-H 法采用不同的权重配置方案，M-H 法一般优于方差倒数法，因为在数据稀少时其结果更稳定，是 Stata 中默认的方法。

Peto 法是利用方差倒数法近似估计 OR 值，只适用于效应指标为 OR 的运算，当处理效应较小（OR 接近 1）、事件不常见以及实验组与对照组样本含量接近时，计算 OR 对数值近

似值的方法效果较好，而其他情况下用此法易引起偏倚。

此外，需要说明的是，如果研究中 2×2 的表格包含一个或多个零单元，即 a、b、c、d 中有值为 0 的变量时，倒方差法和 M-H 法会自动为每个单元加 0.5。

（二）随机效应模型

随机效应模型是假设各个独立研究分别来自不同总体，其研究结果的差异可由研究内变异（随机抽样）与研究间差异（不同总体）造成，即考虑研究间的异质性，通常，随机效应模型下计算的可信区间较固定效应模型更宽，因此所得出的效应量及可信区间更为保守。

Stata 提供了两种随机效应模型的计算方法，分别为 M-H heterogeneity 法和 I-V heterogeneity（图 3-3）。实质上，这两种方法都是 D-L 法，前者是以 M-H 模型来估计研究的异质性，后者是以固定效应模型下倒方差法来估计异质性。D-L 法是在倒方差法的基础上，根据处理效应间变异范围以及异质性对权数加以调整，当研究间无异质性时，D-L 法和倒方差法结果会一致，且在许多情况下与 M-H 法结果一致；当存在异质性时，采用 D-L 法平均处理效应的可信区间较采用固定效应法宽，统计学显著性较为保守。

第三节 数据准备及软件实现

一、数据资料及输入格式

引用文献：Colditz GA，Brewer TF，Berkey CS，et al．Efficacy of BCG vaccine in the prevention of tuberculosis．Meta-analysis of the published literature．JAMA，1994，271（9）：698–702.

以 Colditz 等发表的一篇探讨 BCG 预防结核病的疗效文献数据为例进行演示。该文献共纳入 13 篇临床研究（表 3-2），BCG 组为干预组。

表 3-2 BCG 预防结核病的疗效的文献数据

authors	year	干预组		对照组		latitude	allocation
		a	b	c	d		
Aronson	1948	4	119	11	128	44	1
Ferguson & Simes	1949	6	300	29	274	55	1
Rosenthal et al	1960	3	228	11	209	42	1
Hart & Sutherland	1977	62	13536	248	12619	52	1
Frimodt-Moller et al	1973	33	5036	47	5761	13	2
Stein & Aronson	1953	180	1361	372	1079	44	2

续表

authors	year	干预组		对照组		latitude	allocation
		a	b	c	d		
Vandiviere et al	1973	8	2537	10	619	19	1
TPT Madras	1980	505	87886	499	87892	13	1
Coetzee & Berjak	1968	29	7470	45	7232	27	1
Rosenthal et al	1961	17	1699	65	1600	42	3
Comstock et al	1974	186	50448	141	27197	18	3
Comstock & Webster	1969	5	2493	3	2338	33	3
Comstock et al	1976	27	16886	29	17825	33	3

注：a、b 分别为接种 BCG 死亡的人数、非死亡人数；c、d 为对照组死亡人数及非死亡人数；latitude 是临床试验地区的纬度；allocation 为病人的分配方法；后两项变量用于分析异质性。

为了简洁明了，这里直接将其以 Stata 中数据输入状态演示，关于 Stata 中数据输入方法请参见第二章。数据输入后的界面如图 3-1 所示，图中对应的解释同表 3-2 的注脚。

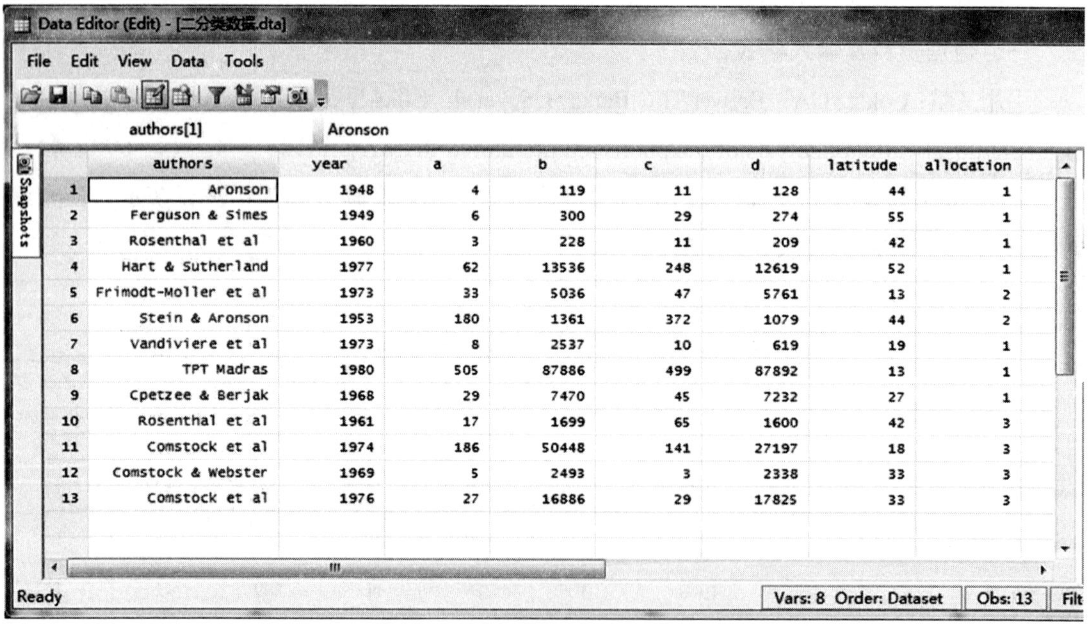

	authors	year	a	b	c	d	latitude	allocation
1	Aronson	1948	4	119	11	128	44	1
2	Ferguson & Simes	1949	6	300	29	274	55	1
3	Rosenthal et al	1960	3	228	11	209	42	1
4	Hart & Sutherland	1977	62	13536	248	12619	52	1
5	Frimodt-Moller et al	1973	33	5036	47	5761	13	2
6	Stein & Aronson	1953	180	1361	372	1079	44	2
7	Vandiviere et al	1973	8	2537	10	619	19	1
8	TPT Madras	1980	505	87886	499	87892	13	1
9	Cpetzee & Berjak	1968	29	7470	45	7232	27	1
10	Rosenthal et al	1961	17	1699	65	1600	42	3
11	Comstock et al	1974	186	50448	141	27197	18	3
12	Comstock & Webster	1969	5	2493	3	2338	33	3
13	Comstock et al	1976	27	16886	29	17825	33	3

图 3-1 实例数据提取情况以及在 Stata 中的输入格式

需要注意的是，在 Stata 中输入数据前，如果已进行过其他研究数据的计算，可以先在命令窗口输入“clear”，以清除之前的数据；当然也可以重新打开一个 Stata 窗口。

二、软件操作

Stata 行 Meta 分析有两种方法：菜单操作或命令操作实现。

（一）菜单操作

菜单操作为依次点击 User → Meta-analysis → of Binary and Continuous（metan），弹出用于 Meta 分析的对话框（图 3-2）并勾选相应选项，并在图 3-3 中选择固定效应模型（Fixed）或者随机效应模型（Random）和计算合并 RR 效应量，然后点击“OK”即可。

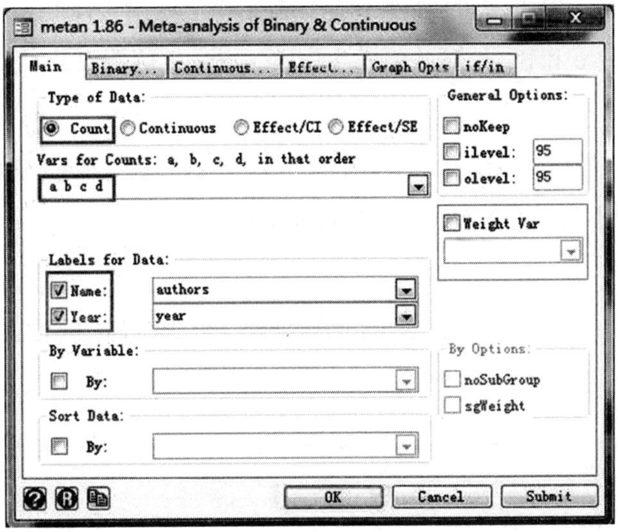

图 3-2　按 a、b、c、d 的顺序依次勾选变量

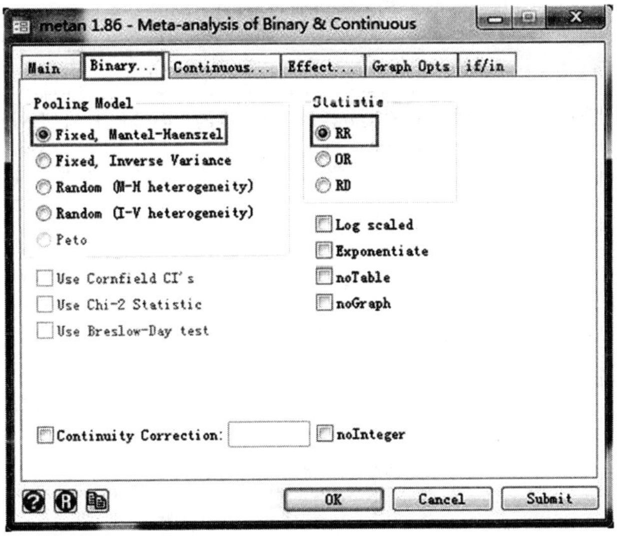

图 3-3　选择 M-H 法固定效应模型和合并 RR 效应量

一般情况下，建议先选择固定效应模型计算；如果异质性较大，则改用较为保守的随机效应模型。

（二）命令实现

相比之下，Stata 命令操作似乎更灵活，在命令中可以设置图形文字大小以及添加对森林图的描述，语法格式如下：

metan varlist [if exp] [in range] [weight] [，options]

二分类数据 Meta 分析主要的命令中需要指定 4 个变量（varlist），依照表 3-1，此处 varlist 选择项为 a、b、c 和 d，即试验组发生例数、未发生例数以及对照组发生例数、未发生例数。

二分类数据选择项（options）及说明见表 3-3。再次强调，Stata 软件严格区分大小写，这些选择项务必使用小写形式，包括首字母也要小写。

表 3-3　Data options

选择项（options）	说明
or	合并 OR
rr	合并 RR
rd	合并 RD
fixed	指定用 M-H 法进行固定效应模型分析（默认）
fixedi	指定用倒方差法进行固定效应模型分析
peto	指定用 peto 法合并 OR
random	指定用 D-L 法进行随机效应模型分析，且异质性的大小以 M-H 模型估计
randomi	指定用 D-L 法进行随机效应模型分析，且异质性的大小以 I-V 模型估计
cornfield	以 Cornfield 法计算 or 值的可信区间，默认方法为 M-H 法
chi2	显示方差统计量用以检测合并的效应量统计学显著性，且只能用于用 I-V 法和 M-H 法合并 OR

metan 普通输出选择项及说明见表 3-4。

表 3-4　output options

选择项（options）	说明
ilevel（ ）	指定单个研究可信区间的显著水平（如，90%，95%，99%）

续表

选择项（options）	说明
olevel（ ）	指定整个（合并的）研究可信区间的显著水平（如，90%，95%，99%）
sortby（ ）	用所给的变量排序
label（ ）	在森林图中添加作者名称和发表年份
nokeep（ ）	指明 Stata 不保留参数
notable（ ）	设置不显示数据结果表
nograph（ ）	设置不出现森林图

注：ilevel 和 olevel 不需要设置为一样，显著水平就默认为所设置的大小。

另介绍 3 个图形显示选择项：

xlabel（ ），定义图形中 x 轴的标签；

textsize（ ），作用是设置图形中的字体大小，缩写形式为 texts（ ）；

nowt，作用是不在森林图中显示权重，默认为显示。

（三）命令及说明

本例固定效应模型命令如下：

metan a b c d，rr fixed lcols（authors year）favours（BBG increase risk of TB # BBG reduce risk of TB）texts（120）

随机效应模型命令如下：

metan a b c d，rr random lcols（authors year）favours（BBG increase risk of TB # BBG reduce risk of TB）texts（120）

两个命令中，fixed 和 random 分别表示选用固定效应模型和随机效应模型，locals(authors year）的作用是在森林图中添加作者名称和发表年份，与图 3-2 中“Lables for Data”标签下的”Name”和”Year”选项作用相同。favours（ ）的作用是添加对森林图的备注，texts（ ）指定森林图中文字的大小。

注意，命令区分大小写，不能把“metan”写为“Metan”，否则 Stata 就不能识别该命令。

以固定效应模型为例，本例运算结果如下（图 3-4）：

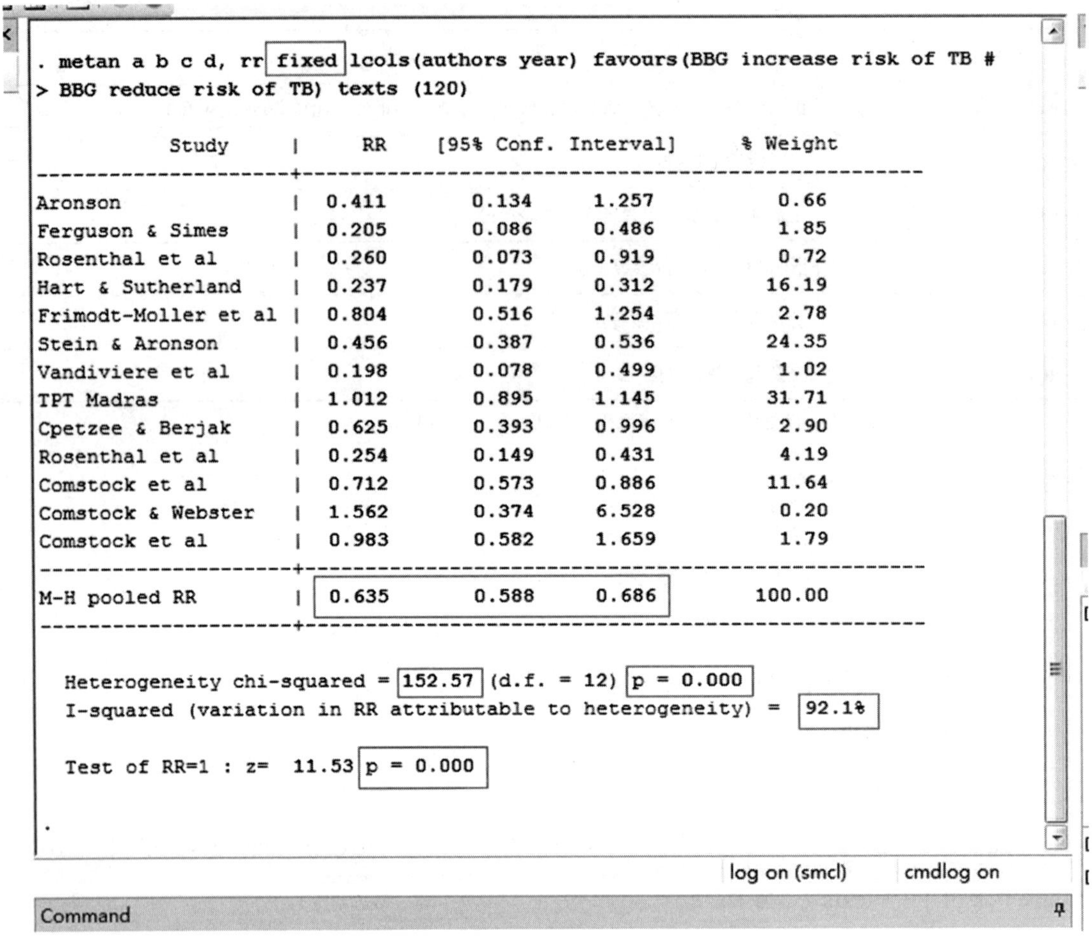

```
. metan a b c d, rr fixed lcols(authors year) favours(BBG increase risk of TB #
> BBG reduce risk of TB) texts (120)

           Study     |     RR    [95% Conf. Interval]     % Weight
---------------------+---------------------------------------------------
Aronson              |  0.411       0.134     1.257          0.66
Ferguson & Simes     |  0.205       0.086     0.486          1.85
Rosenthal et al      |  0.260       0.073     0.919          0.72
Hart & Sutherland    |  0.237       0.179     0.312         16.19
Frimodt-Moller et al |  0.804       0.516     1.254          2.78
Stein & Aronson      |  0.456       0.387     0.536         24.35
Vandiviere et al     |  0.198       0.078     0.499          1.02
TPT Madras           |  1.012       0.895     1.145         31.71
Cpetzee & Berjak     |  0.625       0.393     0.996          2.90
Rosenthal et al      |  0.254       0.149     0.431          4.19
Comstock et al       |  0.712       0.573     0.886         11.64
Comstock & Webster   |  1.562       0.374     6.528          0.20
Comstock et al       |  0.983       0.582     1.659          1.79
---------------------+---------------------------------------------------
M-H pooled RR        |  0.635       0.588     0.686        100.00
---------------------+---------------------------------------------------

  Heterogeneity chi-squared = 152.57 (d.f. = 12) p = 0.000
  I-squared (variation in RR attributable to heterogeneity) =  92.1%

  Test of RR=1 : z=  11.53 p = 0.000

.
```


图 3-4 固定效应模型下 Meta 分析结果

由结果看出，Q=152.23、I^2=92.1%（p=0.000 < 0.05），表明纳入的研究间存在高度异质性，这时还不能盲目进行结果分析，而是进行异质性的处理，看能否找出异质性来源。

第四节 异质性检验

通常，对异质性较大的研究可进行以下处理：① Meta 回归分析；②亚组分析；③敏感性分析；④选用随机效应模型；⑤改变效应量；⑥放弃 Meta 分析。

一、更改效应模型

对于上面的运算结果异质性较大，此处先选用随机效应模型再进行一次 Meta 分析，看看结果情况。

Stata 中菜单操作与上述步骤类似，仅仅只需将图 3-3 中合并模型（pooling model）换成随机效应模型（Random M-H heterogeneity）。

同样，命令操作也只需将上面的 fixed 换成 random 即可，命令如上。随机效应模型分析的结果如图 3-5 所示。

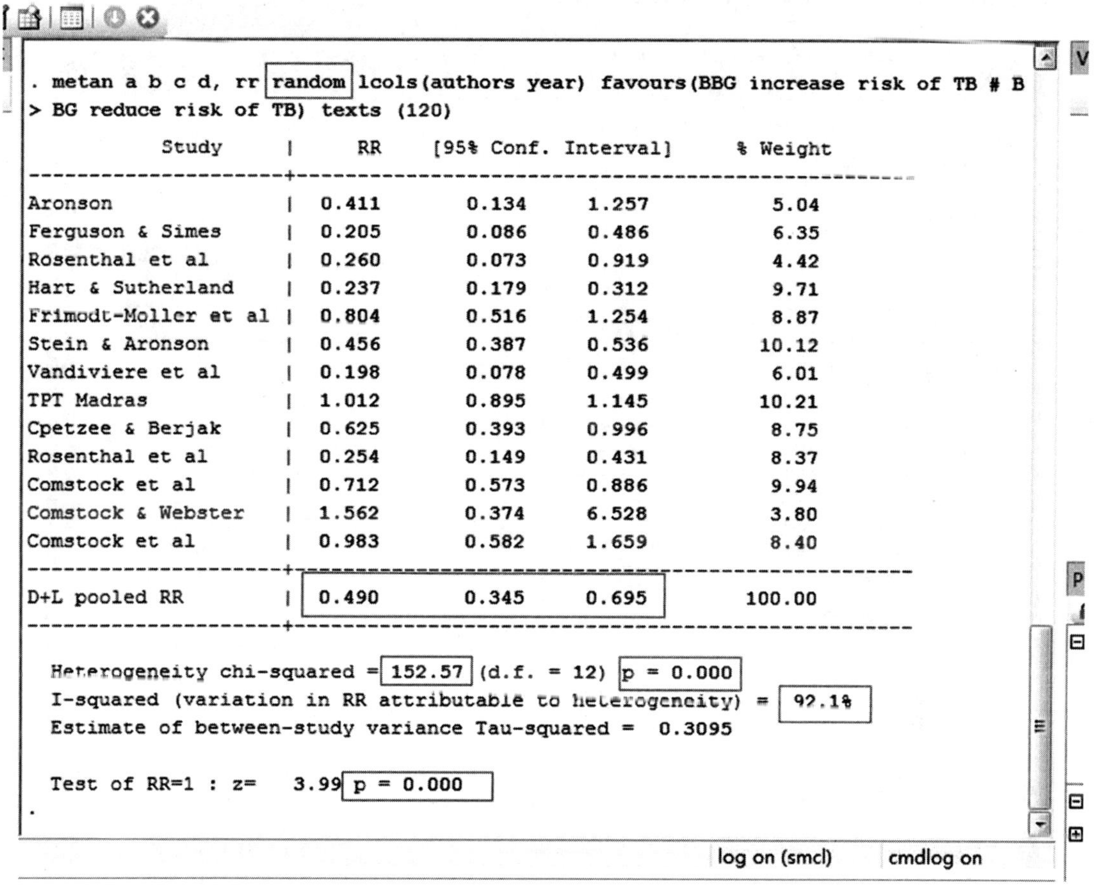

图 3-5　随机效应模型下的 Meta 分析结果

可以看出，异质性并不会随着效应模型的改变而发生改变。与固定效应模型不同的是，合并效应量较小且 95% 可信区间较宽（OR=0.490，95%CI=0.345–0.695）。

二、行亚组分析

本例中，可以再进行亚组分析观察试验分配方法（allocation）以及试验所在地区的维度（latitude）或发表年份是否能解释其中的异质性。

进行亚组分析命令如下：

metan a b c d，sortby（year） lcols（authors year） textsize（110）by（allocation） random rr

上述命名释义如下：

sortby（ ）表示按“( )”内变量进行排序，在这里即按年份排序；

lcols 是对森林图左侧变量进行标注，同理也有 rcols，是对森林图右侧变量进行标注，但 rcols 是默认的，标注的是效应量（RR/OR）及其可信区间和权重（weight），如图 3-6 所示；

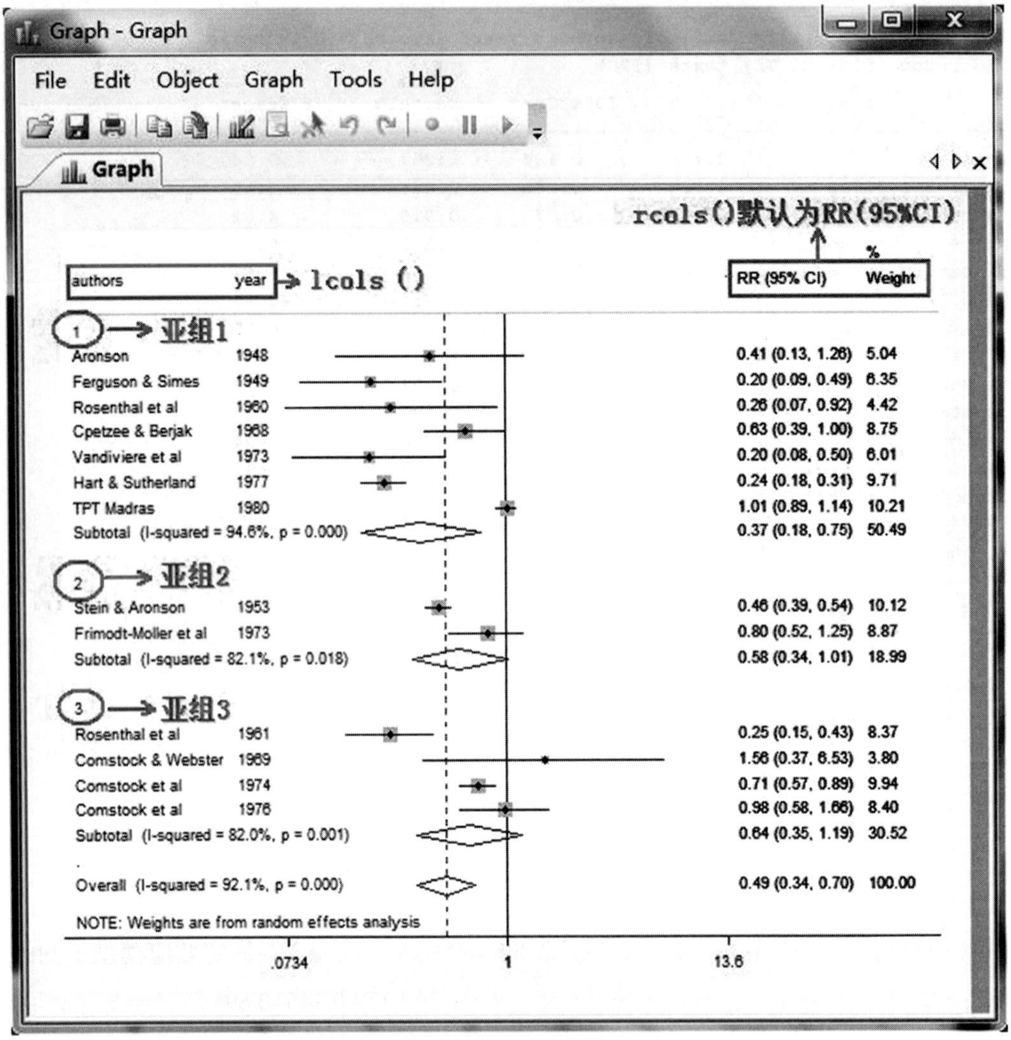

图 3-6 进行亚组分析后的森林图

textsize 和前面的命令中 texts 相同，只不过后者是简写形式；

by（ ）则表示按“( )”的变量进行亚组分析，这里是对分配方法进行亚组分析，菜单上操作只需在 By Variable 选择项勾选相应变量即可（图 3-2）。

值得注意的是，细心的读者可能会发现这里的“random rr”放在了整个命令之后，而前面的命令则是放在“,”后面。其实，这两种放置方法在本质上是一样的，就像语法里面的状语成分，无论插入到哪个位置都是可行的；更进一步，我们把 random 和 rr 的前后顺序颠倒换成“rr random”也是可以的，这也是 Stata 命令的灵活巧妙之处。

本例亚组分析效应量及其可信区间结果参见图 3-6。亚组分析后异质性如下：

Test（s）of heterogeneity：

	Heterogeneity statistic	degrees of freedom	P	I-squared**	Tau-squared
1	111.26	6	0.000	94.6%	0.7708
2	5.57	1	0.018	82.1%	0.1329
3	16.70	3	0.001	82.0%	0.2873
Overall	152.57	12	0.000	92.1%	0.3095

** I-squared：the variation in RR attributable to heterogeneity

Note：between group heterogeneity not calculated；

only valid with inverse variance method

Significance test（s）of RR=1

1	z= 2.76	p = 0.006
2	z= 1.92	p = 0.055
3	z= 1.40	p = 0.163
Overall	z= 3.99	p = 0.000

可以看出，每个亚组的异质性也很大，第一组异质性 I^2=94.6%（p=0.000），第二组异质性 I^2=82.1%（p=0.018），第三组异质性 I^2=82.0%（p=0.001）。很显然，本例做亚组处理后可知异质性与分配方法关系不大，可能是由其他原因引起，这个时候下结论需谨慎。如果想尝试找出异质性的来源，可以再进行 Meta 回归分析或者按照其他标准分亚组进一步进行探讨。

三、Meta 回归分析

本例将发表年份和实验所在地区的维度进行 Meta 回归分析，观察异质性是否源自于此。

Meta 回归命令如下：

```
gen logor=log（_ES）
gen selogor=_selogES
metareg logor year latitude，wsse（selogor）knapphartung reml
```

本处 Meta 回归的结果如下：

Meta-regression	Number of obs	=	13
REML estimate of between-study variance	tau2	=	.1108
% residual variation due to heterogeneity	I-squared_res	=	64.70%
Proportion of between-study variance explained	Adj R-squared	=	64.63%
Joint test for all covariates	Model F（2，10）	=	4.96
With Knapp-Hartung modification	Prob > F	=	0.0318

logor |	Coef.	Std. Err.	t	P>|t|	[95% Conf.	Interval]
year |	.0019075	.0162788	0.12	0.909	−.034364	.0381789
latitude |	−.0280113	.0113457	−2.47	0.033	−.0532911	−.0027316
_cons |	−3.545348	32.25634	−0.11	0.915	−75.41694	68.32625

可以看出，加入年份和维度两个变量后研究间异质性 tau2=0.1108，较之前的 0.3095（即图 3-5 中 Tau-squared 的值）减少了 0.1987，也就是说研究年份的不同和研究所在地区维度可以解释 64.20% 的异质性。

第五节　发表偏倚检测

发表偏倚（publication bias）是指由于研究者、评价者、编辑者在提交、接受、发表文献等诸方面的偏好时基于研究结果的方向和强度，从而导致的发表机会不同和对结果造成的影响。即缺少阳性结果的研究往往不容易被发表，从而对 Meta 分析等产生一系列不良影响。

目前，有许多评价发表偏倚的方法，Stata 则提供了相当丰富的命令应用这些方法来分析发表偏倚。本节介绍常用的漏斗图法、Egger 线性回归法、Begg 秩相关法、剪补法、失安全系数法和轮廓增强漏斗图法。

一、漏斗图法

漏斗图（funnel plot）是一种定性测量发表偏倚最常用的可视化的方法，由 Light 等首先于 1984 年提出。

（一）软件实现

Stata 中绘制漏斗图的命令有 funnel、metafunnel、metabias。其中 funnel 基于 metan 命令，metafunnel 基于 meta 命令，而 metabias 则可产生 Egger 和 Begg 漏斗图。Stata 中默认纵坐标为标准误，横坐标为效应量或其对数值。

metafunnel 命令格式为：

metafunnel varlist [，by（ ）[var ｜ ci]　noline forcenull reverse eform egger graph_options]

上述命令的释义如下：

varlist 为变量，可有以下 3 种形式：①效应量及其标准误，如 logOR 及其标准误、SMD 及其标准误；②效应量及其方差；③效应量及其 95% 可信区间。

选择项 by（ ）为制定按某个变量分组的参数；

var 或 ci 为用户指定变量含方差或置信区间；

noline 指不显示伪 95% 置信区间；

reverse 可将漏斗图倒置；

egger 可添加 egger 线性回归线；

graph_options 为普通作图选项。

数据录入后（图 3-1），实现漏斗图绘制的步骤可分为三步：首先使用 metan 命令进行固定效应模型进行计算，使 Stata 生成中间变量（如 ES、selogES；以 RR 为例，则分别代表 RR、selogRR）；再使用 generate 命令产生对数化效应值；最后，采用 metafunnel 命令或者采用 metafunnel 菜单操作完成绘制。

metafunnel 命令如下：

```
metan a b c d ，rr
gen logrr=log（_ES）
rename _selogES selogrr
metafunnel logrr selogrr，xtitle（Log Risk Ratio）ytitle（Standard Error of LogRR）
```

菜单操作时的相关选择见图 3-7。绘制的漏斗图见图 3-8。

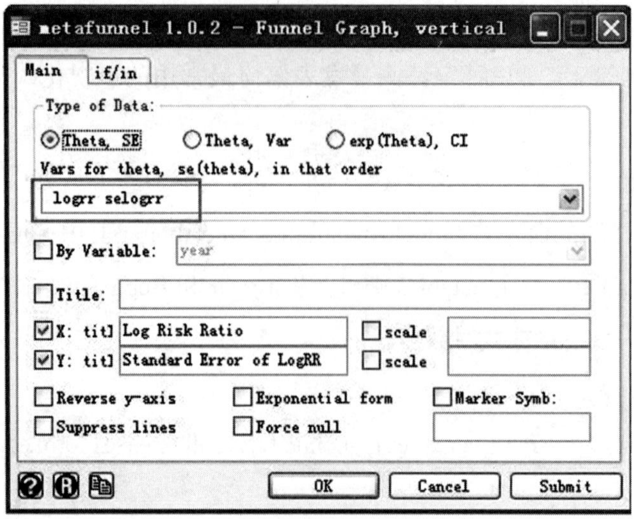

图 3-7 metafunnel 菜单实现时的选择

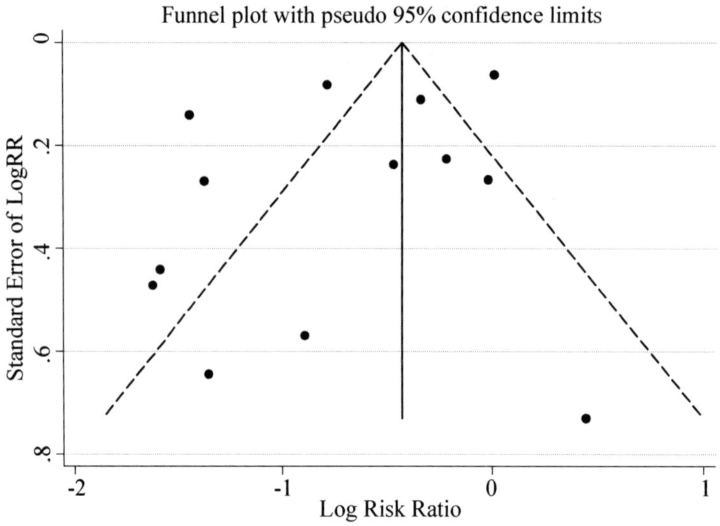

图 3-8 13 个 BCG 预防结核病的漏斗图

（二）漏斗图的解读

由图 3-8 可直观的判断漏斗图是否对称。但漏斗图的对称与否通常没有严格的限定，仅仅通过目测，因此不同的读者可能会得出不同的鉴定结论，有很大的主观性，因此是一种定性的评价方法，本图散点基本对称（后文 Egger 法检验证明此点）。另外需注意的是，绘制漏斗图时仅纳入几个小样本研究，此时漏斗图的检验效能受到最大的限制。而且漏斗图只能使研究者认识到存在的问题，不能提供解决问题的方法。

需注意的是，导致漏斗图不对称的原因不仅仅是发表偏倚，其他原因有：①低质量小样本试验（poor methodological quality of smaller studies），其中包括方法学设计差、分析不够充分以及学术不端（fraud）等；②真实异质性（true heterogeneity），是因样本量不同而导致效应量的差异；③假象（artefactual）；④机遇（chance）。

二、Egger 线性回归法

Egger 线性回归法（Egger linear regression test）是由 Matthias Egger 等为克服漏斗图法的不足于 1997 年开发的一种简便的用线性回归法检验漏斗图对称性的定量方法，简称“Egger’s 检验”。

（一）软件实现

Stata 中实现发表偏倚的命令为：

metabias varlist [if] [in]，egger habord peters begg [graph nofit or rr level（#）graph_options]

上述命令的释义如下：

varlist 为变量，可以为 2×2 四格表资料的 a、b、c、d，也可以为效应量及其标准误；

选择项中有如下几种方法可供选择：egger 法、harbord 法（在 egger 法基础上进行修正的方法）、peters 法及 begg 法。

or 和 rr 为指定效应量的类型。

实现 Egger’s 检验的命令为：

metabias logrr selogrr ，rr graph（egger）

通过菜单操作亦可实现，菜单操作的相关选项见图 3-9。得到的 Egger 回归图见图 3-10，计算结果见图 3-11。

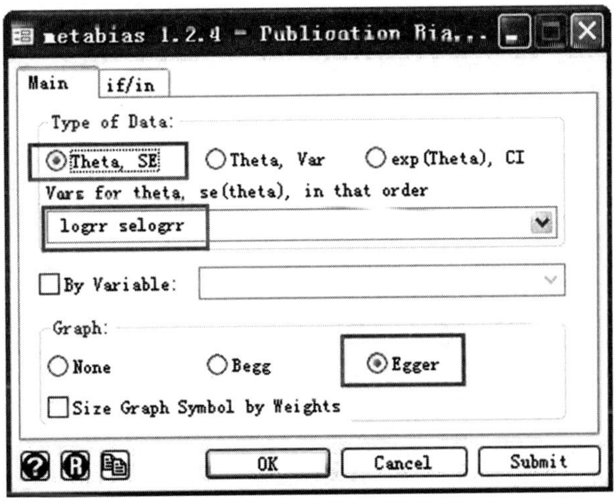

图 3-9 Egger 法菜单操作选项

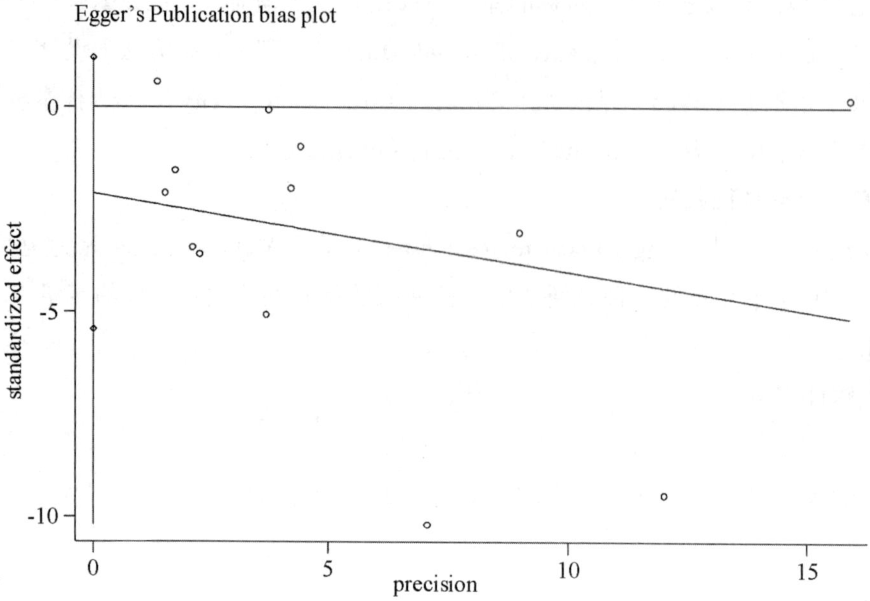

图 3-10 Egger's 检验法回归图

```
. metabias logrr selogrr , rr graph(egger)

Note: default data input format (theta, se_theta) assumed.

Tests for Publication Bias

Begg's Test

  adj. Kendall's Score (P-Q) =       2
          Std. Dev. of Score =   16.39
           Number of Studies =      13
                           z =    0.12
                    Pr > |z| =   0.903
                           z =    0.06 (continuity corrected)
                    Pr > |z| =   0.951 (continuity corrected)

Egger's test

     Std_Eff |      Coef.   Std. Err.      t    P>|t|     [95% Conf. Interval]
-------------+----------------------------------------------------------------
       slope |  -.1909286    .2200849   -0.87   0.404    -.6753324    .2934751
        bias |  -2.112042    1.507221   -1.40   0.189    -5.429414     1.20533
------------------------------------------------------------------------------
```

图 3-11 Egger's 检验法计算结果

（二）结果解读

Egger 法对发表偏倚的检测统计量为截距 a 对应的 t 值及 *P* 值，并通过其 95%CI 是否包含 0 来判断其是否有发表偏倚。若截距 a 对应的 *P*<0.05 或 95%CI 不包含 0，则提示有发表偏倚；反之，无发表偏倚。

由图 3-11 可知，*P*=0.189，95%CI=-5.43~1.21，因此纳入的研究不存在发表偏倚。

需要指出的是：Egger's 检验也有局限性：首先，其自变量的标准差估计来自纳入的原始研究的数据，由于抽样误差的存在，导致回归方程的斜率 b 和截距 a 都为有偏估计；而且当纳入研究个数较少时，该检验效能受到局限，以至于不能检测出漏斗图是否对称，故此时不建议进行该检验。再者，Egger's 检验虽然可以检测出漏斗图是否对称，却不能解释其不对称的原因。

三、Begg 秩相关法

Begg 秩相关法由 Begg 和 Mazumdar 于 1994 年提出，其理论基础是基于 Kendall's tau 秩相关检验（rank correlation method），检验以标准化的效应估计量和效应估计量的方差是否存在 Kendall's 相关来判定“发表偏倚”是否存在。

（一）软件实现

实现 Begg 检验的命令为：

metabias logrr selogrr，rr graph（begg）

菜单实现的方法见图 3-12。

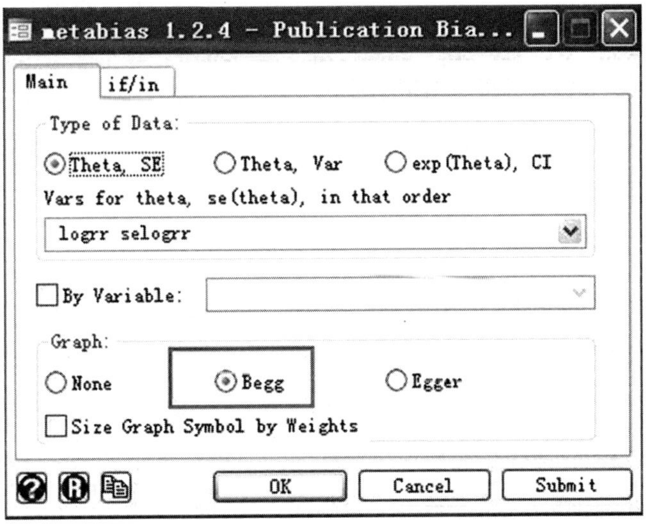

图 3-12 Begg 法菜单操作选项

计算结果见图 3-11；Begg 漏斗图见图 3-13。

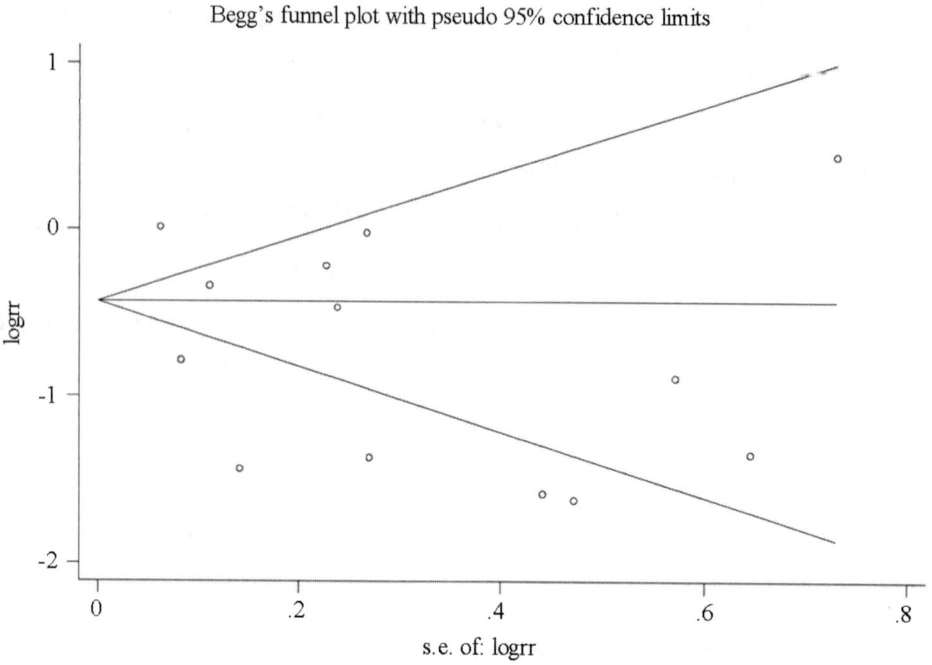

图 3-13 Begg 检验法漏斗图

（二）结果解读

由图 3-11 的 Begg 检验结果显示，Kendall 评分为 2，评分的标准差为 16.39，u=z=0.12，z=0.06 为存在连续校正值。由统计量 $z < 1.96$，$P > 0.05$ 可知，无发表偏倚。Begg 漏斗图实际上是漏斗图的旋转结果，解读同前文所述。

强调一点：当纳入的研究数量少于 20 个时，Begg 检验和 Egger 检验的效能都较低，敏感性均差，但两者相比之下，Egger 检验的敏感性要高于 Begg 检验。

四、剪补法

剪补法（trim and fill method）是由 Sue Taylor 和 Richard Tweedie 于 1998 年提出，Duval 于 2000 年发表关于剪补法的文章，旨在校正和识别发表偏倚引起的漏斗图不对称。

（一）软件实现

Stata 中采用 metatrim 命令来实现这一方法，命令格式如下：

metatrim varlist [if exp] [in range] [, { var ｜ ci } refect print estimator（run ｜ linear ｜ quadratic）eform funnel level（#） idvar（var） save（filename [， replace] graph_options）

上述命令释义如下：

varlist 为分析变量，可以为效应值及标准误或方差，也可以为效应值及其置信区间；

var、ci 指定变量的类型为方差还是置信区间；

reffect 为指定随机效应模型合并效应值，Stata 默认为固定效应模型；

estimator（ ）为指定迭代过程剪掉研究书面所采用的方法，linear 为 Stata 默认方法，多数情况下都采用此方法；

run 是一种对单个阴性研究非稳健的方法；

quadratic 在纳入研究较少时尽量不选用；

funnel 为给出剪补后的漏斗图；

eform 指定输出结果的指数值。

实现剪补法的命令如下：

metatrim logrr selogrr，reffect funnel

菜单操作如图 3-14 所示。结果见图 3-15。

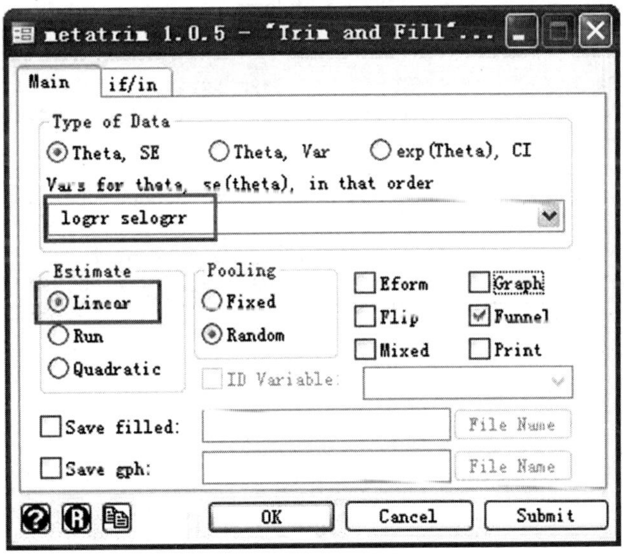

图 3-14　metatrim 菜单操作选项

```
. metatrim logrr selogrr, reffect funnel

Note: default data input format (theta, se_theta) assumed.
```

```
Meta-analysis     第一部分

       |  Pooled      95% CI          Asymptotic       No. of
Method |     Est   Lower   Upper  z_value  p_value    studies
-------+-----------------------------------------------------
Fixed  |  -0.430  -0.510  -0.351  -10.625    0.000       13
Random |  -0.714  -1.064  -0.364   -3.995    0.000

Test for heterogeneity: Q= 152.233 on 12 degrees of freedom (p= 0.000)
Moment-based estimate of between studies variance =  0.309
```

```
Trimming estimator: Linear                              第二部分
Meta-analysis type: Random-effects model

iteration |  estimate      Tn    # to trim      diff
----------+--------------------------------------
    1     |    -0.714      42           0        91
    2     |    -0.714      42           0         0

Note: no trimming performed; data unchanged
```

```
Filled
Meta-analysis     第三部分

       |  Pooled      95% CI          Asymptotic       No. of
Method |     Est   Lower   Upper  z_value  p_value    studies
-------+-----------------------------------------------------
Fixed  |  -0.430  -0.510  -0.351  -10.625    0.000       13
Random |  -0.714  -1.064  -0.364   -3.995    0.000

Test for heterogeneity: Q= 152.233 on 12 degrees of freedom (p= 0.000)
Moment-based estimate of between studies variance =  0.309
```

图 3-15　metatrim 结果

（二）结果解读

图 3-15 中：第一个表格由 meta 命令计算所得，并给出采用固定效应模型和随机效应模型的结果。

第二部分为剪补法迭代过程的结果，采用 Linear 法估计剪掉不对称部分后的中心值（Δ），并汇报了 Tn 等相应的统计量，迭代过程以 diff=0 结束或者其他同级量无变化。由此部分可知，最终确定的缺失的文献数量 k=0，即无缺失文献（无发表偏倚）。

第三部分为将估计的缺失文献重新纳入，按原研究文献数量加上缺失文献数量再次进行 meta 命令计算，此处无变化。若存在缺失文献，合并后的效应量（如 OR）值变化较小，说明虽然存在一定的发表偏倚，但原结果是稳健的；进行剪补法计算后，异质性及研究间的方差（tau^2）会有一定程度的增加，此处由于无缺失文献，故其没有变化。

metatrim 命令给出的漏斗图为加上添补文献的漏斗图，在图中以方块表示。此命令生成的图片背景为黑色，并且无法激活编辑，研究者可直接将图片复制粘贴于 word 文档中，背景就自然变为白色。

需要注意的是：从严格意义上讲，剪补法属于非参数检验，是建立在漏斗图为严格对称的基础上的，并且假设漏斗图的不对称性仅由发表偏倚引起，然而实际情况并非如此，漏斗图可能受其他情况的影响而导致不对称，比如实验设计的不同也可能造成漏斗图的偏倚。因此，在进行剪补法分析时存在一定的风险，另外一个缺点就是，采用不同的方法表达效应值可能会得出不同的结论。此外，如果存在极端的阳性结果且又有较大的权重时，剪补法可能会给出错误的估计结果。因此，使用此法时应结合其他发表偏倚的检测方法综合判断。

五、失安全系数法

失安全系数（fail-safe number，N_{fs}）是由 Robert Rosenthal 在 1979 年提出的一种敏感性分析方法，即当 Meta 分析结果有统计学意义时，计算需要多少阴性结果的报告（通常是没有统计学意义的阴性结果）才能使其结论逆转。因此，失安全系数越大，则表明需要的相反结果的研究越多，此时说明 Meta 分析的结果越稳定，结论可被推翻的可能性越小。

Stata 中无相关失安全系数的命令，但可以根据其原理手工进行计算。采用 Rosenthal 法计算失安全系数，具体操作如下：

```
metan a b c d，rr fixed
gen logrr=log（_ES）
gen selogrr=_selogES
gen z=logrr/selogrr
qui sum z
local sumz=r（sum）
display（‘sumz’/1.65）^2–13
```

最后计算结果为 594。

当失安全系数与纳入文献相比很大时，说明即使存在发表偏倚，结果仍较为稳健。Mullen 等提出以 N/（5k+10）指标进行定量判断，若该值大于 1，则结果稳健。

需要注意的是：从严格意义上说，失安全系数不是一种识别发表偏倚的方法，而是一种能否确定发表偏倚可以忽略的方法，因此属敏感性分析范畴。优点是简便易行，缺点为当本身合并效应值无统计学意义时则不能进行。此外，这种方法是在假定所有未发表研究的平均效应的方向与已发表研究的效应方向相同，如与实际相反，这种办法可能得出误导性的结果。所以现已不再推荐使用该方法来评估发表偏倚。

六、轮廓增强漏斗图法

一般来说，抑制研究发表的最主要原因是研究结果没有达到显著性统计学水准（如 $P < 0.05$ 或 $P < 0.01$），即得到的是阴性结果。之前没有办法识别对应于不同显著性统计学水准的漏斗图，以评估是否由于发表偏倚引起漏斗图的不对称。

在轮廓增强（contour-enhanced）漏斗图上，统计学水准等值线显示在漏斗图上。通过添加显著性统计学水准等值线，有利于评估各项研究存在的区域是否具有显著性统计学意义，以及研究缺失的区域对应的是否是低统计学水准。如果研究缺失的区域是低统计学意义区域，那么漏斗图的不对称在很大程度上是由发表偏倚引起的；相反，若缺失的研究对应于高统计学意义区域，那么漏斗图的不对称在很大程度上是由其他原因引起的。

实现轮廓增强漏斗图绘制的命令如下：

confunnel varname1 varname2 [if] [in]，[，options]

上述命令的释义如下：

varname1 与 varname2 为变量，形式为效应量及其标准误（如 logRR 及 selogRR）

options 为选择项，有以下选项：contours（numlist）、contcolor（color）、extraplot（plots）、functionlowopts（options）、functionuppopts（options）、legendlabels（labels）、legendopts（options）、metric（se | invse | var | invar）、onesided（lower | upper）、scatteropts（options）、shadedcontours、[no]shadedregions、solidcontours、studylab（string）、twowayopts（twoway_options）和 twoway_options。

上述选项（options）的功能分别为：

contours 为指定漏斗图中显著性统计学水准的等值线，默认设置为 1%、5% 和 10% 统计学水准；

contcolor 为指定等值线的颜色，前提为 shadedcontours 项不选择；

extraplot 为指定一个或多个额外的点显示在漏斗图上；

functionlowopts 与 functionuppopts 通过选择 twoway function 项画出统计学意义等值线，例如线的宽度可以被改变；

legendlabels 为添加标签至漏斗图；

legendopts 为选择漏斗图的图例；

metric 为选择纵轴的度量，有标准误（se）、标准误的倒数（invse）、方差（var）和方差的倒数（invvar）四种尺度，默认为 se；

onesided 为选择画出一边统计学水准等值线，有高、低等值线两种选择，若该项未选择，默认为画出两边等值线；

scatteropts 指定散点图每一选项被记录；

shadedcontours 指定等值线为阴影而不是黑色；

shadedregions 与 noshadedregions 为指定或取消阴影区域；

solidcontours 指定等值线为实线而不是虚线；

twowayopts 为指定采用 twoway 画图功能。

以效应量 logRR 及其标准误 selogRR 为例进行演示，具体命令如下：

metan a b c d ， rr

gen logrr = log（_ES）

gen selogrr = _selogES

confunnel logrr selogrr ， noshadedregions

命令运行后，结果如图 3-16 所示。

从图中可以看出，大部分研究都散在低统计学水准区域，此时我们可以采用单侧（onesided）检验选择项，将上述命令最后一项改为：

confunnel logrr selogrr ， oneside（lower）noshadedregions

结果如图 3-16 所示。

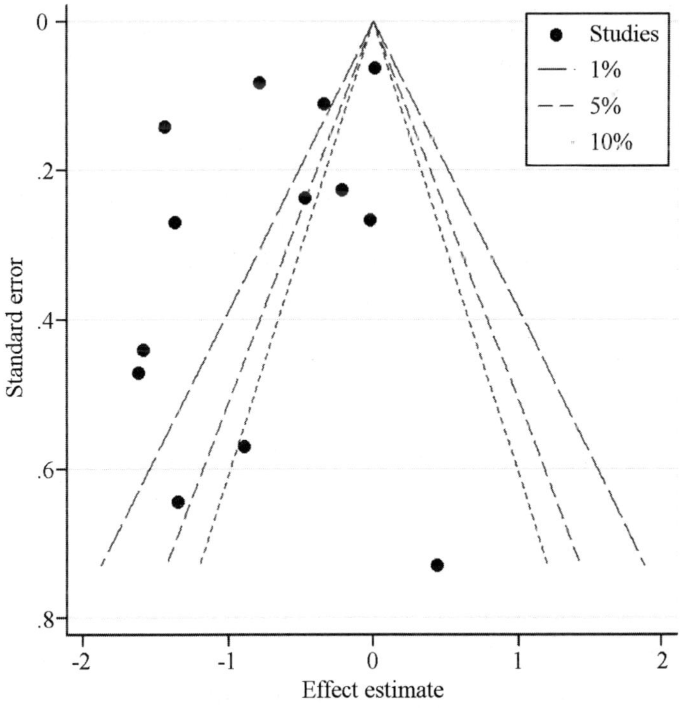

图 3-16　双侧轮廓增强漏斗图

由图 3-16 和图 3-17 可知，缺失文献分布于右侧，表明漏斗图的不对称是由其他原因造成的，而非发表偏倚，即本例无发表偏倚存在。

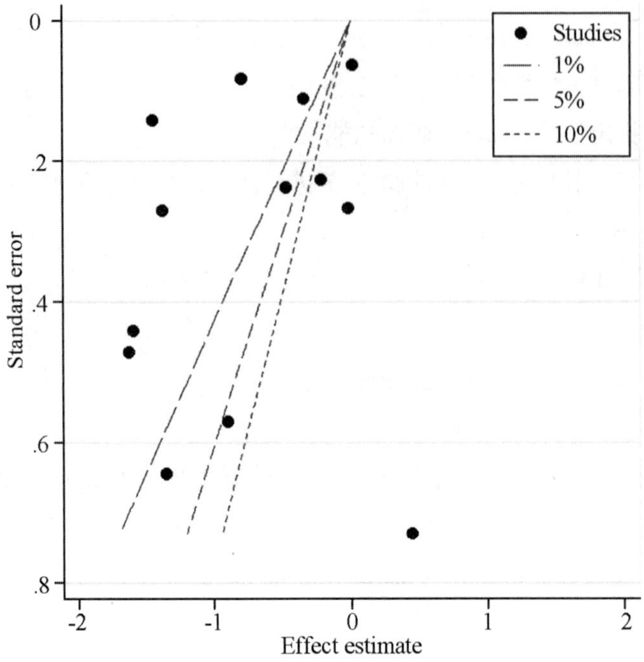

图 3-17　单侧轮廓增强漏斗图

参　考　文　献

[1] Colditz GA，Brewer TF，Berkey CS，et al．Efficacy of BCG vaccine in the prevention of tuberculosis. Meta-analysis of the published literature．JAMA，1994，271（9）：698-702.

[2] Sterne JAC（editor）．Meta-Analysis：An Updated Collection from the Stata Journal．Stata Press，2009.

[3] Peters JL，Sutton AJ，Jones DR，et al．Contour-enhanced meta-analysis funnel plots help distinguish publication bias from other causes of asymmetry．J Clin Epidemiol，2008，61（10）：991-996.

[4] Borenstein M，Hedges LV，Higgins JPT，et al．Introduction to Meta-Analysis．Chichester，England：John Wiley & Sons，Ltd，2009.

[5] 罗杰，冷卫东，主编．系统评价 /Meta 分析理论与实践．北京：军事医学科学出版社，2013.

[6] 曾宪涛，主编．应用 STATA 做 Meta 分析．北京：军事医学科学出版社，2014.

第四章
遗传关联性研究的 Meta 分析

第一节 遗传关联性研究及其 Meta 分析简介

一、遗传关联性研究简介

遗传关联研究（genetic association study）主要有两大目的：基因识别分析和基因特征分析。前者多数是由遗传学家开展的，研究设计主要是基于人群或基于家系，主要解决的问题是某疾病是否有遗传成分。后者主要量化已识别出的基因变异或多态性与疾病的关联大小，多数是由流行病学家开展的基于人群的研究。

遗传关联研究通过分析遗传变异和疾病的相关性，鉴别所选取的候选基因或染色体区域是否参与疾病的发生。如果某种疾病的个体中某变异基因的等位基因或基因型出现频率较高，我们认为该变异基因增加了该疾病的发病风险，即易感基因。其中单核苷酸多态性（singlc-nucleotide polymorphism，SNP）是遗传关联研究使用最为广泛的检测指标，也是数量最多的，其他的遗传标记有微卫星、连续重复片段、插入 / 缺失及拷贝数变异。

二、遗传关联性研究的主要研究方法

遗传关联性研究主要有两种方法：一是候选基因法（candidate gene approach），二是全基因组关联研究（genome wide association study，GWAS）。候选基因法的研究设计类型为基于人群或家系研究，多数采用病例 – 对照研究进行。候选基因法是建立在目前对某疾病的生物学和病理生理学的理解之上进行的，即某基因的产物参与某疾病的发生过程，从而检测其变异是否与该疾病具有相关性。该方法是近十几年来检测遗传变异和疾病相关性的主要方法，特别是在基因 – 环境交互作用的背景下，该方法是主要的方法。其主要的缺点在于初始阳性研究的结果的可重复性较差，即初始发表的研究可能会趋向于高估效应量，而后续研究对该变异与疾病易感性的评估趋于缓和，这被称为“赢者诅咒”现象。

后基因组时代的到来，使得 GWAS 得以实现，当前已有较多的 GWAS 研究发表，如具有代表性的老年性黄斑变性、1 型糖尿病和开角型青光眼。GWAS 是一种假设 – 生成的方法。通过全基因组扫描，确定新的与表型（疾病或性状）相关的遗传变异，不需要建立任何生物学的基础之上，有时甚至是意外地发现的某基因与某表型相关。GWAS 的价值在于识别与疾病明确相关的新的遗传变异，而不是来量化这一关联效应。这也是其与候选基因法的区别之一。因此，GWAS 和候选基因法可以相互补充，共同揭开复杂疾病的面纱。

三、遗传关联性研究 Meta 分析的分类

Sagoo 等将遗传关联性研究 Meta 按照数据来源主要分为基于文献和基于协作的 Meta 分析两大类（表 4-1），其中基于文献的 Meta 分析分为未联系作者的 Meta 分析和联系作者的 Meta 分析，基于协作的 Meta 分析分为对现有数据的协作 Meta 分析和前瞻性数据的协作

Meta 分析。这主要的两种 Meta 分析各有利弊，可以相互补充。

表 4-1　遗传关联性研究 Meta 分析的分类（按数据来源）

方法	优点	缺点
基于文献的 Meta 分析（无联系作者）	所需要的资源较少	易于受到已发表数据的选择可用性偏倚
基于文献并联系作者的 Meta 分析	所需资源相对较少	可能会受到已发表数据的选择可用性偏倚
基于现有数据的协作 Meta 分析	数据不易受到选择可用性的影响；可能成为协调数据	数据可能不完整；协作内的数据可能与结果有关
基于协作的前瞻性检测基因型的 Meta 分析	完整的数据；可用数据与结果无关；可以进行协调数据	基因型检测成本大

此外，按照遗传关联性研究的研究方法可以分为候选基因研究的 Meta 分析和 GWAS 的 Meta 分析。候选基因研究的 Meta 分析最为常见。

四、遗传关联性研究及其 Meta 分析的报告规范

遗传关联性研究的报告规范有主要有加强基因关联研究（strengthening the reporting of genetic association studies，STREGA）声明。STREGA 声明是 Little 等于 2009 年在加强流行病学观察性研究（strengthening the reporting of observational studies in epidemiology，STROBE）声明的基础上提出的，旨在加强遗传关联性研究报告的透明化，其开发源自跨学科小组的商讨，多种学科的专家以及研究生参与。

目前尚未有统一正式的遗传关联性研究 Meta 分析报告规范，可以参考 PRISMA 声明（详见本书第一章第七节）或 Meta 分析流行病学的观察性研究（Meta-analysis Of Observational Studies in Epidemiology，MOOSE）声明。

此外，人类基因组流行病学网络（HuGENet）发展了一种人类基因组流行病学评价（HuGE Review）的格式，属系统评价范畴，并制作了相关的手册《人类基因流行病学网工作组系统评价制作手册》（*The HuGENetTM HuGE Review Handbook*），其网址连接如下：http：//www.med.uottawa.ca/public-health-genomics/web/assets/documents/HuGE_Review_Handbook_V1_0.pdf#x2122；Handbook of Systematic Reviews [PDF 166KB]</a>。目前要求研究者按照 HuGE Review 格式撰写论文的期刊有 American Journal of Epidemiology、American Journal of Obstetrics and Gynecology、Archives of Dermatology、Cancer Epidemiology Biomarkers & Prevention、Gastroenterology、Genetics in Medicine、International Journal of Epidemiology、Paediatric and Perinatal Epidemiology。

2014 年 PLoS One 杂志的编辑在社区微博上发表了针对遗传关联性研究 Meta 分析的清

单，要求投稿作者填写此清单并回答相关问题。同年，American Journal of Epidemiology 杂志声明支持 PLoS One 杂志的这一清单，并更新了 HuGE Review 的部分内容，要求投稿作者按照此标准进行撰写遗传关联性研究的 Meta 分析。

第二节　基因多态性研究及其 Meta 分析简介

一、SNP 的命名和标注方式

基因多态性是指在一个生物群体中，同时或经常存在两种或多种不连续的变异型或基因型或等位基因，SNP 是最常见的一种，它是散在的单个碱基的不同，包括单个碱基的插入、缺失以及置换，在患某疾病的人群中，出现一个频率较高的某等位基因或基因型的单核苷酸多态性，意味着这种检测出来的变异会增加此疾病的患病风险。基因多态性研究的 Meta 分析即是将多个这样的研究结果进行合并，以获取更全面的证据，得出更可信的结论。

了解 SNP 的命名规则，对理解 SNP 的含义、筛选特定 SNP、获知基因及上下游邻近序列的 SNP 位点等均具有重要意义。但是由于不同的 SNP 是由不同的实验室测定的，而每个实验室的命名规则又存在差异，因此目前还没有一个统一标准的命名方法。尽管不同数据库对 SNP 的命名并不统一，但是文献中常用的一般为惯用名称，多见的形式可以概括为以下两种：

（一）NCBI 命名方式

美国国家生物技术信息中心（National Center for Biotechnology Information，NCBI）的 dbSNP 数据库是启动最早，收集数据最多的公共数据库，在学术界是最有影响的 SNP 数据资源之一，因此了解该数据库的主要命名方式是十分有必要的。在 NCBI 网站上经常会看到“HGVS Names”和“refSNP ID”的字样都是用于命名 SNP 的方法。

refSNP ID：GenBank 官方的 refSNP ID 单核苷酸多态性命名法是相对比较完善的命名体系，命名方法是 rs+7 或 8 位阿拉伯数字，例如：CYP3A5*3 的 refSNP ID 是 rs776746，如果已知一个 SNP 的 refSNP ID，那么就可以在 GenBank 的 SNP 数据库中搜索到相关的信息和在基因组中的位置了。

HGVS Names：人类基因组变异协会（Human Genome Variation Society，HGVS）命名 SNP 法的规则是标出引用的核酸序列号（Reference Sequence，RefSeq）和 SNP 在该核酸序列中的位置，这样的命名方法有利于找出所在基因序列中的位置。如，NM_005218.3 : c.–52 G > A，其中 NM_005218.3 是核酸序列号，c.–52 是该单核苷酸多态性位点在该核酸序列中的位置，G > A 表示原始碱基是 G，突变碱基是 A。

在 PubMed 中的检索方法为先选择 SNP（图 4-1），再在后面输入 rs 号即可。

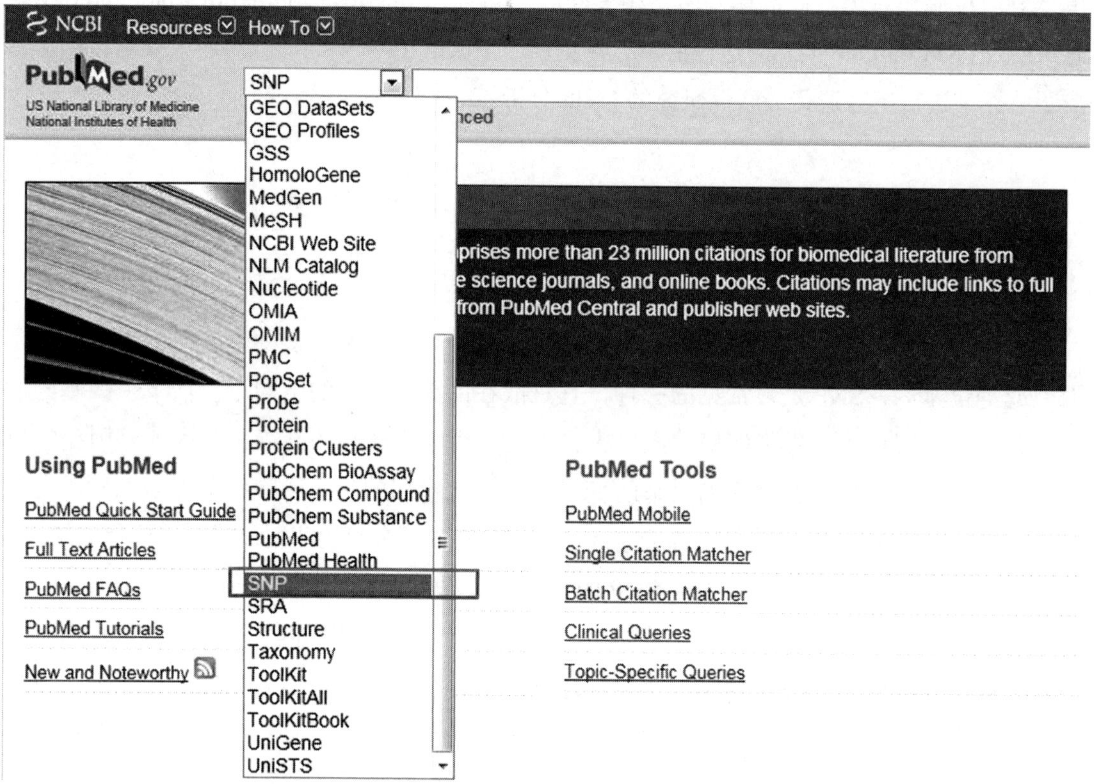

图 4-1　在 PubMed 中检索 SNP 的方法

（二）惯用名称

在文献中我们也常常看到此类如 CYP2A13*1H、CYP3A5*3（6986A>G）、cyp2c19m2 的标注方式。CYP 表示 The Human Cytochrome P450（人类细胞色素 P450 家族），3A5 表示其中的亚组，而基因和等位基因通过阿拉伯数字后的“*”隔开，“m”表示突变，更多信息，参见 http://www.cypalleles.ki.se/。

从适用性的角度而言，此种命名方式并不正规。由于此种命名方式缺少引用核酸序列的接受号，读者很难根据此种表示在基因数据库中查到所需的相关信息。这是个历史遗留问题，HGVS 和 NCBI 正在携手努力弥补此项工作，现在在 GenBank 的 SNP 数据库的查询返回结果页的右上角已经可以看到其整理的 HGVS Names 了。

二、数据结构及基因模型

（一）数据结构

单等位基因的 SNP 研究多为病例 – 对照研究设计，因此，病例组和对照组的基因型通常可以用一个 2×3 表格形式来反映。对于一个 SNP，其等位基因为 A 和 B，A 为野生型基因，B 为突变基因，因此该种群中的个体可能存在三种基因型分别为 AA、AB、BB，假设存在这三种基因型的受试者人数在病例组分别为 a、b、c，对照组分别为 d，e，f，则表格表现形式如表 4-2 所示。

表 4-2　基因多态性研究的完整数据结构

	基因型及其数量		
	AA	AB	BB
病例组	a_i	b_i	c_i
对照组	d_i	e_i	f_i

注：i 表示纳入的第 i 项研究。

（二）基因模型

对于基因多态性研究的 Meta 分析，我们需要采用多种基因模型分别进行一次分析，其原理是对各基因型的多次两两重复比较，以减少 I 类错误的概率。目前常用的 5 种为：①等位基因模型，B vs A；②显性模型，（AB+BB）vs AA；③隐性模型，BB vs（AA+AB）；④共显性模型，BB vs AA 和 AB vs AA；⑤超显性模型（AA+BB）vs AB。此 5 中模型的数据结构如表 4-3 至 4-7 所示。

表 4-3　等位基因模型的数据结构

	基因型	
	等位基因 A	等位基因 B
病例组	2a+ b	b+2c
对照组	2d+e	e+2f

注：2a+b 表示病例组中等位基因 A 的数量；b+2c 表示干预组中等位基因 B 的数量，余以此类推。

表 4-4　显性基因模型的数据结构

	基因型	
	AA	BB
病例组	a	b+c
对照组	d	e+f

注：b+c 表示病例组中 AB 和 BB 两种基因型的个体数；e+ f 表示对照组中 AB 和 BB 两种基因型的个体数。

表 4-5 隐性基因模型的数据结构

	基因型	
	（AA+AB）	BB
病例组	a+b	c
对照组	d+e	f

注：a+b，d+e 分别表示病例组和对照组中 AA 和 AB 两种基因型的个体数。

表 4-6 共显性模型的数据结构

	基因型			
	AA vs AB		AA vs BB	
病例组	a	b	a	c
对照组	d	e	d	f

注：该模型下实际为两组比较。

表 4-7 超显性模型的数据结构

	基因型	
	（AA+BB）	AB
病例组	a+c	b
对照组	d+f	e

注：a+c，和 d+f 分别表示病例组和对照组中 AA 和 BB 两种基因型的个体数。

第三节 Meta 分析中的哈迪－温伯格平衡及处理

在理想状态下（如随机交配，没有选择、突变或迁徙），人群若符合 Hardy-Weinberg 平衡（Hardy Weinberg Equilibrium，HWE），某一特征的基因比例在遗传中将保持不变。当前，HWE 在科学研究领域是一个常用的假设，涵盖植物学、法医学及遗传流行病学。在遗传关联性研究中 HWE 的重要性也逐渐被研究者发现。Trikalinos 等对 42 篇遗传关联性研究 Meta 分析的 591 个研究再次进行 Meta 分析，结果发现，对照组中不符合 HWE 校正后，33 篇 Meta 分析文献总的比值比在 10% 以内变化，另外 9 篇总的比值比在 10% ~ 31% 变化，其中 3 篇校正后统计学关联性消失。因此，在制作遗传关联性研究 Meta 分析时，进行对照组

HWE 检验是重要的步骤。

一、HWE 定律的概念

群体遗传结构的变化引起遗传水平上的变化，即进化。突变和重组是可遗传变异的源泉，是进化所需的原料。在有性繁殖过程中，通过遗传漂变和自然选择将变异体有区别地传递到后代中去。但遗传本身并不改变基因频率，即 HWE 定律的原理。该定律指出：当一个大的孟德尔群体中的个体间进行随机交配，并同时无选择、无突变、无迁徙和遗传漂变发生时，下一代基因型的频率和前一代一样，这个群体就被称为处于随机交配系统的平衡中[6, 10]。该定律是在 1908 年由英国数学家 Hardy 和德国医生 Weinberg 分别独立地发现的，故称 HWE 定律，又称基因型频率的平衡定律，它是群体遗传学的第一理论基石[6, 9, 11, 12]。假设一对等位基因 A 和 B 的频率分别为 p 和 q，且 $p+q=1$，在该群体中有三种基因型 AA、AB 和 BB，其基因型频率分别为 p^2、2pq 和 q^2，根据 HWE 定律，则有 $(p+q)^2=p^2+2pq+q^2=1$（表 4-8）。因此 HWE 定律也被称为二项式平方定律。

表 4-8　等位基因 A 和 B 的 HWE

父本配子及其频率	母本配子及其频率	
	A（p）	B（q）
A（p）	AA（p^2）	AB（pq）
B（q）	AB（pq）	BB（q^2）
$p+q=1$	$p^2+2pq+q^2=1$	

二、HWE 定律的要点

1. 在以随机交配为前提的孟德尔群体中，如果没有基因突变、选择或迁移的干扰，则基因频率在遗传过程中不发生变化。

2. 群体的基因型频率的平衡建立在二项式定律之中 [$(p+q)^2= p^2+2pq+q^2=1$]，孟德尔群体的基因型频率取决于其等位基因频率。

3. 随机交配是保持平衡状态的重要保障。

三、HWE 定律的推广

HWE 定律不仅适用于二等位基因的情况，也适用于复等位基因和伴性基因。如有三个等位基因 A、B、C，其频率分别为 p、q、r，且 $p+q+r=1$，那么在孟德尔群体中，这三个等位基因及其六种基因型满足的平衡为：$(p+q+r)^2=p^2+2pq+2pr+q^2+2qr+r^2$（表 4-9）。

表 4-9 复等位基因的 HWE

父本配子及其频率	母本配子及其频率		
	A（p）	B（q）	C（r）
A（p）	AA（p^2）	AB（pq）	AC（pr）
B（q）	AB（pq）	BB（q^2）	BC（qr）
C（r）	AC（pr）	BC（qr）	CC（r^2）
p+q+r=1	$p^2+2pq+2pr+2qr+q^2+r^2=1$		

四、影响 HWE 的因素

目前学术界认为影响 HWE 的主要有 6 大因素。

（一）基因分型错误

基因分型错误是引起 HWE 偏离的重要因素。在很多基因分型平台中，鉴定杂合子个体比纯合子个体更具有挑战性，难度更大，因此，该基因型的个体缺失引起数据偏离 HWE；基因分型质量差的另一个原因是可分型率低，即大量 SNP 位点或个体无法进行基因分型，这一问题在 GWAS 中更为显著，在候选基因研究中也会产生，基因型的随机缺失对试验结果的影响较小，但基因分型错误率太高就意味着非随机缺失，对试验结果会产生偏倚；此外，病例组和对照组中遗失率的不同也会对试验结果产生偏倚，如两组 DNA 提取或储存的差异所引起的丢失。

（二）选择性配对

选择性配对即非随机配对。HWE 检验要求所分析的 SNP 是随机配对的，但由于其他因素的干扰，如择偶中女性对男性身高的选择，以及在聋哑人群中也可能发生。

（三）选择偏倚

由于死胎或早期死亡等因素导致某些基因型的流失，这些流失的基因型可能被忽略，因此可能会受到选择偏倚的影响。

（四）人群分层

在研究中混合了遗传学隔离的人群，可能会引起基因型频数偏离 HWE。人群分层是遗传关联性研究中较为重要的一个因素。

（五）偶然因素

有的研究分析了多个 SNP，增加了 I 型错误的发生，因此其 HWE 检验的 *P* 值也需要进行多重检验校正，以得到校正后的 *P* 值。

（六）其他因素

小群体中可能由于遗传漂变、始祖效应、空间限制及杂合子优势而导致偏离 HWE，如囊性纤维化病，杂合子体比正常的纯合子体有生殖优势。

五、HWE 的检验

当前最 HWE 的检验方法有多种，仍以 Pearson 卡方检验最为经典。

（一）Pearson 卡方检验

检验某个群体是否符合 HWE 最常用的方法是 Pearson 卡方检验（表 4-10）。假设有 100 个人，AA、AB、BB 的基因型频数（O）分别为：O（AA）=70、O（AB）=20、O（BB）=10，计算出 A、B 等位基因的频率分别为：f（A）=（70 × 2+20）/（2 × 100）=0.8、f（B）=（10 × 2+20）/（2 × 100）=0.2，然后分别计算出各基因型频率的期望值（E）：E（AA）=$100 \times 0.8^2=64$，E（AB）=2 × 100 × 0.8 × 0.2=32，E（BB）=$100 \times 0.2^2=4$。Pearson 卡方拟合优度检验是通过求和 $(O-E)^2/E$ 来给定卡方值，该例的卡方值为：$\chi^2=(70-64)^2/64+(20-32)^2/32+(10-4)^2/4=14.06$。此外，值得注意的是，此处卡方分布的自由度为 3−1−1=1，不是 3−1=2，因为等位基因频率 p 已经在观测值中进行了估算，因此卡方分布的自由度又减少一个。因此，该卡方值对应的 P 值为 0.0002，提示该基因型频数偏离 HWE，可能会存在杂合子数目的部分丢失。最后一步也可以在 EXCEL 中输入“=CHIDIST（卡方值，自由度）”然后得出相应的 P 值。此外，也有多种软件可以实现 HWE 检验，如 Stata 软件中的 genhwi 命令（命令格式 genhwi AA AB BB）、网页版检验 HWE（http：//www.oege.org./software/hwe-mr-calc.shtml）及研究者自行在 EXCEL 中编辑计算公式。

在 Stata 命令窗口输入“search Hardy-Weinberg equilibrium”，就会在结果窗口显示很多关于遗传平衡的资料，并且附带有检验遗传平衡的安装包，选择其中一个点击安装即可。

表 4-10　Pearson 卡方检验计算方法

	AA	AB	BB	总计	A 等位基因频率	B 等位基因频率
计算方法						
观测值（O）	X	Y	Z	N=X+Y+Z	p=（2X+Y）/2N	q=（2Z+Y）/2N
期望值（E）	Np^2	2Npq	Nq^2	$N=Np^2+2Npq+Nq^2$		
举例						
观测值（O）	70	20	10	100	0.8	0.2
期望值（E）	64	32	4	100		
$(O-E)^2/E$	0.56	4.5	9	14.06		

（二）其他检验方法

Pearson 卡方检验是最常用的检验 HWE 的方法，但当突变基因频率较为罕见时，Pearson 卡方检验的统计效能难以满足，此时应使用确切检验。Li 等提出了一种似然比检验（LRT），并指出 LRT 比常用的 Pearson 卡方检验具有更强的统计效能。但 Zang 等指出当标志物不依赖疾病时，LRT 的检验效能也不足，需要数据最优化来计算检验统计量，因此他们提出了一种收缩检验，比 LRT 更具有统计效能，也易于用在全基因组关联研究的数据中。

此外，Ward 等还提出了一种简单均方根统计量来检验 HWE，以及 X 连锁的单核苷酸多态性的 HWE 检验、近亲系数检验、不完全列举法及绘图法。总之，检验基因型频数是否偏离 HWE 的方法有多种，读者可根据情况选择合适的方法，比如 Stata 软件的 genhwi 命令同时提供了 Pearson 卡方检验、LRT 检验以及确切检验的结果。

六、遗传关联性研究 Meta 分析中对 HWE 的处理

在开展遗传关联性研究的 Meta 分析时，对 HWE 的处理主要有两种方法：

（一）检测对照组基因型是否符合 HWE

研究者普遍认为遗传关联性研究的可靠性和有效性在较大程度上依赖对照组的正确选择。病例组中的群体可能由于受到疾病压力（选择压力的一种）的作用，使得其基因型分布偏离 HWE；而未患病的对照组基因型分布应该符合 HWE，因此，在进行遗传关联性研究的 Meta 分析时，应该检测病例 – 对照研究的对照组基因型分布是否符合 HWE。但由于检验 HWE 的效能较低，特别是对于中等效应值的检测，因此，HuGENet 推荐评估的主要目的是评价偏离 HWE 程度的大小，而不是检验是否具有统计学意义。因此，推荐研究者在制作遗传关联性研究 Meta 分析中，报告纳入研究对照组基因型的 HWE 情况时应报告检验结果的 P 值，而不是仅仅报告该研究的对照组是否符合 HWE。

（二）对照组基因型分布偏离 HWE 研究的处理

制作遗传关联性研究 Meta 分析时，有研究者提出将对照组基因型分布偏离 HWE 的研究进行排除，也有研究者认为应该将其纳入，然后进行敏感性分析或 Meta 回归分析，来比较结果的稳定性或检验组间是否有差异。目前普遍较为推荐的为后者，先将所有研究纳入进行合并分析，然后进行敏感性分析，排除对照组偏离 HWE 的研究，将敏感性分析的结果与总的合并结果进行比较，验证汇总结果的稳健性。

第四节　数据准备及软件实现

一、数据准备

引用文献：Hu YY，Yuan H，Jiang GB，et al．Associations between XPD Asp312Asn poly morphism and risk of head and neck cancer: a meta-analysis based on 7，122 subjects. PLoS One，2012，7（4）: e35220.

本处所引用实例为一项探讨 XPD 基因 Asp312Asn 多态性与头颈部鳞状细胞癌易感性的相关性的 Meta 分析，这里的 Asp312Asn 指在 312 位基因位点上氨基酸由 Asp 突变为 Asn（实际上这是种不正规的写法），表 4-11 呈现了数据资料。从表 4-11 可以看出，表中主要提供了第一作者（Frist author），发表年份（year），种族血统（Racial descent），对照组来源（Sourse of controls），病例组和对照组例数及其基因型分布（Genotype distribution），基因检测方法（Genotying type），哈代 – 温伯格平衡定律（Hardy-Weinberg equilibrium，HWE）检测的 P 值。

表 4-11　XPD 基因 Asp312Asn 多态性数据资料

First author	Year	Racial descent	Source of controls	Case	Control	Genotype distribution						Genotying type	P for HWE
						Case			Control				
						Asp/Asp	Asp/Asn	Asn/Asn	Asp/Asp	Asp/Asn	Asn/Asn		
Sturgis	2002	Caucasian	Hospital-based	313	313	123	165	25	142	135	36	PCR-SSCP	0.650
Matullo	2006	Caucasian	Population-based	82	1094	32	46	4	418	506	170	TaqMan	0.411
An	2007	Caucasian	Hospital-based	829	854	330	395	104	370	386	98	PCR-RFLP	0.860
Majumder	2007	Asian	Hospital-based	305	387	152	119	34	205	146	36	PCR-RFLP	0.183
Harth	2008	Caucasian	Hospital-based	311	298	113	158	40	101	145	52	Real-time PCR	0.997
Abbasi	2009	Caucasian	Population-based	246	644	93	119	34	258	304	82	Real-time PCR	0.606
Jelonek	2010	Caucasian	Hospital-based	29	58	10	14	5	14	36	8	PCR-RFLP	0.052
Ji	2010	Asian	Hospital-based	264	342	235	29	0	309	30	3	SBE PCR	0.026
Gugatschka	2011	Caucasian	Population-based	291	462	116	133	42	171	208	83	TaqMan	0.158

在开展这类 Meta 分析时，尽管大部分纳入研究已经提供了 HWE 的情况，但提取所纳入文献的数据后，仍建议对对照组进行 HWE 检验，看样本是否来自同一孟德尔群体，以减少病例 – 对照研中出现的抽样偏倚（这是由病例 – 对照研究的设计特点决定的）。检测方法

见本章第三节所述。

二、Stata 软件操作

一般来讲，在进行完遗传平衡检验后，将纳入研究中符合遗传平衡的研究单独进行效应量合并，并与整体的纳入研究的合并结果进行比较，看结果是否一致，以判断结论是否稳健，这是种敏感性分析的方法，将在后文中详细讲到。

Stata 提供了两种进行基因多态性研究的 Meta 分析的命令：

第一，基因多态性研究的数据实质上属于二分类数据，因此可以用 metan 命令来进行，并且其在 Stata 中输入格式与二分类数据一样，当然，这种方法也可以菜单操作。

第二，由 metagen 命令实现，这种方法只能通过命令来实现。

下文分别对这两种方法进行介绍。

（一）metan 命令实现

metan 命令进行基因多态性研究的 Meta 分析时，需要对 5 种模型分别进行分析，此处就以显性模型为例进行实例操作，此方法数据输入格式如图 4-2 所示。

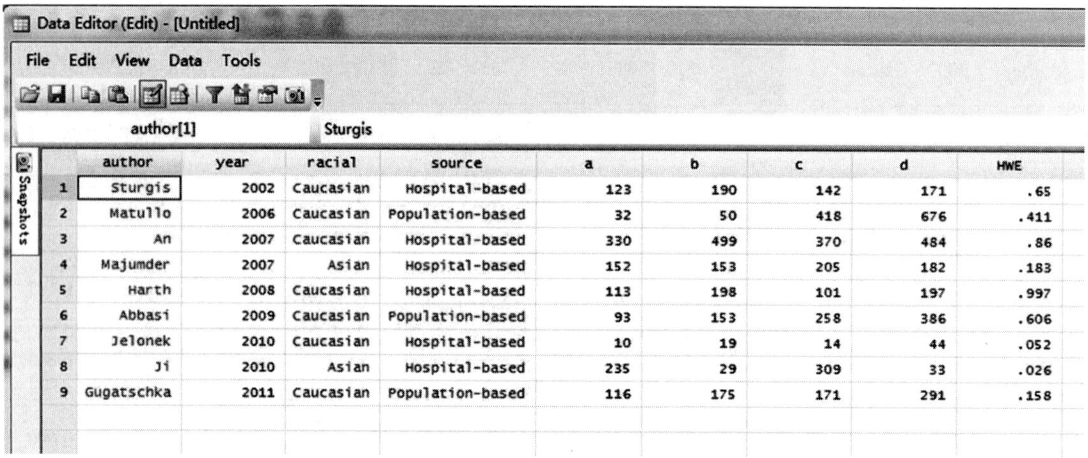

	author	year	racial	source	a	b	c	d	HWE
1	Sturgis	2002	Caucasian	Hospital-based	123	190	142	171	.65
2	Matullo	2006	Caucasian	Population-based	32	50	418	676	.411
3	An	2007	Caucasian	Hospital-based	330	499	370	484	.86
4	Majumder	2007	Asian	Hospital-based	152	153	205	182	.183
5	Harth	2008	Caucasian	Hospital-based	113	198	101	197	.997
6	Abbasi	2009	Caucasian	Population-based	93	153	258	386	.606
7	Jelonek	2010	Caucasian	Hospital-based	10	19	14	44	.052
8	Ji	2010	Asian	Hospital-based	235	29	309	33	.026
9	Gugatschka	2011	Caucasian	Population-based	116	175	171	291	.158

图 4-2 metan 命令实现基因多态性研究的 Meta 分析的输入格式

在此，提醒读者注意：Stata 的输入有一定限制，图 3-8 的表头中无法输入汉字，且输入的变量名中必须连续，不能空格，不能有括号，在有空格的情况下 Stata 会识别为重命名。如在命令窗口输入“rename b case（AB+BB）”，就会出现错误，Stata 无法识别“（ ）”。所以在本处以 a、c 分别表示 case 组和 control 组中 AA 基因型数量，b、d 分别表示 AB、BB 基因型数量之和，HWE 表示该研究的遗传平衡检验 P 值。

本例固定效应模型命令如下：

metan a b c d, rr fixed label（namevar=author）lcols（author year）by（racial）textsize（120）

随机效应模型命令如下：

metan a b c d, rr random label(namevar=author) lcols(author year) by(racial) textsize(120)

一般基因多态性研究的 Meta 分析最好进行亚组分析处理，以区别看待不同地区或种族的效应，此处是按种族（racial）进行亚组分析，也可以按其他变量，比如对照组来源（sourse of control）等。

按随机效应模型命令结果如下：

Study	RR	[95% Conf.	Interval]	% Weight
Caucasian				
Sturgis	0.866	0.721	1.041	5.09
Matullo	1.021	0.771	1.353	2.18
An	0.919	0.820	1.029	13.33
Harth	1.072	0.864	1.331	3.67
Abbasi	0.944	0.783	1.137	4.96
Jelonek	1.429	0.725	2.815	0.37
Gugatschka	1.077	0.895	1.295	5.04
Sub-total				
D+L pooled RR	0.962	0.897	1.032	34.65
Asian				
Majumder	0.941	0.813	1.089	7.99
Ji	0.985	0.933	1.041	57.36
Sub-total				
D+L pooled RR	0.980	0.931	1.031	65.35
Overall				
D+L pooled RR	0.974	0.934	1.015	100.00

Test（s）of heterogeneity：

Heterogeneity statistic	degrees of freedom	P	I-squared**	Tau-square

> d

Caucasian	5.81	6	0.445	0.0%	0.0000
Asian	0.57	1	0.452	0.0%	0.0000
Overall	6.46	8	0.596	0.0%	0.0000

** I-squared：the variation in RR attributable to heterogeneity）

Note：between group heterogeneity not calculated；
only valid with inverse variance method

Significance test（s）of RR=1

Caucasian	z=	1.08	p = 0.282
Asian	z=	0.79	p = 0.432
Overall	z=	1.27	p = 0.205

从结果中的异质性检验（Test（s）of heterogeneity）可以看到本研究亚组中高加索人、亚洲人及整体 P 值分别为 0.445、0.452、0.596，均大于 0.1，且 I^2=0.0%，说明同质性好，可以选用固定效应模型。显著性检验可以看到，高加索人、亚洲人及整体效应 P 值分别为 0.282、0.432 和 0.205，均大于 0.1，说明病例组和对照组之间头颈部鳞状细胞癌易感性性无统计学意义，这也可以在森林图中看出，见图 4-3。

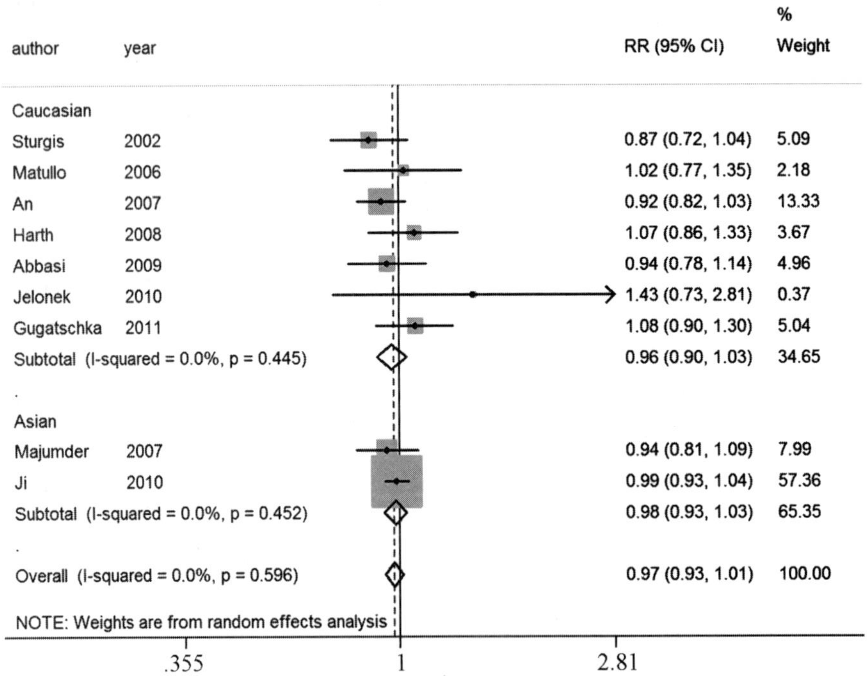

图 4-3　森林图

森林图（图 4-3）中给出了研究的作者、发表年份，RR 值及其可信区间、权重。图中黑色横线的每项研究的效应量可信区间，横线中的方块代表每项研究的权重，而方块中间的黑点表示每项研究的 RR 值。第一个菱形为整体合并效应量 RR，横径代表可信区间，第二个和第三个菱形分别为每个亚组合并效应量及其可信区间；中间竖立的虚线为效应线，黑色实心竖线为无效线，如合并的效应量的可信区间跨过无效线，表明病例组和对照组组间的差异无统计学意义。

（二）metagen 命令实现

此方法是建立在逻辑回归的思想上，将各种不同基因型考虑为不同的独立变量。在 Stata 命令窗口键入“ssc install metagen”，或者“net install metagen”，用以安装该分析模块。

metagen 命令提供了固定效应模型和随机效应模型两种分析模型，随机效应模型是通过 gllamm 架构下估算出来，因此在进行分析之前，先要保证 Stata 中安装了 gllamm 模块，安装命令为“ssc install gllamm”。

metagen 语法结构如下：

metagen casevar genotypevar studyvar weightvar

“casevar”是对病例组和对照组变量的定义，用数字 0、1 来表示，按个人喜好对其进行定义，比如，0 可以定义为病例组，这时 1 则表示对照组；同样，0 也可以定义为对照组，这时 1 则为病例组。“genotypevar”是对不同基因型变量的定义，用数字 1、2、3 来表示。通常，1 表示纯合野生型基因（AA），2 表示杂合突变型基因（AB），3 表示纯合突变型基因（BB）。“studyvar”用来定义研究项的变量，用 1、2、3…来表示，1 表示第一项研究，2 表示第二项研究，余以此类推。“weightvar”用来表示每一项研究某基因型的数量。本例数据输入格式如图 4-4 所示。

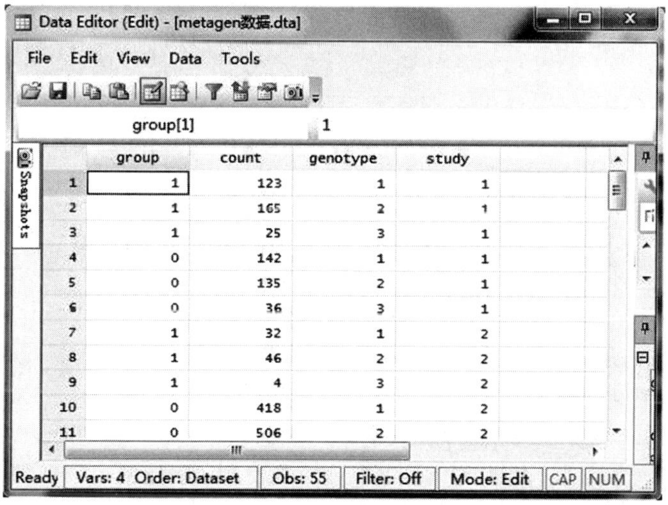

图 4-4　metagen 命令下 Stata 中数据输入格式

“group”表示组别，即病例组和对照组，这里的“1”表示病例组；“count”表示每一项研究对应基因型的数量，如 123 表示第一项研究病例组基因型为 AA 的数量。可能有人会问，“genotype”为什么不能用 AA、AB、BB 表示呢？因为在此处 Stata 不能识别字符型变量，必须要以数据型才能进行相关统计学运算。

进行基因多态性研究的 Meta 分析的命令为：

metagen group genotype study count

此项运算依个人电脑配置可能要耗费几分钟到几十分钟时间，结果如下：

Number of studies：9

Number of individuals（Cases/Controls）：7122（2670/4452）

Fixed-effects method

	Odds Ratio	P-value	[95% Conf.	Interval]
AB vs. AA	1.113	0.062	0.995	1.245
BB vs. AA	0.939	0.472	0.791	1.115

Test for the genetic model

Ho：OR（AB vs. AA）= OR（BB vs. AA）

Chi-square（1 df）= 3.878

P-value = 0.049

Random-effects method

	Odds Ratio	P-value	[95% Conf.	Interval]
AB vs. AA	1.118	0.059	0.996	1.255
BB vs. AA	0.903	0.389	0.715	1.140

Test for the genetic model

Ho：OR（AB vs. AA）= OR（BB vs AA）

Chi-square（1 df）= 2.952

P-value = 0.086

Tests for Heterogeneity

Genotype effect
Chi-square（16 df）= 18.292
I-square=0.125
P-value=0.307

Genetic model
Chi-square（8 df）=12.603
P-value=0.126

注意，metagen 只提供 OR 值。在逻辑回归模型中，$OR_{AB/AA}$=exp（θ_2），$OR_{BB/AA}$=exp（θ_3），并且建立这样一个假设检验：H_0：$\theta_2=\theta_3$。如果 $P>0.05$，即 H_0 假设成立的话，且 logOR ≠ 0 时（即 OR ≠ 1），提示选用显性模型；如果零假设被拒绝，则提示选用共显性模型。此结果中，在基因模型里（Genetic model），*P* 值为 0.126，明显大于 0.05，OR 值不等于 1，提示用显性模型（图 4-5）。

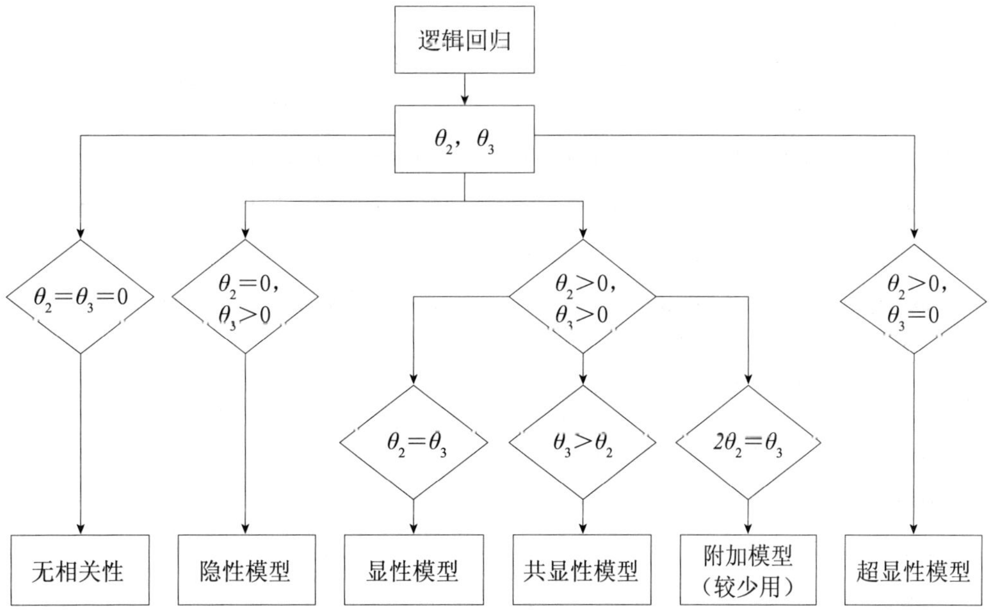

图 4-5　基因模型选择示意图

六、基因模型的选择

不同的遗传模型下进行分析可能会得到不同的结果，因此，有时候还需要我们合理的选择一种模型，便于得出更可靠的结果。为了方便，我们将基因模型选择的方法以图的形式表现出来，图中字母含义见上个段落。示意图如图 4-5 所示。

参 考 文 献

[1] 罗杰，冷卫东，主编. 系统评价 /Meta 分析理论与实践. 北京：军事医学科学出版社，2013.

[2] 曾宪涛，主编. 应用 STATA 做 Meta 分析. 北京：军事医学科学出版社，2014.

[3] Hu YY，Yuan H，Jiang GB，et al. Associations between XPD Asp312Asn polymorphism and risk of head and neck cancer：a meta-analysis based on 7122 subjects. PLoS One，2012，7（4）：e35220.

[4] Kavvoura FK，Ioannidis JP. Methods for meta-analysis in genetic association studies：a review of their potential and pitfalls. Hum Genet，2008，123（1）：1-14.

[5] Tsao H，Florez JC. Introduction to genetic association studies. J Invest Dermatol，2007，127（10）：2283-2287.

[6] HGVS Names 和 refSNP ID：已知等位基因名称查询 GenBank 序列. Available from http：//hjp.jimdo.com/2009/05/19/hgvs.

[7] 翁鸿，江梅，仇成凤，等. 遗传关联性研究 Meta 分析中的 Hardy-Weinberg 平衡. 中国循证心血管医学杂志，2016，8（11）：1281-1283.

[8] 翁鸿，李妙竹，耿培亮，等. 遗传关联性研究及其 Meta 分析的简介. 中国循证心血管医学杂志，2016，8（10）：1156-1158.

[9] Gwinn M，Ioannidis JP，Little J，et al. Editorial：Updated guidance on human genome epidemiology（HuGE）reviews and meta-analyses of genetic associations. Am J Epidemiol，2014，180（6）：559-561.

[10] Stroup DF，Berlin JA，Morton SC，et al. Meta-analysis of observational studies in epidemiology：a proposal for reporting. Meta-analysis Of Observational Studies in Epidemiology（MOOSE）group. JAMA，2000，283（15）：2008-2012.

[11] Sagoo GS，Little J，Higgins JP. Systematic reviews of genetic association studies. Human Genome Epidemiology Network. PLoS Med，2009，6（3）：e28.

[12] Thakkinstian A，McElduff P，D'Este C，et al. A method for meta-analysis of molecular association studies. Stat Med，2005，24（9）：1291-1306.

第五章
连续型变量的 Meta 分析

第一节　数据结构

对于一个变量 n，可以在某一区间范围内取任意值，那么这样的变量就叫做连续型变量。连续型变量资料的特点是可以取小数，比如身高、体重变量的数据资料。当前，连续型数据是与二分类数据并存的最多的 Meta 分析数据资料。

连续型数据资料进行 Meta 分析，需要两组每一研究受试者例数（样本量），均数及标准差。对于一个纳入了 k 项研究的 Meta 分析，可以用一个 2×3 表格来表示，见表 5-1。

表 5-1　连续型数据结构

研究（$1 \leqslant i \leqslant k$）	样本量	均数（Mean）	标准差（SD）
干预组	n_{1i}	m_{1i}	sd_{1i}
对照组	n_{2i}	m_{2i}	sd_{2i}

注：i 表示 k 个研究中的第 i 项研究，下标 1、2 分别表示干预组和对照组。

第二节　效应量及模型的选择

连续型变量的效应指标目前使用得最多的有两种，加权均数差（weighted mean difference，WMD 或 MD）和标准均数差（standardized mean difference，SMD）。

均数差是一个测量临床试验中两组均数绝对差异的标准统计学指标，指的是均数的差异，加权均数差（MD）则是对均数差 d 进行加权，每个原始研究的权重由其效应估计的精确性决定。该指标消除了绝对值大小对结果的影响，且在解释结果方面相对容易。

用公式表示：

$$WMD_i = m_{1i} - m_{2i}，标准误\ se（WMD_i）= \sqrt{sd_{1i}^2 / n_{1i} + sd_{2i}^2 / n_{2i}}$$

SWD 表示各个临床试验治疗效应和标准试验的观察变量的相对大小。SWD= 组间效应均数的差异 / 参与者效应的标准差，消除了不同测量单位的影响，可以简单地理解为两均数的差值除以合并标准差的商，用于当各临床试验用不同的方法来衡量同一结果的系统评价。有三种公式算法，默认（Cohen 法）的为：

$$d_i =（m_{1i} - m_{2i}）/s_i，s_i =; \sqrt{\left[(n_{1i}-1)sd_{1i}^2 + (n_{2i}-1)sd_{2i}^2\right] / (n_{1i}+n_{2i}-2)};$$

$$se(d_i) = \sqrt{(n_{1i} + n_{2i}) / n_{1i}n_{2i} + d_i^2 / 2(n_{1i} + n_{2i} - 2)}$$

效应模型的选择请参阅本书第三章第二节。

第三节 数据准备及软件实现

一、数据资料及输入格式

引用文献：D'Agostino RB，Sr.，Weintraub M，Russell HK，et al. The effectiveness of antihistamines in reducing the severity of runny nose and sneezing：a meta-analysis. Clin Pharmacol Ther，1998，64（6）：579–596.

以 D'Agostino 和 Weintraub 等的一项关于抗组胺药对普通感冒流鼻涕及打喷嚏的 Meta 分析为例，该研究共纳入 9 个研究，试验组采用抗组胺药，对照组为安慰剂治疗，因原始研究采用了不同的测量单位，故采取标准化均数差进行合并效应量。数据资料见表 5-2，Stata 中输入格式如图 5-1 所示。

表 5-2　抗组胺药对普通感冒症状疗效的临床试验数据

Study	抗组胺药			安慰剂		
	n1	mean1	sd1	n2	mean2	sd2
1	11	0.273	0.786	16	−0.188	0.834
2	128	0.932	0.593	136	0.810	0.556
3	63	0.730	0.745	64	0.578	0.773
4	22	0.350	1.139	22	0.339	0.744
5	16	0.422	2.209	15	−0.017	1.374
6	39	0.256	1.666	41	0.537	1.614
7	21	2.831	1.753	21	1.396	1.285
8	13	2.687	1.607	8	1.625	2.089

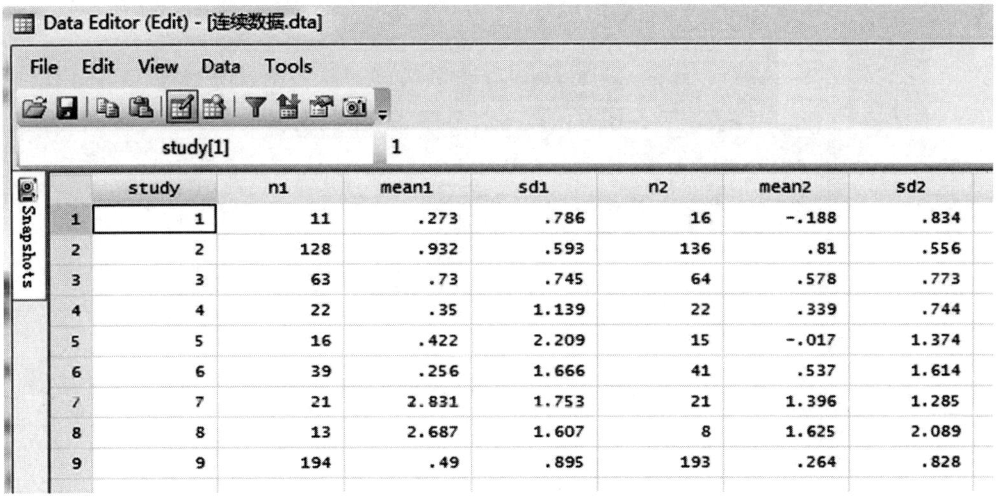
Data Editor (Edit) - [连续数据.dta]

File Edit View Data Tools

study[1]　1

	study	n1	mean1	sd1	n2	mean2	sd2
1	1	11	.273	.786	16	-.188	.834
2	2	128	.932	.593	136	.81	.556
3	3	63	.73	.745	64	.578	.773
4	4	22	.35	1.139	22	.339	.744
5	5	16	.422	2.209	15	-.017	1.374
6	6	39	.256	1.666	41	.537	1.614
7	7	21	2.831	1.753	21	1.396	1.285
8	8	13	2.687	1.607	8	1.625	2.089
9	9	194	.49	.895	193	.264	.828

图 5-1　抗组胺药 vs 安慰剂效果的数据及其在 Stata 中的输入格式

其中 n1、n2 表示实验组及对照组样本量，mean1、mean2 分别为试验组、对照组患者平均鼻涕量增加的分数，sd1 和 sd2 则为两组的标准差。

二、菜单操作实现

依次点击 User → Meta-analysis → of Binary and Continuous（metan），弹出用于 Meta 分析的对话框，如图 5-2 所示，勾选相应选项，并在图 5-3 中选择固定效应模型（Fixed）或者随机效应模型（Random）和计算合并 RR 效应量，然后点击“OK”即可完成。

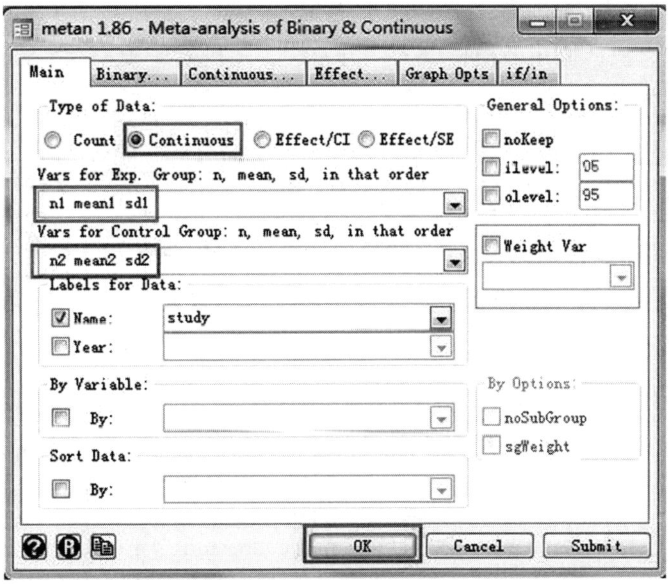

图 5-2　连续型数据的菜单操作

效应量的选择，见图 5-3。

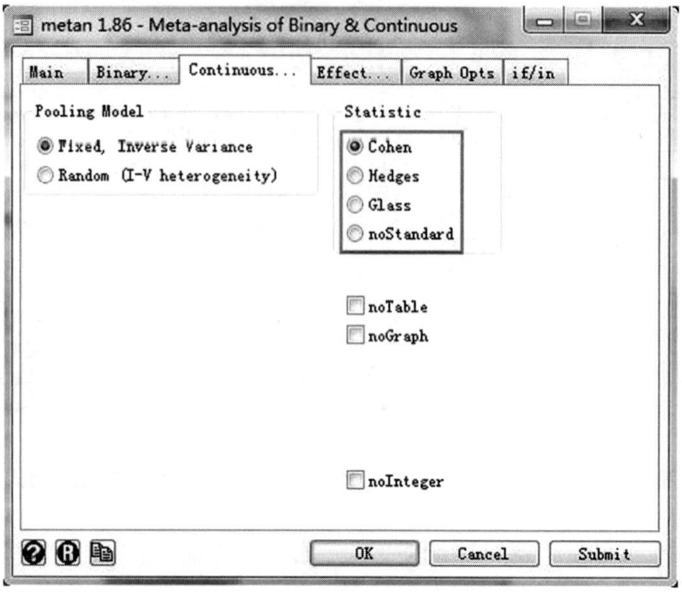

图 5-3　连续型数据资料效应量的选择

在“Statistic”栏，Cohen、Hedges、Glass 都是三种不同的用来计算 SMD 的方法；noStandard 则为计算 MD 的方法；Cohen 法为默认方法。选择项的说明详见第二章关于 Stata 的基础。

值得注意的是，对于连续型数据的效应模型，Stata 分别只为固定效应模型和随机效应模型提供一种计算方法，固定效应模型为倒方差法，随机效应模型为 I-V heterogeneity 法。

三、命令操作实现

命令操作的语法结构为：

metan n1 mean1 sd1 n2 mean2 sd2，[options]

连续型数据的 Meta 分析的命令仍然是 metan。语法前半句用来合并效应量，options 选项用来设置效应模型、选择效应指标、设置字体、设置森林图的标签，第三章关于二分类数据资料对此有详细讲解，不再赘述。

本例固定效应模型为命令：

metan n1 mean1 sd1 n2 mean2 sd2，label（namevar=study）fixed cohen textsize（120）

随机效应模型命令为：

metan n1 mean1 sd1 n2 mean2 sd2，label（namevar=study）random cohen textsize（120）

其中，Cohen 即指定效应指标 SMD，以此类推，如果选择项为 Hedges、Glass，也是指定 SMD。本例结果见图 5-4。

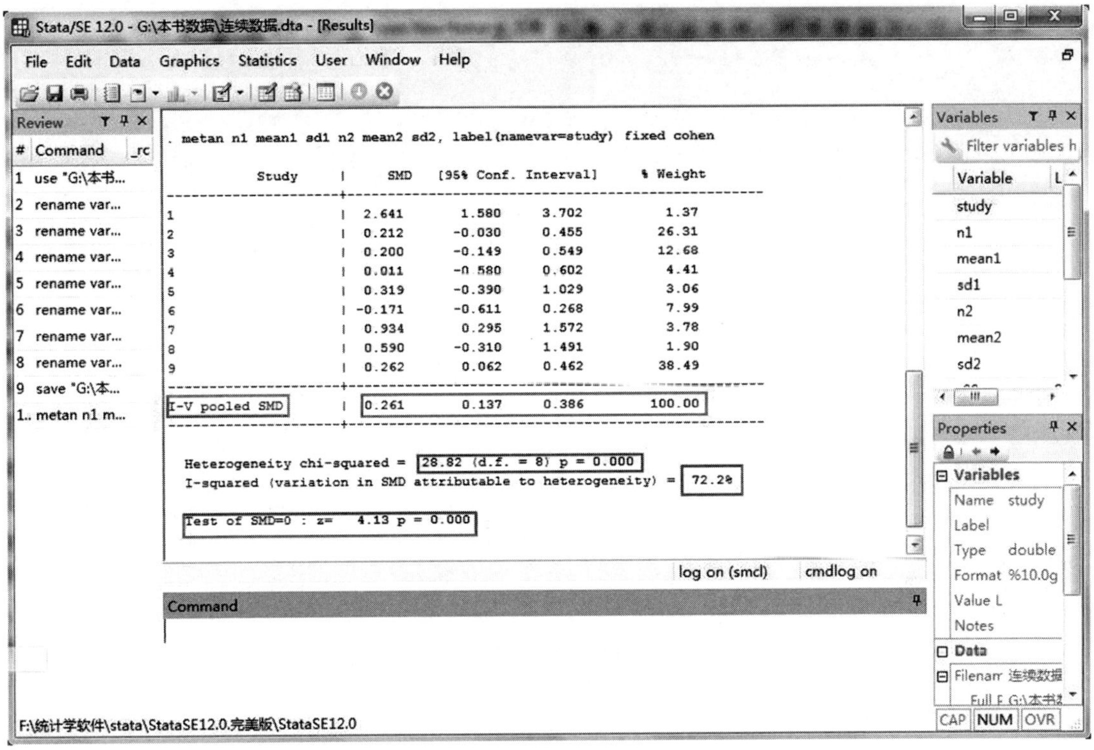

图 5-4　连续型资料的 Meta 分析结果

显然，本例结果异质性较大（见红色标记处），建议改用随机效应模型，或者加入年份、地区进行亚组分析或回归分析。最后结果（test of SMD）的 P 值为 0.000<0.1，提示有统计学意义。

异质性检验及发表偏倚检验方法详见本书第三章第四节和第五节。

参　考　文　献

[1] D'Agostino RB，Sr.，Weintraub M，Russell HK，et al．The effectiveness of antihistamines in reducing the severity of runny nose and sneezing：a meta-analysis．Clin Pharmacol Ther，1998；64（6）：579-596.

[2] 罗杰，冷卫东，主编．系统评价 /Meta 分析理论与实践．北京：军事医学科学出版社，2013.

[3] 曾宪涛，主编．应用 STATA 做 Meta 分析．北京：军事医学科学出版社，2014.

[4] Borenstein M，Hedges LV，Higgins JPT，et al．Introduction to Meta-Analysis．Chichester，England：John Wiley & Sons，Ltd，2009.

第六章
生存资料的 Meta 分析

普通的二分类数据的分析仅仅考虑结局这一单一因素，而有些资料，比如说我们想比较一下两种化疗药物对口腔癌的治疗效果，将合格的受试者随机分为两组，一组服用 A 药，另一组服用 B 药，因为不管用哪种药物，所有病人最终的结局都是死亡。故如果单单考虑结局，这两组比较是没有差别的，这时候我们就要考虑时间变量了。如我们比较这两种药下患者 3 年的存活率，那就有意义了。像这样既考虑结果又考虑随访时间的资料，我们将其称之为生存资料，其涉及的结局类型也由单纯的二分类变量结局和连续性变量结局扩展到预后相关的时间 – 事件（time-to-event，TTE）结局。但它的实质依然是二分类资料，统计学上把对这种资料的原始研究称为生存分析。

第一节　预后相关的术语介绍

一、预后与 TTE 资料

（一）预后

疾病预后（Prognosis）是指预测某种疾病发生之后可能出现的各种结局及其频率。预后的评价指标包括病死率、反应率、缓解率、复发率、治愈率与转移率等。上述指标的计算一般为一定观察期内某一人群中出现相关事件的人数占总人数的比例，并不考虑自观察起点至事件发生所经历的时间。单纯用上述类型的事件率指标来评价预后所能提供的信息很有限，尤其是在随访期较长的情况下。要全面评价预后则需要对 TTE 资料进行分析。

（二）时间 – 事件结局

TTE 结局（TTE outcome）是一类特殊类型的结局，其综合考虑事件的发生与否以及从观察起点至事件发生所经历的时间。TTE 结局事件可以是死亡、罹患某种疾病、疾病复发、疾病进展、肿瘤远处转移或疾病康复等。对特定观察对象，就某 TTE 结局变量而言其可能出现的情况有三种，即在随访期内某一时间点出现事件、直到随访期结束仍未出现事件或随访期内失访或退出研究。若出现后三种情况，则称其删失。

（三）删失

删失（Censoring）是指不清楚 TTE 结局事件出现的具体时间。例如，观察对象直到随访期结束仍未出现事件，则只能判断该对象的无事件时间大于整个观察期的时间跨度；如果某一观察对象在随访期内某一时间点失访或退出研究，则只能判断该对象的无事件时间大于观察起点至末次随访的时间跨度。

（四）临床研究中常见的 TTE 结局

在临床研究中，常见的 TTE 结局指标有：总生存（Overall Survival，OS），其结局事件为死亡；无进展生存（Progression Free Survival，PFS），其结局事件为疾病进展或死亡；疾病进展历时（Time to Progression，TTP），其结局事件为疾病进展；疗效持续时间（Duration of Response，DoR），其起点为记录到客观疗效的时点，结局事件为疾病进展；以及无远处转移生存（Metastasis Free Survival，MFS），结局事件为肿瘤远处转移。在不同类型的临床研究中，上述 TTE 变量的随访起点可能有所差异。在随机试验中，除 DoR 之外的其他结局指标的随访起点一般为随机分组的时点，而在非随机试验中则一般为进入研究的时点。

二、生存分析

（一）生存分析

生存分析（Survival Analysis）是一系列用于分析 TTE 变量资料的统计分析方法。虽然“生存分析”这一概念中有“生存”二字，但其涉及的 TTE 变量的事件类型并不仅限于死亡。无论事件类型是发病、病情进展、疾病复发或肿瘤远处转移，或不同事件类型的组合（如综合考虑疾病进展与死亡），在分析 TTE 资料时均采用生存分析的方法。

生存分析的内容包括三个方面，一是对 TTE 资料进行描述性分析，如估计中位生存时间、绘制 Kaplan-Meier（K-M）曲线等；二是进行预后比较，如对比某随机对照试验中试验组与对照组在接受不同化疗方案治疗后的存活情况；三是分析潜在预测变量与预后之间的关系，找出与预后关系紧密的预测因素。

（二）生存曲线

生存曲线（Survival Curves）是以观察时间为横坐标，生存率为纵坐标，将各个时点的生存率在坐标系上连接以描述生存过程的曲线。对于事件类型不是死亡的 TTE 结局，上述定义中的“生存”可以理解为“未出现事件的状态”，如“生存率”可以理解为“无事件率”。由于 TTE 资料存在删失，各时点的生存率无法通过常规方法计算得出。最常用的时点生存率估计方法为基于乘积限估计的 K-M 法，通过该方法得出的生存曲线即 K-M 曲线。其具体计算方法在此不做赘述，感兴趣的读者请参阅彭非主编的《生存分析》。一般而言，K-M 曲线的形态在样本量较小时呈阶梯状，随着样本量的增加将逐渐趋于平滑。

（三）中位生存期与平均生存期

中位生存期（Median Survival）的定义为观察群体的累积生存率达到 50% 的时间点。对于各类终点事件，中位生存期的等价概念可以通俗地理解为观察群体中累积半数的个体已发生目标事件的时间点。中位生存期属于 K-M 法生存估计的范畴，其具体计算为生存函数等于或小于 0.5 的最短生存时间。请读者们注意，由于删失的存在，中位生存期不是简单的观察群体生存期的中位值，而必须通过 K-M 法估计得出。

类似于中位生存期，平均生存期（Mean Survival）也不是简单的观察群体生存期的算数均值，而需要通过计算 K-M 生存曲线下方的面积得出。

由于样本生存时间大多呈偏态分布，因此一般推荐用中位生存期来描述生存时间中心位置。在此提醒二次研究者，切记不要将中位生存期与平均生存期当成类似或接近的概念进行处理；此外，这两个指标对于整体生存状况的反映都是极为有限的。

（四）Log-Rank 检验

Log-rank 检验（Log-Rank Test）是用于比较两组或多组人群的 K-M 曲线是否存在统计显著差异的最常用的统计检验方法。该统计检验方法本质上是卡方检验，是对不同 K-M 曲线资料的整体比较。对任一样本，将记录到的事件发生时间点从小到大进行排序，两时间点间的时间段为一组（第一组的起点为随访起点，记为 0），如此将整个 TTE 资料划分为不同的结局组，分别对各结局组统计观察例数并计算期望例数，之后进一步计算出 log-rank 统计量，该统计量在零假设下服从自由度为样本组数 −1（如两组比较则自由度为 1）的卡方分布，对照卡方分布表即可得出 log-rank 检验的 P 值，将其与所选定的检验水准进行比较即可判断差异是否显著。文献中生存曲线图上标注的 P 值多为 log-rank 检验的 P 值。

（五）Cox 比例风险模型

TTE 资料最常用的多因素分析方法即基于 Cox 比例风险模型（Cox Proportional Hazards Model）的分析，简称 Cox 回归分析。该模型将 TTE 结局指标作为因变量，探索不同的预测变量（如年龄、性别、疾病分期或治疗方案等）与 TTE 结局指标之间的关联。换言之，Cox 回归分析能够探索观察人群的某些特征与 TTE 结局之间的潜在关系。由于 Cox 比例风险模型只估计模型中的预测变量与结局变量间的回归系数，而对基准风险函数不做具体演算估计，因此 Cox 比例风险模型是一种半参数模型。相比参数模型，Cox 模型对生存分布不作具体假设，运算简便且分析结果与相应的参数模型接近，因而被认为是一种“稳健”的模型。Cox 模型的经典模式为，其中 I（t，X）为风险函数；即基准风险函数，是时间 t 的函数；β_i 为因子 X_i 对应的回归系数，通过最大似然估计计算β_i及其标准误。Cox 比例风险模型是最常用的 TTE 资料多因素分析方法。

（六）风险比

风险比（Hazard Ratio，HR）是 TEE 研究非常重要的一个概念。顾名思义，风险比是某一群体的风险与相应另一群体的风险之比。风险这一概念可以理解为事件（较早）发生的概率。用数学语言进行表述，风险比即 $HR=\dfrac{\widehat{n}\left(t,X^{*}\right)}{\widehat{n}\left(t,X\right)}$，其中向量 X^* 为某一群体的预测变量取值，而 X 为相应另一群体的预测变量取值。如果预测变量的数目只有一个，则称该 HR 值为单因素 HR；如果涉及多个预测变量，则每一变量相应的 HR 值均为多因素分析的 HR。可以将多因素 HR 理解为校正后的单因素 HR，除目标预测因素以外的其他预测变量均可以看作是校正的协变量。单因素 HR 可以通过 log-rank 检验中涉及的相关方法进行计算（仅限预测因素为分类变量的情形）或以含单一变量的 Cox 模型进行计算。多因素 HR 则需要多因素 Cox 回归计算得出，即 $HR_i = e^{\beta_i}$。结合标准误可进一步计算出相应的 95% 置信区间（95% CI）。若预测变量为分类变量（如性别、种族），则 HR 含义为不同变量水平两组的风险之比；若预测变量为连续性变量（如疾病确诊时的年龄），则 HR 含义为该变量每增加一个单位的风险变化。

需要提醒一点：在开展生存分析的 Meta 分析时，提取数据时应同时提取 HR 值及其 95%CI，前者是对效应的点估计，后者则能够反映估计的精确度。就 Meta 分析（证据定量合并）而言，其本质就是一个映射（函数）关系，将一组二维向量（不同单个原始研究的点估计与精确度）按一定法则映射为单个二维向量，即合并后的点估计与精确度；在证据层面，这两个维度分别表明了效应的大小及其可靠程度，是基于证据进行推荐时的关键信息之一。正是由于映射关系这一本质，我们无法排除低质量的原始研究数据影响整个分析结果质量的可能性，因此应尽可能使用高质量的原始研究数据。若不考虑研究设计层面的影响，多因素 Cox 回归分析纳入的信息量大并对潜在混杂因素进行了校正，因而预后相关二次研究中应优先考虑使用多因素 HR 及其 95% CI 作为基础数据。另一方面，由于难以评价原始研究模型选取的准确性及其过拟合风险，切忌机械地认为基于多因素 Cox 回归分析的研究报道是“绝对可靠”的。如果原始研究在充足样本量的基础上采用了正则化或交叉验证等手段选取模型，则其数据质量要相对较好。

第二节　效应量的选择及资料提取

一、效应量的选择

生存资料的数据属于二分类的一种，因此数据结构与二分类数据相同，仅仅是对结局进行了个时间限制，数据结构参见第三章第一节。

生存分析因为要考虑时间因素，一般用于生存资料的效应指标为 HR（hazard ratio），即风险比，又称风险率（hazard rate），或风险函数（hazard function），记为 h（t），定义及计算方法见本章前述内容。与 RR 相比，HR 多了时间因素。

但很多情况下，原文献并没给出这些数据，此时 HR 也可以通过以下公式计算：

$$HR = [p_0/(1-p_0)]/[p_1/(1-p_1)]$$

公式里 p_0、p_1 分别表示病例组和对照组某一时间段 t 内死亡率。

在 Meta 分析中，如果提供了某一时间（如 3 年）两组详细数据，如实验组、对照组的发生及未发生事件的例数，此时，可以将其按照普通二分类变量数据进行分析，效应量可以根据实际情况选择 OR、RR、RD，详见本章第一节。

二、资料提取

在生存分析的原始文献里，有些作者会给出 HR 及其可信区间，但有的只给出 K-M 生存曲线，那怎么去获取相关数据呢？

一般有两种途径：

第一，通过论文提供的通讯作者的联系方式，说明缘由后向其索要数据，但这种方式的成功率不高。

第二，借助现有的软件进行数据的提取，但这种方法存在误差。Engauge digitizer 为常用的软件之一，专门用来进行图形中的数据提取，操作简单，易于上手，具体操作详见中国循证心血管医学杂志 2014 年第 3 期上发表的论文生存曲线中 Meta 分析适宜数据的提取与转换。此外，R 软件亦可以进行数据的提取，具体操作详见中国循证心血管医学杂志 2016 年第 1 期上发表的论文生存资料的二次研究系列之一：应用 R 软件实现生存曲线中数据提取与生存曲线的合并。

值得注意的是，生存曲线是反映所随访的一系列时间点上的死亡率，而这里所提取的是某一个时间点上的数据，比如说 3 年这个时间点对应的死亡率及可信区间。当然，一篇 Meta 分析中可以多取几个点分别进行效应量合并。

第三节　数据准备及软件实现

一、数据准备

引用文献：Le Chevalier T，Scagliotti G，Natale R，et al．Efficacy of gemcitabine plus platinum chemotherapy compared with other platinum containing regimens in advanced non-small-cell lung cancer．a meta-analysis of survival outcomes．Lung Cancer，2005，47（1）：69–80.

例文是一篇探讨吉西他滨联合铂化疗与其他含铂方案治疗晚期非小细胞肺癌生存结果的 Meta 分析，数据见表 6-1，Stata 中数据输入格式如图 3-1。

表 6-1　生存资料例文的实例数据

纳入研究	HR	LCI	UCI
Cardenal 1999	0.77	0.55	1.1
Crino 1999	1.02	0.78	1.33
Danson 2001	1.12	0.88	1.42
Melo MV 2002	0.54	0.32	0.93
Rudd 2002	0.76	0.61	0.93
Sandler 2000	0.76	0.63	0.92
Chang 2001	0.93	0.4	2.16

续表

纳入研究	HR	LCI	UCI
Comella 2000	0.71	0.45	1.13
Gridelli 2002	1.02	0.76	1.35
Melo VC 2002	0.71	0.41	1.22
Scagliotti VC 2002	0.87	0.69	1.09
Scagliotti PCb 2002	1.04	0.83	1.31
Schiller DC 2002	0.94	0.79	1.14
Schiller PC 2002	0.92	0.76	1.1
Schiller PCb 2002	0.96	0.8	1.15
Thomas 2002	0.89	0.53	1.49
Van Meerbeeck 2001	0.9	0.65	1.25

注：HR，hazard ratio；LCI，low confidence interval；UCI，up confidence interval。

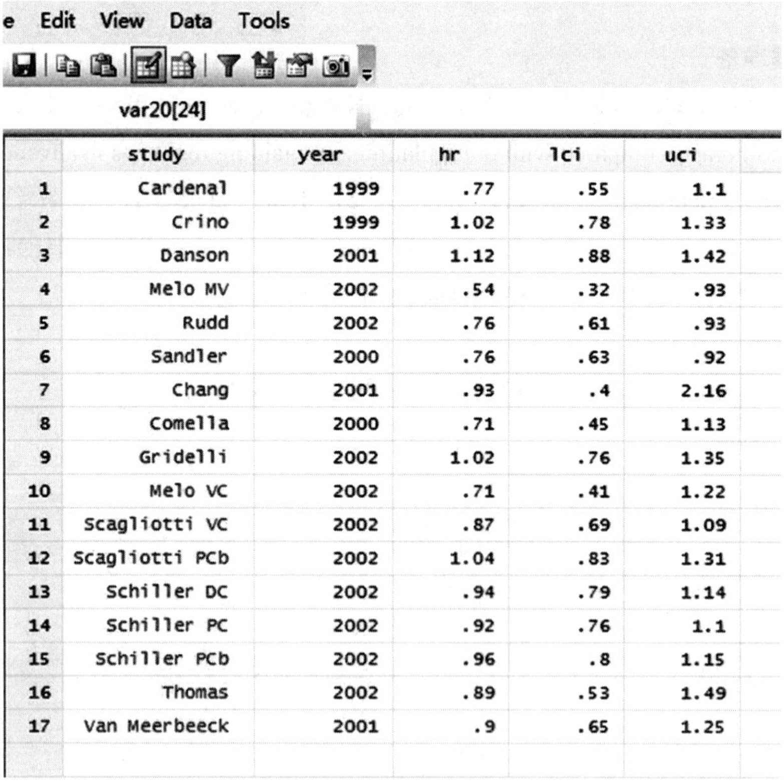

	study	year	hr	lci	uci
1	Cardenal	1999	.77	.55	1.1
2	Crino	1999	1.02	.78	1.33
3	Danson	2001	1.12	.88	1.42
4	Melo MV	2002	.54	.32	.93
5	Rudd	2002	.76	.61	.93
6	Sandler	2000	.76	.63	.92
7	Chang	2001	.93	.4	2.16
8	Comella	2000	.71	.45	1.13
9	Gridelli	2002	1.02	.76	1.35
10	Melo VC	2002	.71	.41	1.22
11	Scagliotti VC	2002	.87	.69	1.09
12	Scagliotti PCb	2002	1.04	.83	1.31
13	Schiller DC	2002	.94	.79	1.14
14	Schiller PC	2002	.92	.76	1.1
15	Schiller PCb	2002	.96	.8	1.15
16	Thomas	2002	.89	.53	1.49
17	Van Meerbeeck	2001	.9	.65	1.25

图 6-1　生存资料数据的输入

事实上，这类数据属于单个效应量及可信区间类型的数据，相对于普通二分类数据，这种数据已预先计算出了各项研究的效应量值及其置信区间，只需要我们合并整体效应量，上图中 LCI、UCI 分别为 95% 可信区间的上下限。

强调一点，在此类数据输入的时候要尤其注意，效应量的值一定是包含在可信区间内，如果在输入的时候不小心在小数点后多加了个 0 或其他数，导致效应量值出现在可信区间外，Stata 会运行错误。

二、菜单操作实现

启动 Stata 后，输入数据，依次点击 User → Meta-analysis → of Binary and Continuous（metan）→ Effect/CI 或 Effect/SE，在变量栏下依次选择 hr、LCI、UCL，然后点击 OK，即可进行 Meta 分析了，如图 6-2 和图 6-3。

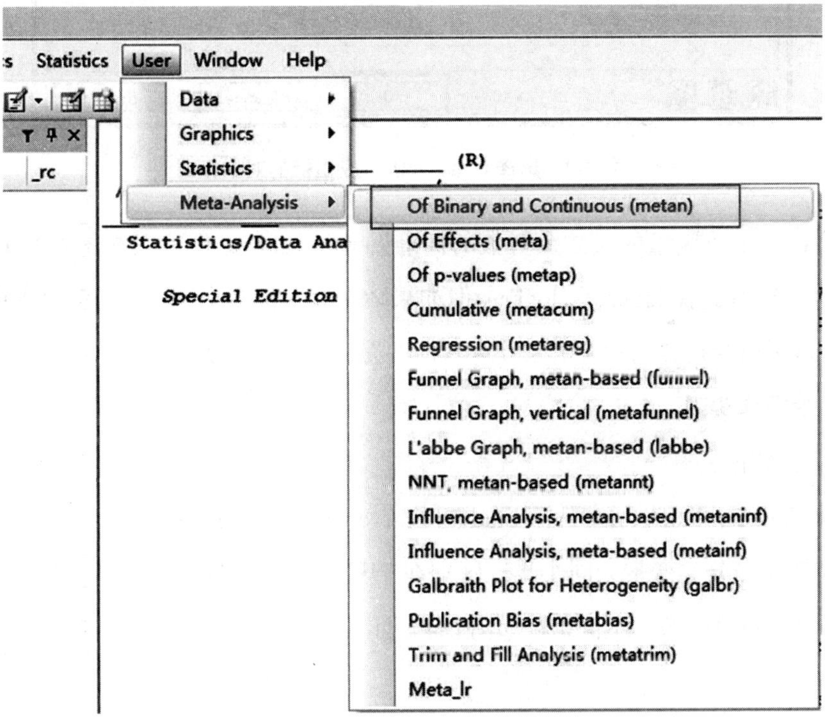

图 6-2　选择 Meta 分析模块界面

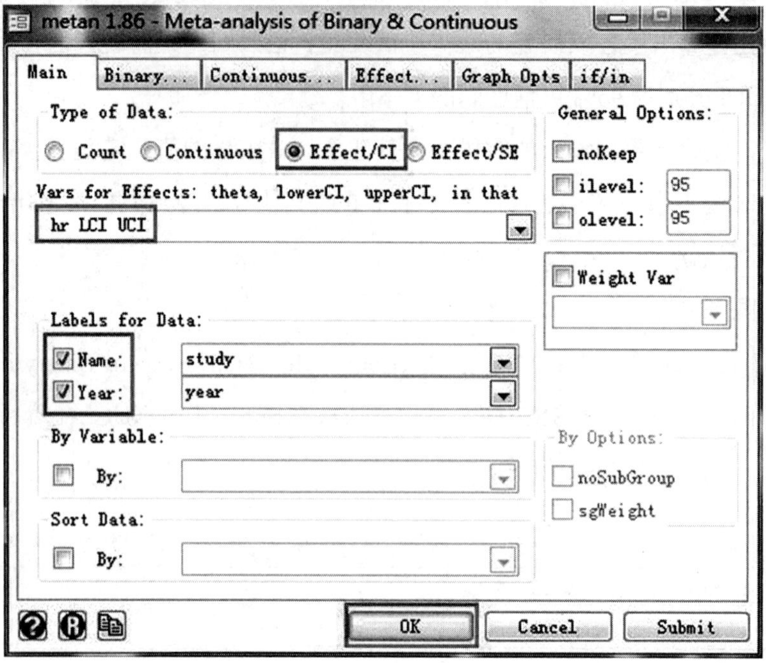

图 6-3　选择 Meta 分析对应指标的对话框

如果计算出了效应量的对数及对数的标准误（seloghr），也可以在图 6-3 选择“Effect/SE”这一项，然后选择 loghr、seloghr；但如果效应量（hr）小于 1，计算出来的对数值为负数，如果再用值为负数的对数值来计算其标准误，会出现缺失值。

三、命令操作实现

Stata 命令如下：

metan hr lci uci，label（namevar=study，yearvar=year）fixed effect（“HR”）

命令操作与二分类变量大同小异，区别在于只是将变量换成效应量及其可信区间，命令的讲解详见本章第一节。本例结果如图 6-4 所示。

```
. metan hr lci uci, label(namevar=study, yearvar=year) fixed effect("HR")

            Study       |     ES    [95% Conf. Interval]     % Weight
------------------------+---------------------------------------------------
Cardenal  (1999)        |  0.770       0.550     1.100          4.10
Crino   (1999)          |  1.020       0.780     1.330          4.10
Danson   (2001)         |  1.120       0.880     1.420          4.25
Melo MV   (2002)        |  0.540       0.320     0.930          3.33
Rudd   (2002)           |  0.760       0.610     0.930         12.10
Sandler   (2000)        |  0.760       0.630     0.920         14.73
Chang   (2001)          |  0.930       0.400     2.160          0.40
Comella   (2000)        |  0.710       0.450     1.130          2.88
Gridelli   (2002)       |  1.020       0.760     1.350          3.56
Melo VC   (2002)        |  0.710       0.410     1.220          1.89
Scagliotti VC   (2002   |  0.870       0.690     1.090          7.75
Scagliotti PCb   (200   |  1.040       0.830     1.310          5.38
Schiller DC   (2002)    |  0.940       0.790     1.140         10.12
Schiller PC   (2002)    |  0.920       0.760     1.100         10.72
Schiller PCb   (2002)   |  0.960       0.800     1.150         10.12
Thomas   (2002)         |  0.890       0.530     1.490          1.34
Van Meerbeeck   (2001   |  0.900       0.650     1.250          3.44
------------------------+---------------------------------------------------
I-V pooled ES           |  0.872       0.817     0.928        100.00
------------------------+---------------------------------------------------
 Heterogeneity calculated by formula
  Q = SIGMA_i{ (1/variance_i)*(effect_i - effect_pooled)^2 }
where variance_i = ((upper limit - lower limit)/(2*z))^2

  Heterogeneity chi-squared =   19.86 (d.f. = 16) p = 0.227
  I-squared (variation in ES attributable to heterogeneity) =  19.4%

  Test of ES=0 : z=   30.72 p = 0.000
```

图 6-4 生存资料 Meta 分析的结果

可以看到，基于固定效应模型计算结果为 HR=0.872（95%CI=0.817，0.928）；异质性比较小（p=0.227，I^2=19.4%）。

异质性和发表偏倚检测的方法详见第三章第四节和第五节。

参考文献

[1] 彭非．生存分析．北京：中国人民大学出版社，2004.

[2] 孟详喻，靳英辉，程小珂，等．生存资料的二次研究系列之一：应用 R 软件实现生存曲线中数据提取与生存曲线的合并．中国循证心血管医学杂志，2016，18（1）：2-6.

[3] 周支瑞，张天嵩，李博，等. 生存曲线中 Meta 分析适宜数据的提取与转换. 中国循证心血管医学杂志，2014，6（3）：243-247.

[4] 孟详喻，田国祥，仇成凤，等. 生存资料的二次研究系列之三：预后相关二次研究的基本概念介绍. 中国循证心血管医学杂志，2016，8（3）：257-259.

[5] 罗杰，冷卫东，主编. 系统评价 /Meta 分析理论与实践. 北京：军事医学科学出版社，2013.

[6] 曾宪涛，主编. 应用 STATA 做 Meta 分析. 北京：军事医学科学出版社，2014.

第七章
累积 Meta 分析

第一节　累积 Meta 分析简介

一、累积 Meta 分析的概念

累积 Meta 分析（cumulative meta-analysis）的概念首先由 Thoma 等首先提出，后由 Baum 等于 1981 年首先应用于临床，证实了结肠癌手术中预防性使用抗生素，不但可以预防术后感染，而且可以减少术后死亡率。

累积 Meta 分析是将同一研究目的的一系列临床试验视为一个动态的连续的整体，按照某一特定的次序（如发表年代、样本容量、率差等）将各个纳入的研究序贯相加，行多次 Meta 分析，每增加 1 个研究后，进行一次累积的 Meta 分析。

与传统 Meta 分析相比，累积 Meta 分析可以反映随着指定因素的变化，研究结果呈现出动态的变化过程，而且可用于评估各研究对综合结果的影响。因此，累积 Meta 分析不仅继承了传统 Meta 分析的优点，同时自身又具有新的特点。

二、累积 Meta 分析的原理

累积 Meta 分析原理较简单，计算比较简便，具有综合性、完整性、定量性和客观性等各大特点，结果表现采用图示法，清晰、直观。

累积 Meta 分析是类似于序贯分析，但又有所不同。累积变量最常见的模式是按照年代顺序排列，此时结果会显示证据是如何随时间累积而变化的。当然，单个原始研究也可以按照其他变量（如样本量大小、研究质量等）进行排序，逐步引入 Meta 分析。如果研究者采用研究质量进行累积分析，结果将会显示效应是如何随着低质量研究增加而变化的；同样，如果采用样本量大小排序进行累积分析，潜在的发表偏倚将会被显示。

三、累积 Meta 分析与 Meta 回归分析的区别

累积 Meta 分析是一种形象化显示累积合成结果的独特方法，与标准 Meta 分析方法相比并没有什么本质的不同，其用途可以显示证据是如何随着协变量变化而累积的；Meta 回归分析则不同，一个高质量的 Meta 分析相当于开展了一个多中心的研究。理想状态下。各个研究之间具有很好的同质性，但事实上纳入 Meta 分析的各个研究往往由于研究者、研究对象、依从性、随访时间等因素的不同导致原始研究间存在异质性。Meta 回归分析的实质就是以研究水平上的协变量来解释研究间的差异，以提高估计精度的一种回归模型，即采用回归分析的方法，探讨某些试验或病例特征等协变量对 Meta 分析中合并效应的影响，以试图明确各研究间异质性的来源。因此，Meta 回归分析的用途主要在于找出可以解释研究间异质性的一个或多个协变量（因素），在调整协变量影响（如进行亚组分析）后估计合并效应，详见第三章第四节。

四、累积 Meta 分析的用途

累积 Meta 分析的用途可归纳为 4 个方面。

（一）累积 Meta 分析可应用于循证医学教育

累积 Meta 分析用于说明时间顺序对研究过程的潜在影响，并将此作为研究过程的一部分，可以说明 Meta 分析和系统评价的必要性。如本章使用的链激酶对预防心肌梗死影响的示例，累积 Meta 分析结果显示链激酶的好处可能早在 1977 年前就被发现了，而 1992 年的系统综述结论整整迟了 15 年，婴儿床死亡事件也可以提早认识，可使 10 万婴儿免于死亡，避免严重的伦理学问题。

（二）累积 Meta 分析确认数据中的模式

累积 Meta 分析不仅能显示证据随时间变化的模式，而且可以显示其他变量诸如研究质量、样本量大小等的效应累积模式，提示研究质量对结论影响和探查发表偏倚。

（三）累积 Meta 分析用于评估预测

当原始研究被完成后，累积 Meta 分析要求研究结果及时地增加到 Meta 分析中，随着新的原始研究的出现，不断重复进行分析，直到出现确定的结果或相关问题被充分说明，分析过程就终止，这个过程类似序贯研究，称为前瞻性的累积 Meta 分析。但这时必须要注意多重比较带来的 I 类错误的概率提高的问题。

（四）累积 Meta 分析再次说明了阴性结果发表的重要性

高质量的阴性结果的研究非常有意义，当研究数量增加时，将有助于得出明确的结论，同时节约了研究的成本。

值得注意的是，累积 Meta 分析只是显示数据的方法非常独特，而不是新的统计分析方法。如果研究目的是确认某个因素和效应的关系，合适的分析方法应当选择 Meta 回归分析或亚组分析，而非选择累积 Meta 分析。

第二节　Stata 实现的命令

Stata 提供的 metacum 命令可以轻松地实现累积 Meta 分析。该命令目前有两个版本，最初由 Sterne 在 1998 年发布，后由 Harris 于 2008 年更新。

旧版本通过 meta 命令进行累积计算，采用 Stata 7.0 绘图法生成图示结果，但是生成的图形无法进行编辑。新版本是通过 metan 命令为基础进行的，采用 Stata 9.0 绘图法生成图示结果，该图形可以激活进行修改；但与旧版本相比，每次累积 Meta 分析的 z 值及 p 值未给出，是此版本的一个微小的瑕疵。读者可结合实际需求选择相应的版本，还可以将新版本的 metacum 命令对应的 ado 文件修改为 metancum，这样两个版本的命令可以同时存在于一个文件夹里。

新版本的 metacum 命令格式如下：

metacum varlist [if] [in] [，[binary_data_options | continuous_data_options | precalculated_effect_estimates_options] measure_and_model_option output_options forest_plot_options]

metacum 命令可以合并二分类数据及连续型资料，其中多数参数用法同 metan 命令，选择项中 sortby（ ）用于指定选用的排序因素，读者可参阅本书前述相关内容。

第三节　经典二分类变量的累积 Meta 分析

引用文献：Egger M, Smith GD, Altman DG. Chapter 18 Meta-Analysis in Stata. Systematic Reviews in Health Care: Meta-Analysis in Context，17 MAR 2008 359–361.

本例是采用某项对链激酶与心肌梗死死亡率的研究，数据整理如表 7-1 所示。其中 rc，nc 分别表示对照组和试验组死亡人数，rt，nt 分别表示对照组和试验组的总人数，对其进行 Meta 分析。

表 7-1　22 项链激酶对心肌梗死死亡率影响的 RCT 数据

研究项	研究名称	试验组		对照组	
		rt	nt	rc	nc
1	Fletcher	1	12	4	11
2	Dewar	4	21	7	21
3	1stEuropean	20	83	15	84
4	Heikinheimo	22	219	17	207
5	Italian	19	164	18	157
6	2ndEuropean	69	373	94	357
7	2ndFrankfurt	13	102	29	104
8	1stAustralian 60	26	264	32	253
9	NHLBI SMIT	7	53	3	54
10	Valere	11	49	9	42
11	Frank	6	6	52	53
12	UK Collab	48	302	52	293
13	Klein	4	14	1	9
14	Austrian	37	352	65	376

续表

研究项	研究名称	试验组		对照组	
		rt	nt	rc	nc
15	Lasierra	1	13	3	11
16	N German	63	249	51	234
17	Witchitz	5	32	5	26
18	2ndAustralian	25	112	31	118
19	3rd European	25	156	50	159
20	ISAM	54	859	63	882
21	GISSI-1	628	5860	758	5852
22	ISIS-2	791	8592	1029	8595

本处直接给出了 Stata 数据录入状态（图 7-1）。图 7-1 中“authors”代表研究者，“year”代表发表年限，“pop1”代表治疗组总人数，“deaths0”代表治疗组死亡人数，“pop0”代表对照组总人数，“deaths0”代表对照组死亡人数。

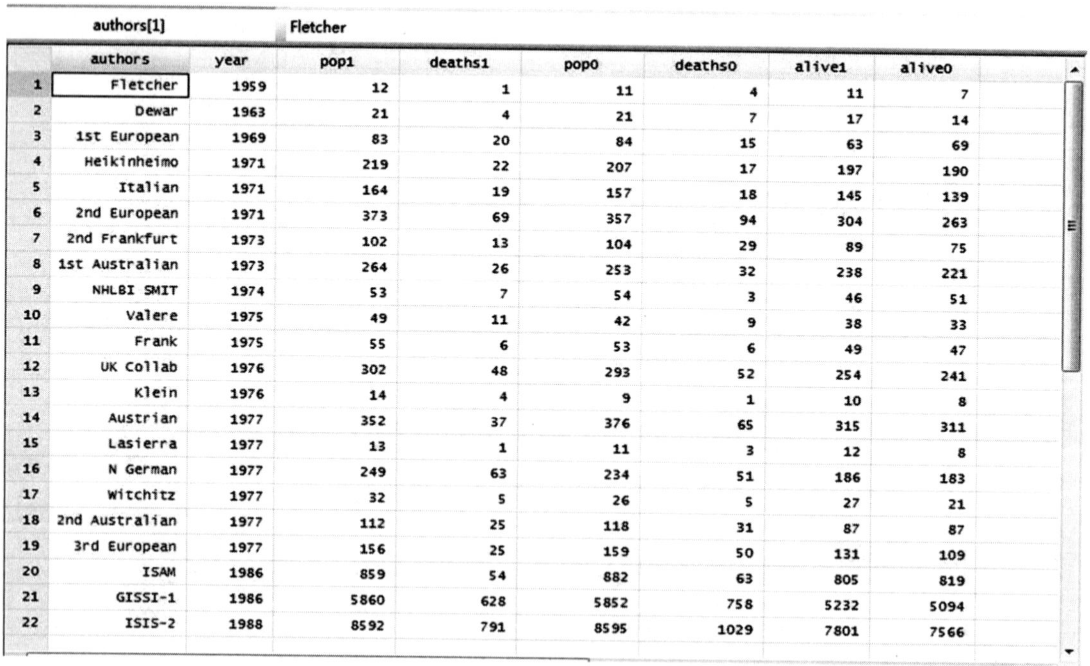

authors[1] Fletcher

	authors	year	pop1	deaths1	pop0	deaths0	alive1	alive0
1	Fletcher	1959	12	1	11	4	11	7
2	Dewar	1963	21	4	21	7	17	14
3	1st European	1969	83	20	84	15	63	69
4	Heikinheimo	1971	219	22	207	17	197	190
5	Italian	1971	164	19	157	18	145	139
6	2nd European	1971	373	69	357	94	304	263
7	2nd Frankfurt	1973	102	13	104	29	89	75
8	1st Australian	1973	264	26	253	32	238	221
9	NHLBI SMIT	1974	53	7	54	3	46	51
10	Valere	1975	49	11	42	9	38	33
11	Frank	1975	55	6	53	6	49	47
12	UK Collab	1976	302	48	293	52	254	241
13	Klein	1976	14	4	9	1	10	8
14	Austrian	1977	352	37	376	65	315	311
15	Lasierra	1977	13	1	11	3	12	8
16	N German	1977	249	63	234	51	186	183
17	Witchitz	1977	32	5	26	5	27	21
18	2nd Australian	1977	112	25	118	31	87	87
19	3rd European	1977	156	25	159	50	131	109
20	ISAM	1986	859	54	882	63	805	819
21	GISSI-1	1986	5860	628	5852	758	5232	5094
22	ISIS-2	1988	8592	791	8595	1029	7801	7566

图 7-1 数据录入界面

（一）基本分析

为了使数据符合 2×2 四格表形式，首先需进行数据转换以生成两个组存活的例数。命令如下：

gen alive1=pop1–deaths1

gen alive0=pop0–deaths0

此命令完成后，再计算 Cochrane Q 值和 I^2 来进行异质性检验。基于固定效应模型的命令为：

metan deaths1 alive1 deaths0 alive0，label（namevar=authors，yearvar=year）fixed or

计算结果如图 7-2 所示，其中 Q=31.50，P=0.066，I^2=33.3%，因此选用的固定效应模型不用更换。

Study	OR	[95% Conf.	Interval]	% Weight
Fletcher (1959)	0.159	0.015	1.732	0.18
Dewar (1963)	0.471	0.114	1.942	0.27
1st European (1969)	1.460	0.689	3.096	0.54
Heikinheimo (1971)	1.248	0.643	2.423	0.75
Italian (1971)	1.012	0.510	2.008	0.78
2nd European (1971)	0.635	0.447	0.903	3.76
2nd Frankfurt (1973)	0.378	0.183	0.778	1.20
1st Australian (1973	0.754	0.436	1.306	1.41
NHLBI SMIT (1974)	2.587	0.632	10.596	0.12
Valere (1975)	1.061	0.392	2.876	0.36
Frank (1975)	0.959	0.289	3.185	0.26
UK Collab (1976)	0.876	0.570	1.346	2.13
Klein (1976)	3.200	0.296	34.588	0.04
Austrian (1977)	0.562	0.365	0.867	2.70
Lasierra (1977)	0.222	0.019	2.533	0.14
N German (1977)	1.215	0.797	1.853	1.88
Witchitz (1977)	0.778	0.199	3.044	0.22
2nd Australian (1977	0.806	0.440	1.477	1.13
3rd European (1977)	0.416	0.242	0.716	2.00
ISAM (1986)	0.872	0.599	1.270	2.80
GISSI-1 (1986)	0.807	0.721	0.903	32.49
ISIS-2 (1988)	0.746	0.676	0.822	44.82
M-H pooled OR	0.774	0.725	0.825	100.00

```
Heterogeneity chi-squared =  31.50 (d.f. = 21) p = 0.066
I-squared (variation in OR attributable to heterogeneity) =  33.3%

Test of OR=1 : z=   7.76 p = 0.000
```

图 7-2　异质性检验及 Meta 分析计算结果

（二）按发表年限累积

按发表年限实现累积 Meta 分析的命令为：

metacum deaths1 alive1 deaths0 alive0, label (namevar=authors, yearvar=year) sortby (year) fixed or

菜单操作流程为依次点击 User → Meta-analysis → Cumulative（metacum），在 Main 栏的操作同本书前述的二分类资料的 Meta 分析（图 7-3），在 Binary 栏选择 OR 和固定效应模型 M-H 法（图 7-4，即默认选项）。

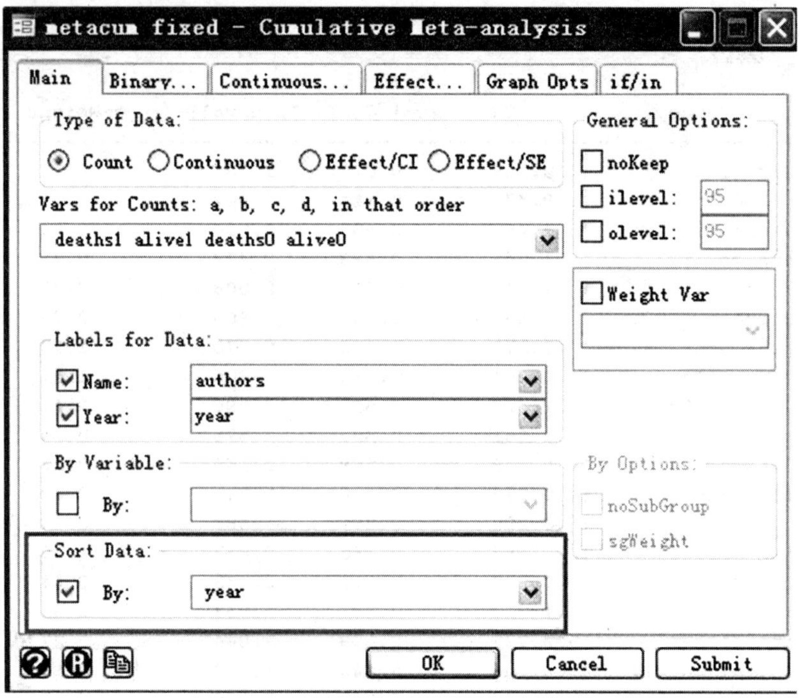

图 7-3　metacum 菜单下 Main 栏的选择项

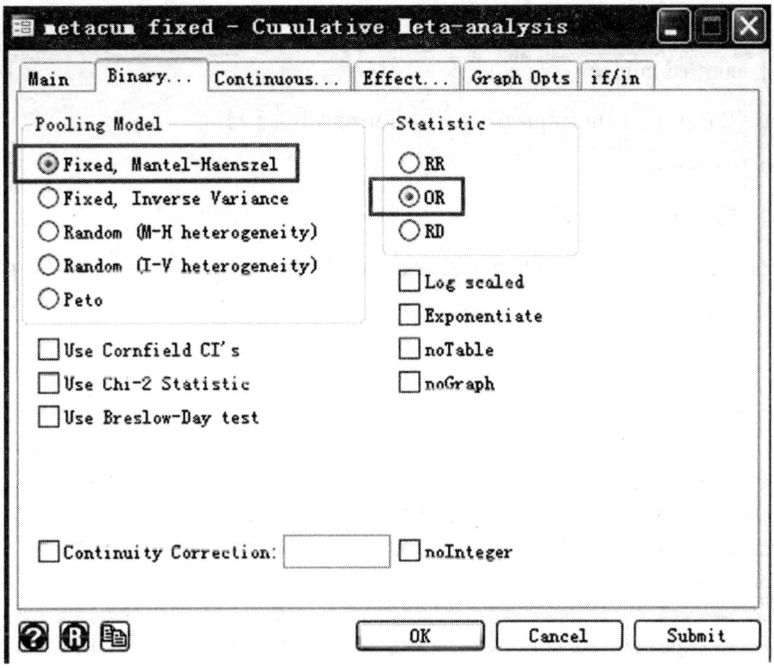

图 7-4　metacun 菜单下 Binary 栏的选择项

计算结果见图 7-5，该 metacum 命令为给出每次累积 Meta 分析的 z 值及 *p* 值。相应的 z 值及 *p* 值亦可使用命令进行计算（此命令摘自于由罗杰和冷卫东主编的系统评价 /meta 分析理论与实践），命令如下：

```
gen alive1=pop1−deaths1
gen alive0=pop0−deaths0
metan dcaths1 alive1 deaths0 alive0，or fixed
gen logor=log（_ES）
gen selogor=_selogES
gen cumpsi=.
gen cumse=.
local i=1
while ‘i’ <_N{
  qui meta logor selogor in 1/ ‘i’，or fixed
  replace cumpsi=$S_1 in ‘i’
  replace cumse=$S_2 in ‘i’
  local i= ‘i’ +1
```

```
}
gen zvalue=cumpsi/cumse
gen pvalue=2*min ((1-normprob (z)), normprob (z))
format %9.3f pvalue
format %9.3f zvalue
metacum deaths1 alive1 deaths0 alive0, or fiexed lcols(authors year) rcols(z pv) texts(120)
xlabel (0.1, 1, 10)
```

```
              Study         |       ES     [95% Conf. Interval]
----------------------------+-----------------------------------
Fletcher (1959)             |  0.159       0.015       1.732
Dewar (1963)                |  0.345       0.104       1.141
1st European (1969)         |  0.952       0.514       1.760
Heikinheimo (1971)          |  1.079       0.688       1.693
Italian (1971)              |  1.058       0.727       1.542
2nd European (1971)         |  0.806       0.624       1.040
2nd Frankfurt (1973)        |  0.737       0.580       0.936
1st Australian (1973        |  0.740       0.594       0.921
NHLBI SMIT (1974)           |  0.765       0.616       0.950
Valere (1975)               |  0.776       0.629       0.959
Frank (1975)                |  0.781       0.635       0.962
UK Collab (1976)            |  0.798       0.662       0.963
Klein (1976)                |  0.807       0.670       0.972
Austrian (1977)             |  0.761       0.642       0.903
Lasierra (1977)             |  0.756       0.638       0.896
N German (1977)             |  0.808       0.691       0.946
Witchitz (1977)             |  0.808       0.691       0.945
2nd Australian (1977        |  0.808       0.694       0.940
3rd European (1977)         |  0.769       0.664       0.889
ISAM (1986)                 |  0.781       0.682       0.895
GISSI-1 (1986)              |  0.796       0.730       0.868
ISIS-2 (1988)               |  0.774       0.725       0.825
----------------------------+-----------------------------------
```

图 7-5 metacum 命令计算结果

累积 Meta 分析森林图见图 7-6。由图 7-6 可知，按发表年限顺序进行累积 Meta 分析，OR 的点估计趋于稳定，且置信区间越来越窄。从 1973 年 Frankfurt 研究开始，在选定的检验水准下，链激酶的疗效被证实具有统计学意义。1986 年和 1988 年分别加入了两个大型临床研究 GISSI（11712 例）、ISIS-2（17187 例），这两个研究加入后，缩短了 OR 的置信区间，自然增加了估计总统效应的精确性，对 OR 的点估计有明显的影响。

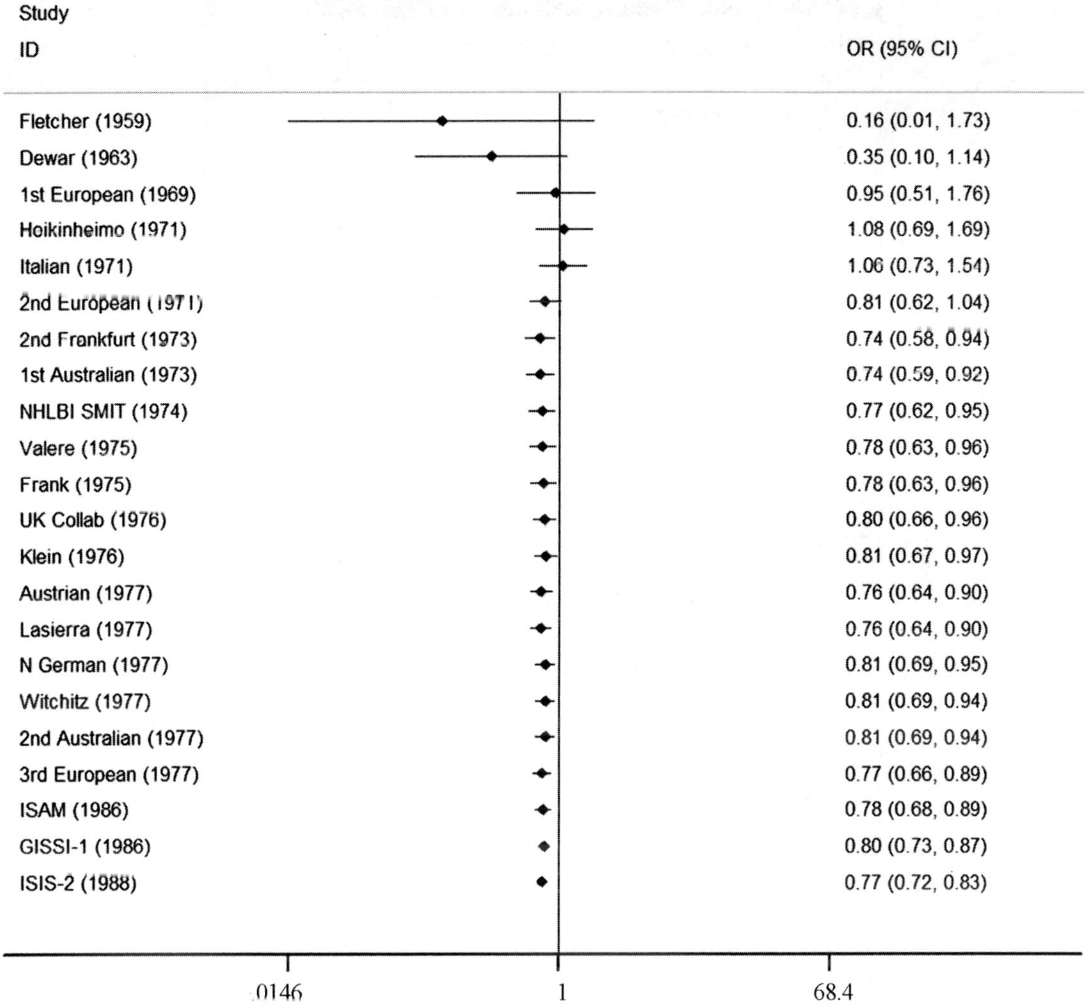

图 7-6　以发表年限为顺序的累积 Meta 分析森林图

（三）按样本量累积

按样本量进行累积 Meta 分析时，需首先计算出样本量 n，然后按照样本量 n 的大小进行，类似于按发表年限顺序行累积 Meta 分析，异质性检验如上述。

基于固定效应模型的命令如下：

gen n=pop1+pop0

metacum deaths1 alive1 deaths0 alive0，label（namevar=authors，yearvar=year）sortby（n）fixed or

同样，按样本量大小实现时亦可通过菜单实现。菜单行 metacum 时注意在 Sort Data 中选择 by n，如图 7-7 所示。

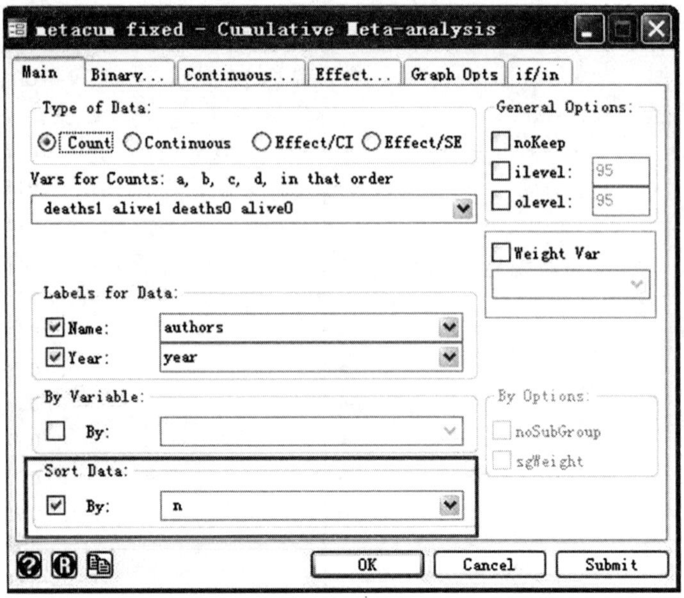

图 7-7　metacum 按照样本量大小实现的菜单框选择

计算结果如图 7-8 所示，所得森林图如图 7-9 所示。

Study	ES	[95% Conf.	Interval]
Fletcher (1959)	0.159	0.015	1.732
Klein (1976)	0.807	0.670	0.972
Lasierra (1977)	0.756	0.638	0.896
Dewar (1963)	0.345	0.104	1.141
Witchitz (1977)	0.808	0.691	0.945
Valere (1975)	0.776	0.629	0.959
NHLBI SMIT (1974)	0.765	0.616	0.950
Frank (1975)	0.781	0.635	0.962
1st European (1969)	0.952	0.514	1.760
2nd Frankfurt (1973)	0.737	0.580	0.936
2nd Australian (1977	0.808	0.694	0.940
3rd European (1977)	0.769	0.664	0.889
Italian (1971)	1.058	0.727	1.542
Heikinheimo (1971)	1.079	0.688	1.693
N German (1977)	0.808	0.691	0.946
1st Australian (1973	0.740	0.594	0.921
UK Collab (1976)	0.798	0.662	0.963
Austrian (1977)	0.761	0.642	0.903
2nd European (1971)	0.806	0.624	1.040
ISAM (1986)	0.781	0.682	0.895
GISSI-1 (1986)	0.796	0.730	0.868
ISIS-2 (1988)	0.774	0.725	0.825

图 7-8　以样本量 n 的大小顺序行累积 Meta 分析的计算结果

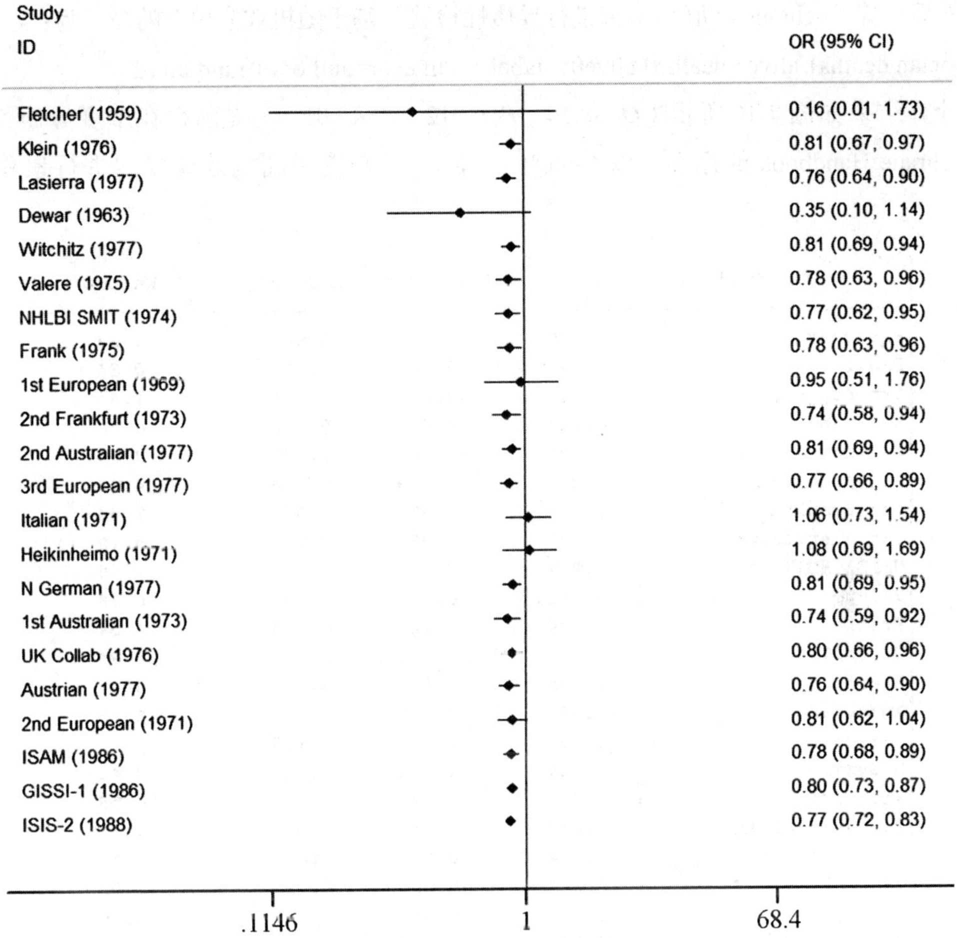

图 7-9　以样本量 n 大小顺序行累积 Meta 分析的森林图

因为小样本研究，事件发生的绝对数很少，更易受到随机误差的影响，研究结果变异性很大。由于阴性结果和未定性结果往往很少发表或不公开发表，因此，只收集小样本进行合并，可能会导致夸大估计治疗效果。因此，按样本量大小的顺序行累积 Meta 分析，可以研究样本大小对综合结果的影响。从图 7-9 可以清楚地看到，点估计和可信区间有明显的变化趋势，加入大样本研究后，估计值降低，可信区间变窄，增加了治疗效应的精确性和客观反映药物的疗效。

（四）按率 RD 累积

若选择率差（RD）为效应量时，还可以按照 RD 的大小进行累积。首先，需要对数据进行处理，命令如下：

```
gen alive1=pop1-deaths1
gen alive0=pop0-deaths0
```

然后计算 Cochrane Q 值和 I^2 来进行异质性检验。基于随机效应模型的命令为：

metan deaths1 alive1 deaths0 alive0，label（namevar=authors）random rd

计算结果如图 7-10 所示（Q=38.19，P=0.012，I^2=45.0%），提示存在中度异质性，根据 Cochrane Handbook 的标准（以 I^2=40% 为界），我们选用随机效应模型进行累积 Meta 分析。

```
             Study     |     RD    [95% Conf. Interval]     % Weight
-----------------------+--------------------------------------------------
Fletcher               | -0.280     -0.605     0.044          0.22
Dewar                  | -0.143     -0.405     0.120          0.34
1st European           |  0.062     -0.061     0.186          1.44
Heikinheimo            |  0.018     -0.036     0.073          5.70
Italian                |  0.001     -0.069     0.071          3.90
2nd European           | -0.078     -0.139    -0.018          4.92
2nd Frankfurt          | -0.151     -0.259    -0.044          1.84
1st Australian         | -0.028     -0.082     0.026          5.72
NHLBI SMIT             |  0.077     -0.033     0.186          1.78
Valere                 |  0.010     -0.160     0.181          0.78
Frank                  | -0.004     -0.123     0.114          1.54
UK Collab              | -0.019     -0.079     0.042          4.94
Klein                  |  0.175     -0.139     0.488          0.24
Austrian               | -0.068     -0.118    -0.018          6.48
Lasierra               | -0.196     -0.496     0.105          0.26
N German               |  0.035     -0.041     0.111          3.43
Witchitz               | -0.036     -0.233     0.161          0.59
2nd Australian         | -0.039     -0.150     0.071          1.75
3rd European           | -0.154     -0.247    -0.062          2.43
ISAM                   | -0.009     -0.032     0.015         13.93
GISSI-1                | -0.022     -0.034    -0.011         18.50
ISIS-2                 | -0.028     -0.037    -0.018         19.29
-----------------------+--------------------------------------------------
D+L pooled RD          | -0.025     -0.041    -0.010        100.00
-----------------------+--------------------------------------------------

  Heterogeneity chi-squared =   38.19 (d.f. = 21) p = 0.012
  I-squared (variation in RD attributable to heterogeneity) =  45.0%
  Estimate of between-study variance Tau-squared =  0.0003

  Test of RD=0 : z=   3.26 p = 0.001
```

图 7-10　以 RD 为效应量的异质性检验及 Meta 分析计算结果

命令如下：

rename _ES RD

rename _seES seRD

metacum deaths1 alive1 deaths0 alive0,label（namevar=authors,yearvar=year）sortby（RD）random rd

命令运行后的森林图见图 7-11。由图可知，随着差异较小研究的加入，综合结果的估计值呈现减小的趋势。不仅如此，还可探讨阴性结果或未定结论对综合结果的影响，可将一个阴性结果或未定论的结果加入累积 Meta 分析中，以此来观察该研究对综合结果的影响，从图中就可直观地看出。

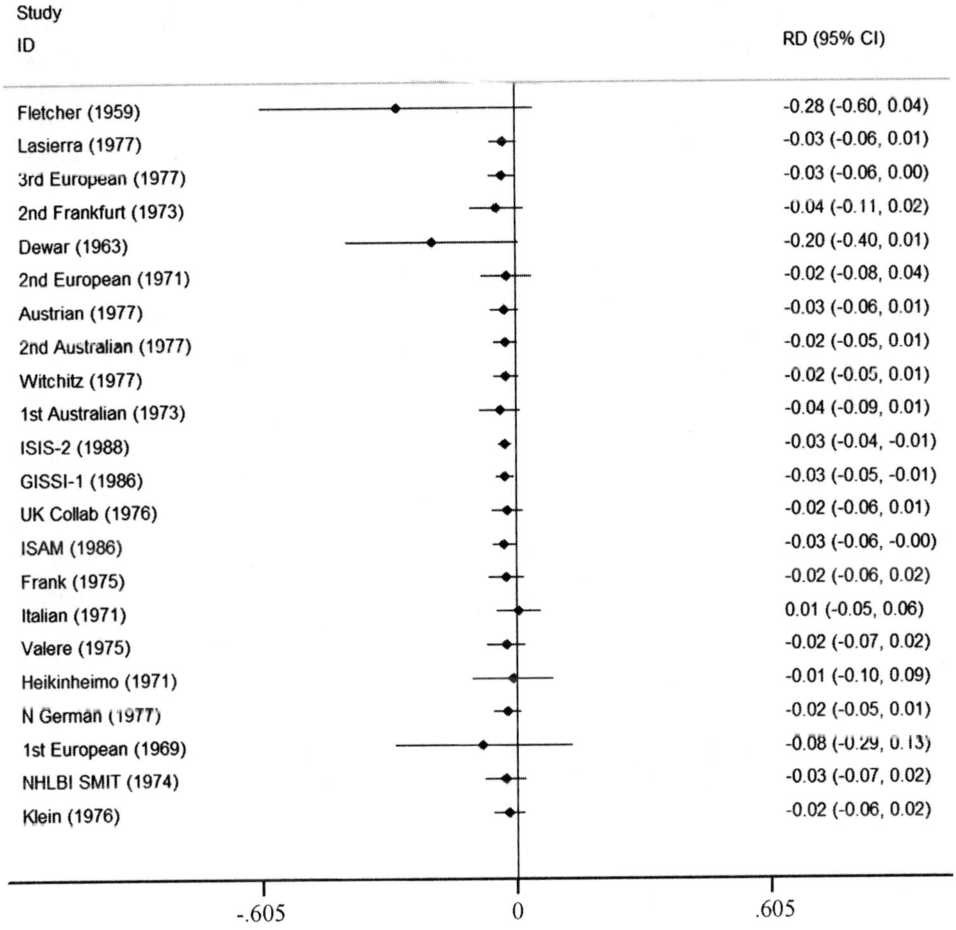

图 7-11　以 RD 效应量为顺序的累积 Meta 分析森林图

第四节　连续型变量的累积 Meta 分析

本节采用的示例见第五章第三节，数据见表 5-2，数据录入格式请参阅本书第四章相关内容，数据录入后界面如图 7-12。图 7-12 中：study 表示纳入的研究，n1 表示抗组胺药组的样本含量，x1 表示抗组胺药组的均数，s1 表示抗组胺药组的标准差，n2 表示对照组的样本含量，x2 表示对照组的均数，s2 表示对照组的标准差。

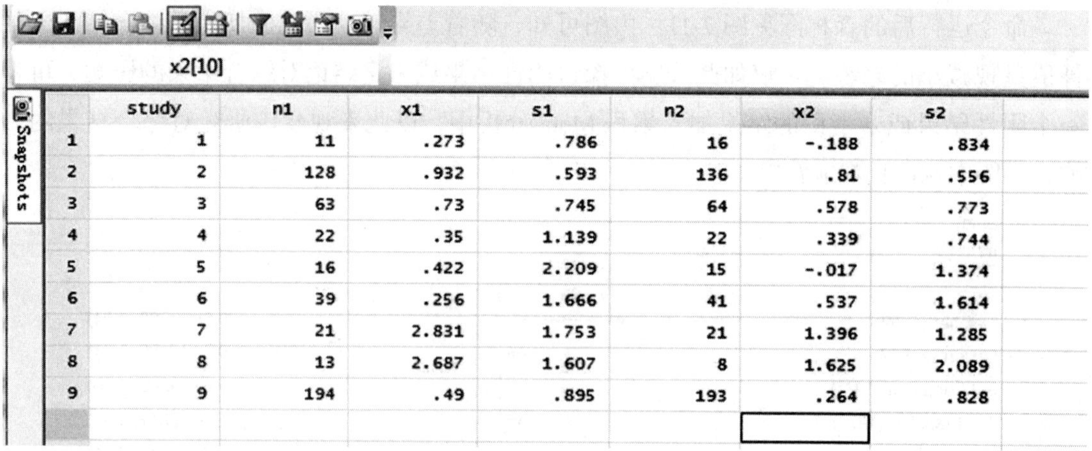

	study	n1	x1	s1	n2	x2	s2
1	1	11	.273	.786	16	-.188	.834
2	2	128	.932	.593	136	.81	.556
3	3	63	.73	.745	64	.578	.773
4	4	22	.35	1.139	22	.339	.744
5	5	16	.422	2.209	15	-.017	1.374
6	6	39	.256	1.666	41	.537	1.614
7	7	21	2.831	1.753	21	1.396	1.285
8	8	13	2.687	1.607	8	1.625	2.089
9	9	194	.49	.895	193	.264	.828

图 7-12 连续型资料的数据编辑界面

数据录入后，采用 Cohen 法（默认）计算 SMD 进行合并及评价异质性。

命令如下：

metan n1 x1 s1 n2 x2 s2，xlab（-1.5，-1.0，-0.5，0，.5，1，1.5）favours（Favours Treatment # Facours Control）lcols（study n1 x1 s1 n2 x2 s2）

亦可使用菜单完成。在 metan 命令的菜单模式中，在 Main 栏中选择“Continuous”，在“Vars for Exp. Group”和“Vars for Control Group”中依次选择“n1 x1 s1”、n2 x2 s2”，然后再 Continuous 栏中选择“Cohen”法，模型选择“Fixed，Inverse Variace”，如图 7-13 和图 7-14 所示。

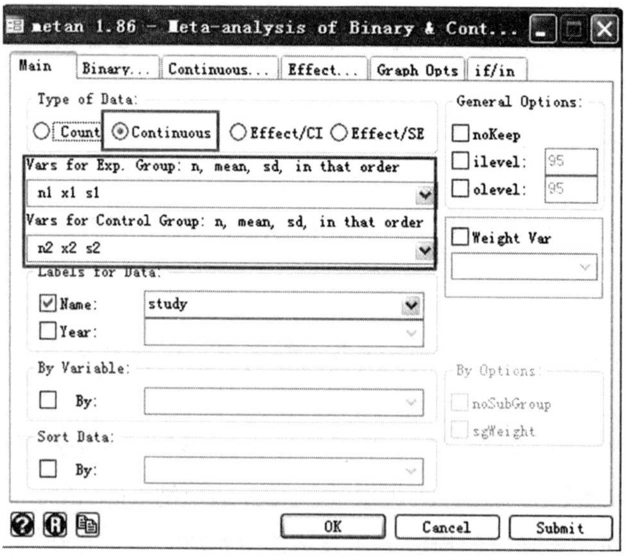

图 7-13 SMD 的 Main 项选择

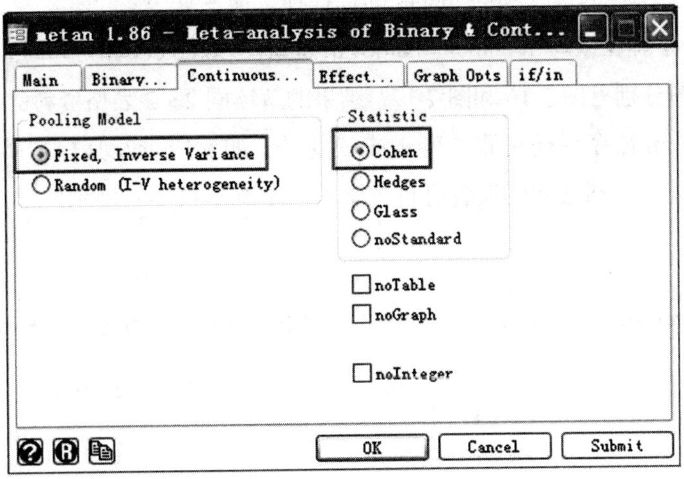

图 7-14　SMD 的 Continuous 项选择

命令或菜单操作执行后，即可得出 Meta 分析及异质性的计算结果。如图 7-15 所示，Q=9.86，df=8，p=0.275，提示纳入的 9 个研究同质性好，因此采用固定效应模型行累积 Meta 分析。

```
. metan n1 x1 s1 n2 x2 s2,xlab(-1.5,-1.0,-0.5,0,.5,1,1.5) favours(Favours Treatm
> ent # Facours Control) lcols(study n1 x1 s1 n2 x2 s2)

         Study         |     SMD    [95% Conf. Interval]      % Weight
-----------------------+----------------------------------------------
1                      |  0.566      -0.218      1.349          2.48
2                      |  0.212      -0.030      0.455         26.01
3                      |  0.200      -0.149      0.549         12.53
4                      |  0.011      -0.580      0.602          4.36
5                      |  0.237      -0.470      0.944          3.05
6                      | -0.171      -0.611      0.268          7.90
7                      |  0.934       0.295      1.572          3.74
8                      |  0.590      -0.310      1.491          1.88
9                      |  0.262       0.062      0.462         38.05
-----------------------+----------------------------------------------
I-V pooled SMD         |  0.234       0.111      0.358        100.00
-----------------------+----------------------------------------------

  Heterogeneity chi-squared =   9.86 (d.f. = 8) p = 0.275
  I-squared (variation in SMD attributable to heterogeneity) =  18.9%

  Test of SMD=0 : z=   3.72 p = 0.000
```

图 7-15　异质性检验及 Meta 分析计算结果

在 metacum 菜单栏的选择项同 metan 的选择项，命令如下：

metacum n1 x1 s1 n2 x2 s2，label（namevar=study）fixed cohen

结果及森林图分别见图 7-16 和图 7-17，结果的解读同 2×2 表格资料的累积 Meta 分析。

此外，metacum 命令后还可跟二变量或三变量，如效应量及其标准误，OR 或 RR 的可信区间的上、下限等，感兴趣的读者可自行学习，本章不再一一展示。

```
. metacum n1 x1 s1 n2 x2 s2, label(namevar=study) fixed cohen

          Study      |      ES     [95% Conf. Interval]
---------------------+--------------------------------------
1                    |  0.566     -0.218      1.349
2                    |  0.243      0.012      0.474
3                    |  0.230      0.037      0.423
4                    |  0.209      0.026      0.392
5                    |  0.211      0.033      0.388
6                    |  0.157     -0.007      0.322
7                    |  0.206      0.046      0.365
8                    |  0.217      0.060      0.374
9                    |  0.234      0.111      0.358
---------------------+--------------------------------------
```

图 7-16　SMD 累积 Meta 分析的结果

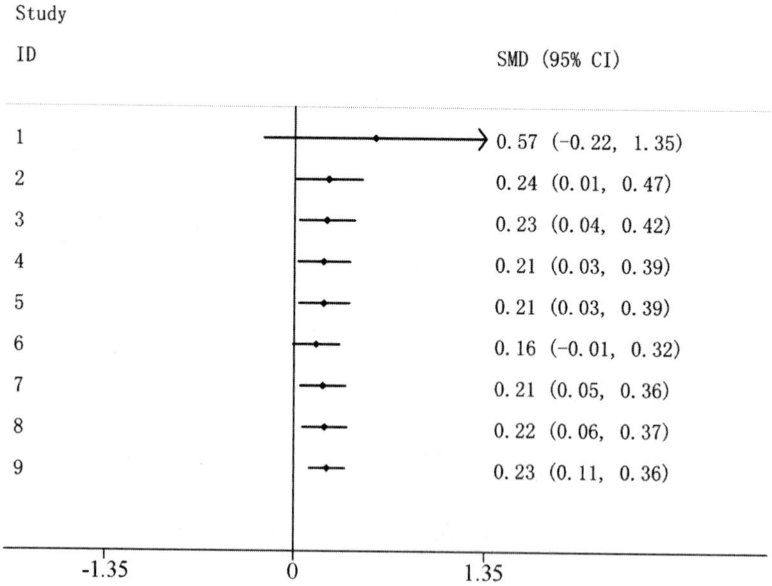

图 7-17　SMD 累积 Meta 分析的森林图

参 考 文 献

[1] Higgins JPT, Green S(editors). Cochrane Handbook for Systematic Reviews of Interventions Version 5.1.0 [updated March 2011]. The Cochrane Collaboration, 2011. Available from www.cochrane-handbook.org.

[2] D' Agostino RB, Sr., Weintraub M, Russell HK, et al. The effectiveness of antihistamines in reducing the severity of runny nose and sneezing: a meta-analysis. Clin Pharmacol Ther, 1998, 64（6）: 579-596.

[3] Egger M, Smith GD, Altman DG. Chapter 18 Meta-Analysis in Stata. Systematic Reviews in Health Care: Meta-Analysis in Context, 2008, 359-361.

[4] 罗杰，冷卫东，主编. 系统评价 /Meta 分析理论与实践. 北京：军事医学科学出版社，2013.

[5] 曾宪涛，冷卫东，郭毅，等. Meta 分析系列之一：Meta 分析的类型. 中国循证心血管医学杂志，2012，4（4）：3-5.

[6] 赵景波. 累积 Meta 分析方法及其在临床医学研究中的应用. 循证医学，2002，2（3）：167-171.

[7] 李国春. 累积 Meta 分析方法的应用及 CMA 软件的实现. 循证医学，2015，15（4）：247-251.

[8] 曾宪涛，主编. 应用 STATA 做 Meta 分析. 北京：军事医学科学出版社，2014.

第八章
序贯 Meta 分析

第一节　序贯 Meta 分析简介

一、序贯 Meta 分析的概念

序贯 Meta 分析（sequential meta-analysis，SMA）从整体层面上控制显著性水平 α（一般为 0.05），按照时间顺序依次纳入试验，将每纳入的一次试验当做一次期中分析（interim analysis）。

当前主要的序贯 Meta 分析方法有 4 种：

1. 丹麦哥本哈根临床试验研究中心小组 Wetterslev 等提出的试验序贯分析（trial sequential analysis，TSA）；

2. van der Tweel 和 Bollen 推荐的 Whitehead 双三角检验 SMA；

3. Higgins 等提出的半贝叶斯法；

4. Shuster 和 Neu 提出的 Pocock 法，该方法主要用于前瞻性分析。

这 4 种主要的方法中，TSA 的方法学较为成熟，且哥本哈根临床试验研究中心小组为其开发了相应的软件，具体操作使用方法详见中国循证医学杂志 2016 年第 5 期发表的论文《试验序贯分析软件在 Meta 分析中的应用》，因此 TSA 在 Meta 分析中的应用最为广泛。

二、序贯 Meta 分析方法学基础

（一）序贯试验

序贯试验（sequential trial）又称序贯分析（sequential analysis），由于该设计可以满足带有破坏性和危及安全性的试验要求，其最初被用于军火质量检验。序贯试验可分为开放型和闭锁型，根据目的不同可分为单向和双向序贯试验。图 8-1 为单向序贯试验的序贯图。

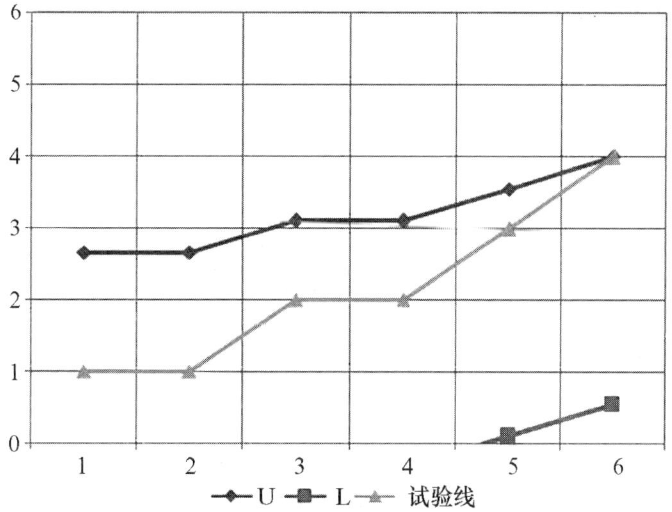

图 8-1 单向序贯试验的序贯图（x 轴为样本数、y 轴为有效数）

（二）成组序贯试验

传统的序贯方法要求受试者逐对进入试验，并且只有当得到该试验结果并统计分析后才可确定结束试验还是继续下一个试验。当得到试验结果的时间较长时（如数周或数月），这种序贯方法就不适用了。而成组序贯试验（group sequential analysis）可用于得到试验结果的时间较长及整个试验过程中分几个时间段来重复分析试验结果的情况。此外，成组序贯试验不要求受试者必须配对。因此该方法既保留了传统序贯方法的优点又避免其局限性，且正好与期中分析相配合。

该方法首先由 Pocock 于 1977 年提出，在国外的药物临床试验中应用较为广泛。在这一分析过程中要进行多次重复显著性检验，而这将增加 I 型错误风险。因此，为使总的显著性水平等于 α，Pocock 提出了名义显著性水平 α'，并规定每个阶段检验的名义显著性水平 α' 小于 α。O'Brien 和 Fleming 提出在试验的不同阶段取不同的 α'，在早期应更严格，并定义检验统计量的方差与累积样本大小成比例。此外，Slud 和 Wei 也提出了一种基于改进 Wilcoxon 统计量（渐进高斯分布）的方法。但这些方法都需要提前定义所需时段的次数，也就是分析的次数。Lan 和 DeMetes 于 1983 年提出了一种更为灵活的离散界值，仅需要提前定义一个单调递增的 α 损耗函数 $\alpha^*(t)$，其公式为：

$$\alpha^*(\mathrm{t})=\begin{cases}0 & (\mathrm{t}=0)\\ 2\left[1-\varphi\left\{Z_{\alpha/2}/\sqrt{\mathrm{t}}\right\}\right] & (0<\mathrm{t}\leqslant 1)\end{cases}$$

其中 φ 是标准正态分布函数，当 t=1 时，α*（1）=α。

（三）序贯方法引入累积 Meta 分析

Pogue 和 Yusuf 于 1997 年将 Lan-DeMetes α 损耗函数引入累积 Meta 分析，用该损耗函数来计算 Meta 分析的界值，同时提出了最优信息量（optional information size，OIS）的概念。计算 OIS 需要假设事件发生率和最小干预效，公式为：

$$\mathrm{N}=2\times\frac{\left(Z_\alpha+Z_\beta\right)^2\times 2\mathrm{P}^*\left(1-\mathrm{P}^*\right)}{\left(\mathrm{P_C}-\mathrm{P_E}\right)^2}$$

其中 $P^*=(P_C+P_E)/2$，P_C、P_E 分别为对照组和试验组事件发生率，N 即为 OIS。

三、试验序贯分析

丹麦哥本哈根临床试验中心小组将 Pogue 和 Yusuf 的方法进行延伸，提出了 TSA 方法，同时提出了期望信息量（required information size，RIS）的概念，并提供了多种用于估算 RIS 的方法，如累积信息量（accrued information size，AIS）、先验信息量（a priori information size，APIS）、低偏倚信息量（low-bias information size，LBIS）、低偏倚异质性校正信息量（low-bias heterogeneity-adjusted information size，LBHIS）、差异校正信息量（diversity-adjusted information size，DIS）。关于 TSA 方法，国内已有学者进行了介绍，本文暂不做相关阐述，有兴趣的读者可参阅下述国内学者的相关研究：

• 王权，田金徽，李伦，等．试验序贯分析简介．中国循证医学杂志，2013，13（10）：1265–1268.

• 王权，田金徽，李伦，等．试验序贯分析与 Meta 分析所需样本量的估算．兰州大学学报：医学版，2015，41（4）：76–80.

• 夏芸，孙瑛，刘兆兰，等．系统综述或 Meta 分析的样本量估算——试验序贯分析．现代中医临床，2013，20（5）：31–33.

• 王欢，胡厚祥．试验序贯性分析在随机对照试验 Meta 分析中的运用．重庆医学，2015，44（21）：2996–2999.

当然，除了 TSA 软件可以进行 TSA 界值图的绘制外，其他软件也可以，如 Stata、Excel、SAS、R 等软件，本章重点介绍如何使用 Stata 软件进行绘制。

四、Whitehead 双三角检验 SMA

Whitehead 双三角检验 SMA 方法起源于单个原始 RCT 的研究设计，在单个 RCT 的序贯分析中，分析的单位是单个病人，不是通过 α 损耗函数来控制显著性水平的。Whitehead 等将其引入累积 Meta 分析，分析单位为每一个 RCT，也就是一组病人，采用统计量（Z，V）控制总的显著性水平，该方法得到 van der Tweel 和 Bollen 的推广。该方法具有以下特点：

1．无需提前预估总体信息量，设置一组界值即可。

2．具有终止无效假设的标准，当然 TSA 也具有这一特点。

3．可以量化统计效能。

4．点估计和区间估计都可进行多重检验校正。

5．可增加效率，即无效 / 有效假设均有接受的标准，可达到伦理学和经济学上的优化。

在 Whitehead 双三角检验 SMA 中，每个 RCT 具有两个值：Z_i 和 V_i，Z_i 不同于 TSA 中的检验统计量。Z_i 表示累积 Meta 分析中第 i 个研究试验组观察到的事件发生数与无效假设下试验组事件期望值的差值，V_i 表示表示在无效假设下 Z_i 的方差。数据格式如表 8-1 所示，则相应的 Z_i 和 V_i 的计算方法为：

$$Z_i = F_{Ei} - N_{Ei}F_i / N_i = \frac{N_{Ci}F_{Ei} - N_{Ei}F_{Ci}}{N_i}$$

$$V_i = \frac{N_{Ei}N_{Ci}S_iF_i}{N_i^2(N_i - 1)}$$

表 8-1　Whitehead 双三角检验 SMA 分析数据表格形式

第 i 个 RCT	试验组（E）	对照组（C）	共计
事件发生数	F_{Ei}	F_{Ci}	F_i
事件未发生数	S_{Ei}	S_{Ci}	S_i
	N_{Ei}	N_{Ci}	N_i

根据表 8-1 数据格式，第 i 个 RCT 的效应量 $OR_i=P_{Ei}(1-P_{Ci})/[P_{Ci}(1-P_{Ei})]$，定义临床疗效 $\theta_i=\ln(OR_i)$。在进行 Whitehead 双三角检验 SMA 分析前估计相关的临床疗效 θ_R（$=\ln OR$）。

Whitehead 双三角检验 SMA 方法的界值图采用双三角检验方法，由四条线组成，外部上界（U_1）、下界（L_1）和内部上界（U_2）、下界（L_2），分别表示为：

$$U_1: Z=a+cV;\ L_1: Z=-a-cV;\ U_2: Z=-a+3cV;\ L_2: Z=a-3cV$$

其中系数 a、c 由 I 型错误 α、II 型错误 β 以及相关临床效应 θ_R 共同决定。当 $\alpha/2=\beta$ 时，效应量 δ_R 截距 $a=(2/\delta_R)\log(1/\alpha)$，斜率 $c=\delta_R/4$，坐标定为 $V=4a/\delta_R$、$Z=2a$；当 $\alpha/2\neq\beta$ 时，效应量 $\delta_R=2U_{\alpha/2}\theta_R/(U_{\alpha/2}+U_\beta)$。若将截距 a 替换为 $a-0.583\sqrt{(V_i-V_{i-1})}$，则这种校正方法被称为“圣诞树校正”。

如图 8-2 所示，纵轴为 Z，横轴为 V，绿色线条为 U1，蓝色线条为 U2，紫色线条为 L1，红色线条为 L2，若累积的研究坐标（Z_i，V_i）超过 U1 或 L1，则拒绝 H0，即试验组干预措施优于对照组干预措施；若超过 U2 或 L2，则接受 H0，即试验组干预措施与对照组干预措施无差异；若没有超过任何一条界值线，则表明当前的证据尚不足以得出结论，仍需进一步看展相关研究进行验证。

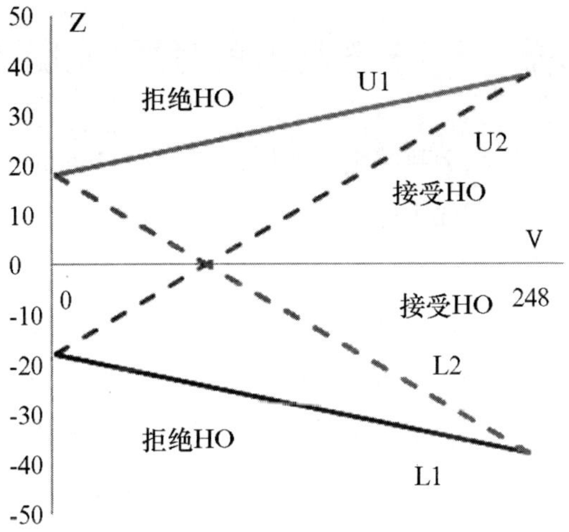

图 8-2　Whitehead 双三角检验 SMA 界值图

五、半贝叶斯法

Higgins 等提出了半贝叶斯法，与 Whitehead 双三角检验 SMA 方法不同的是，半贝叶斯法基于（Z，V）平面（此方法的 Z 和 V 与上述方法不同），采用对称的 $Z=\pm H$、$V=V_{max}$ 边界以及纵轴作为矩形平面，该方法避免了积分计算。

假设估计效应为 y_i，真实效应为 θ_i，相应的估计方差为 v_i，i 为纳入的研究数（i=1，…，k）。若 $\theta_i=y_i$，$v_i=0$，则倒 γ 先验分布的异质性方差 τ^2 与未知正态分布的方差共轭，且 τ^2 与的后验分布也为倒 γ 分布，那么纳入 t_j（若开始纳入研究数为 2，则 $t_1=2$）个研究间的异质性方差为 $\tau^2=\sum_{i=1}^{t_j}(\theta_i-\mu)^2/t_j$〔其参数为 $\eta+(t_j/2)$、$\lambda+(t_j t_j^2/2)$〕，采用 DerSimonian-Laird 法估计的方差为 $\hat{\tau}_{DL,j}$，则 τ^2 的后验均数为：

$$\hat{\tau}^2_{AB,j}=\frac{2\lambda+t_j\hat{\tau}^2_{DL,j}}{2\eta+t_j-2}=\frac{2(\eta-1)\hat{\tau}^2_{AB,0}+t_j\hat{\tau}^2_{DL,j}}{2(\eta-1)+t_j}$$

其中 $\hat{\tau}^2_{AB,0}$ 是先验倒 γ 分布的均值。则后验均值可被认为为 τ^2 先验估计的加权平均数，随着纳入研究数量的增加，先验信息递减。在随机效应模型下，半贝叶斯法的 Z_j、V_j 计算方法如下：

$$Z_j=\sum_{i=1}^{t_j}w^*_{AB,i}y_i,V_j=\sum_{i=1}^{t_j}w^*_{AB,i}$$

其中 $w^*_{AB,i}=\left(v_i+\hat{\tau}^2_{AB,j}\right)^{-1}$，当纳入研究够多（即 $yi\approx\theta i$，vi=0）时，以及纳入研究较少而导致高估 τ^2（与 θi 分布相比较，yi 估计值的分布过度离散）时，该方法可以得到较好的结果。

第二节　二分类数据的序贯 Meta 分析

美国南佛罗里达大学循证医学与健康实效研究中心的 Miladinovic 教授等开发了 Stata 的“metacumbounds”命令，用于实现 TSA。本文主要介绍如何使用 Stata 软件来实现 TSA。

一、命令安装及准备

Stata 12.0 软件中，“metacumbounds”命令需要使用者自行安装。

在 Stata 命令窗口键入“findit metacumbounds”，在新弹出的界面中点击“st0284 from http://www.stata-journal.com/software/sj13-1”，然后在描述“st0284”软件包的界面中点击“click here to install”，然后 Stata 就会安装“metacumbounds”的三个文件：ado、sthlp、和 dlg。

其中“st0284/metacumbounds.dlg”文件是对话框文件，即菜单操作文件，将其放置在 Stata 激活目录下即可。

此外，还可在 Stata 命令窗口键入以下命令来将其添加到菜单栏：

window menu append item “Meta-Analysis” “Cumulative MA with bounds (metacumbounds)” “db metacumbounds”

window menu refresh

然后点击“User → Meta-Analysis”，在最后一行我们发现“Cumulative MA with bounds (metacumbounds)”已添加到 Meta 分析菜单，如图 8-3 所示。

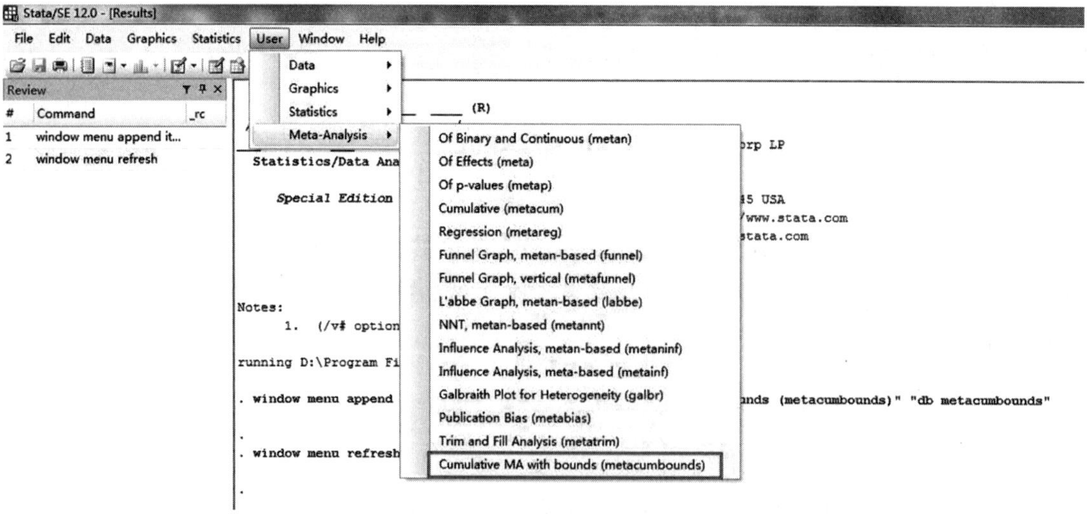

图 8-3　添加 metacumbounds 命令到 Meta 分析菜单栏

此外，“metacumbounds”命令需要 Stata 软件的“metan”命令来计算 Meta 分析的统计量（Z 值）；因此，还需要结合 R 软件的“foreign”和“ldbounds”程序包，其中“foreign”包用来读写 Stata 数据文件，“ldbounds”包用来计算 TSA 界值，计算方法有 O’Brien-Fleming 和 Pocock 损耗函数。在 R 软件中安装程序包的方法详见曾宪涛等主编的专著《R 与 Meta 分析》。

采用 Stata 实现 TSA 时，虽然需要 R 软件来辅助计算 TSA 界值，但不需要读者打开 R 软件，Stata 软件运用“rsource”命令在 Stata 内部来调用运行 R 软件，通过 Rterm.exe 程序实现。因此，需要在 Stata 中安装“rsource”命令，通过键入“ssc install rsource”命令实现。

二、“metacumbounds”菜单及命令格式

“metacumbounds”命令格式为：

metacumbounds varlist [if] [in]，data（count ｜ loghr）effect（f ｜ r）spending（string）rdir（string）is（ais ｜ apis ｜ lbis ｜ lbhis）[id（strvar）surv（#）loss（#）lbid（varname）stat（rr ｜ or ｜ rd）wkdir（string）kprsrce（string）alpha（#）beta（#）graph rrr（#）listRout listRin keepR graph_options]

上述命令的释义如下：

varlist 包括计数数据或 logHR，及其标准误和试验样本量；

data（count ｜ loghr）定义分析的数据类型是二分类数据（count）还是时间 – 事件数据（logHR），二分类数据选项下的效应量有 RR、OR、RD，该选项是必须项；

effect（f ｜ r）定义估算模型：固定效应模型（f）和随机效应模型（r），当异质性 I^2>30% 时采用固定效应模型，合并方法采用的是“metan 命令的倒方差法”（fixedi 和 randomi），该选项是必须项；

spending（string）定义 R 软件“ldbounds”程序包计算 TSA 界值所采用的损耗函数方法，有 O’Brien-Fleming 函数（spending(1)）、Pocock 函数（spending(2)）、αt 函数（spending(3)）、$\alpha t^{1.5}$ 函数（spending（4））、αt^2 函数（spending（5）），该项是必选项；

rdir（string）列出 R 软件的路径，该项是必须项；

is（ais ｜ apis ｜ lbis ｜ lbhis）定义信息量的计算，有累积信息量（ais）、先验信息量（apis）、低偏倚信息量及低偏倚校正信息量，该项是必须项；

id（strvar）是用来标签纳入研究的字符型变量；

surv（#）定义时间 – 事件数据的总体平均生存率，范围为 [0，1）；

loss（#）定义时间 – 事件数据的失访比例，范围为 [0，1）；

lbid（varname）定义低偏倚风险研究，在 is（lbis）或 is（lbhis）选项下使用；

stat（rr ｜ or ｜ rd）定义二分类变量数据的合并效应量（RR、OR、RD）；

wkdir（string）定义文件的保存目录；

kprsrce（string）程序完成后保存 R 源文件；

alpha（#）定义 I 型错误；beta（#）定义 II 型错误；

graph 为绘图参数；

rrr（#）定义计算先验信息量（apis）的先验干预效应（RRR）；

listRout 将 R 软件输出的结果展示在 Stata 软件；

listRin 将 R 软件源文件展示在 Stata 软件；

keepR 保留 R 源文件；

graph_options 是总体绘图选项，其中 shRRR 和 pos（ ）定义 RRR、α、β 在图形中的位置，xtitle（string）和 ytitle（string）分别添加 x 轴和 y 轴的标签；

titile（string）和 subtitle（string）添加图形的标题和亚标题。

当然，也可以采用菜单操作实现。点击“Cumulative MA with bounds（metacumbounds）”，如图 8-4 所示。除需要定义图 8-4 所示的“Main”栏外，还需要定义“Directories and graphing option”栏（图 8-5）。

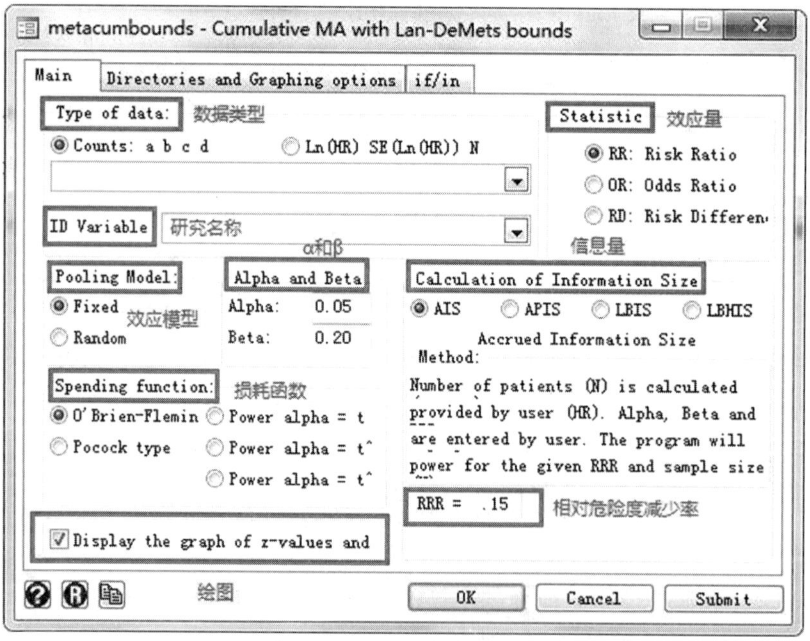

图 8-4 “metacumbounds”菜单“Main”栏

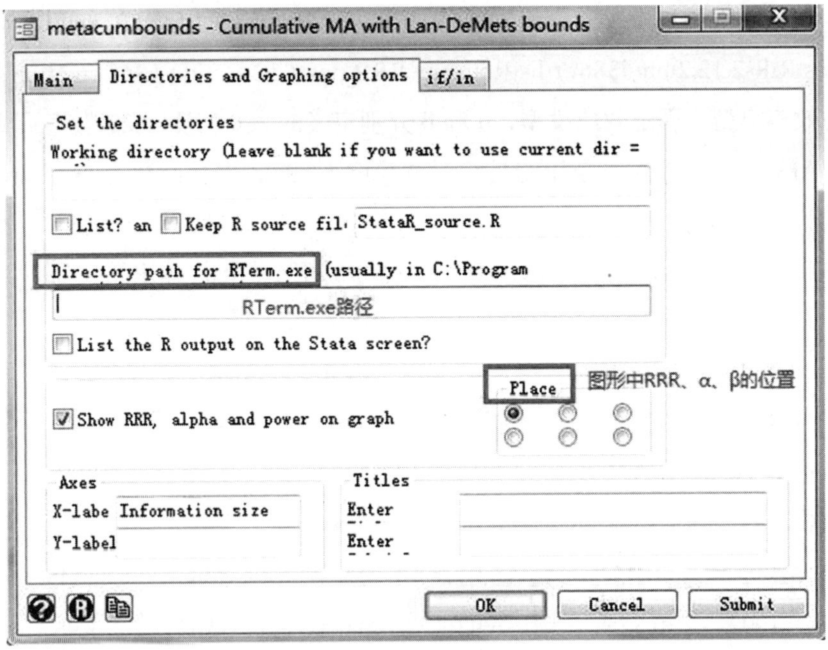

图 8-5 “metacumbounds”菜单“Directories and graphing option”栏

三、实例分析

本文采用“metacumbounds”命令附带的样本数据进行分析（表 8-2），在 Stata 命令窗口键入“use example1”命令即可获得该数据。该数据为二分类数据，其中，study 表示纳入研究名称，a、b 分别表示试验组事件发生数、未发生数，c、d 分别表示对照组事件发生数、未发生数，lbid 表示纳入研究的风险偏倚情况（0 为高风险、1 为低风险）。

表 8-2　示例数据格式

study	a	b	c	d	lbid
Harris_1978	3	15	12	6	0
Mokrohisky_1978	9	24	26	14	0
Stork_1984	12	73	25	72	0
Kempley_1992	34	128	66	80	0
UACTSG_1992	77	404	130	359	1

然后在 Stata 命令窗口键入以下命令：

metacumbounds a b c d，data（count）effect（f）id（study）alpha（0.05）beta（0.20）is

(AIS) stat (rr) graph spending (1) rrr (.15) listRin keepR kprsrce (StataR_source.R) rdir (C：\ Program Files\R\R-2.12.2\bin\i386\ ) listRout shwRRR pos （12）xtitle (Information size)

采用的效应模型为固定效应模型，α 和 β 分别定义的为 0.05 和 0.2，信息量采用的是累积信息量（AIS），合并效应量采用的是相对危险度（RR），损耗函数为 O'Brien-Fleming 函数，RRR 定义为 15%。

上述命令运行后，绘制出的 TSA 界值图如图 8-6 所示，Stata 输出结果如下：

Trial	Cumulative estimate（rr）	z	Pval	partN	UB
Harris_1978	0.250	2.508	0.012	36	8.000
Mokrohisky_1978	0.371	3.691	0.000	109	8.000
Stork_1984	0.436	4.041	0.000	291	5.128
Kempley_1992	0.452	5.911	0.000	599	3.445
UACTSG_1992	0.525	6.936	0.000	1569	1.962

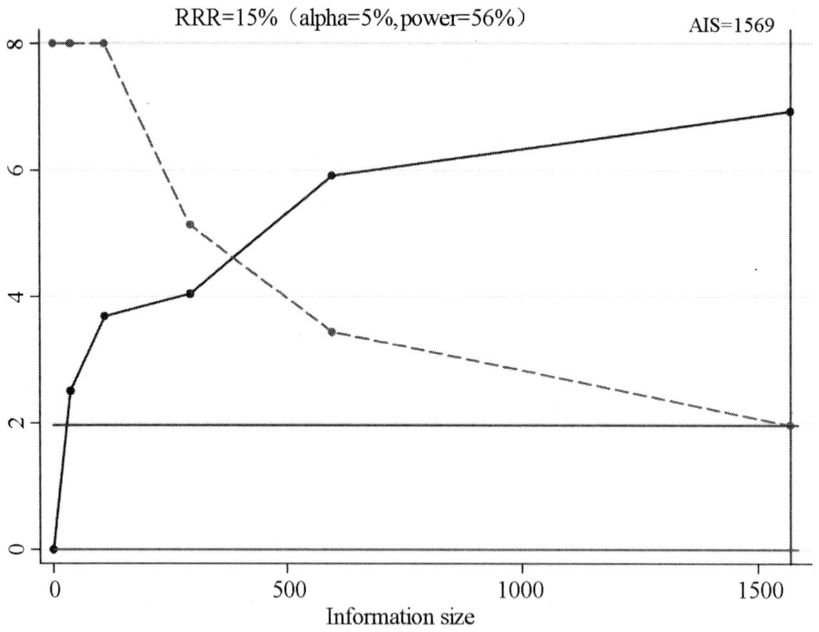

图 8-6　基于 AIS 的 TSA 界值图

图 8-6 为基于累积信息量（AIS）的 TSA 界值图，图中显示 AIS=1569，统计效能为 56%，累积 Z 曲线已越过传统 Z=1.96 界值线以及 TSA 界值线，表明试验组干预措施优于对

照组干预措施。此外，我们还绘制出基于 APIS、LBIS 的 TSA 界值图进行比较。

APIS 界值图的绘制只需将 AIS 界值图绘制的命令中 is(AIS) 参数改为 is(APIS) 即可，基于 RRR=15%，α=0.05，β=0.2 下，APIS=2743。从图 8-7 中我们看到，累积 Z 曲线未达到 APIS，但已穿过传统界值线（Z=1.96）和 TSA 界值线。

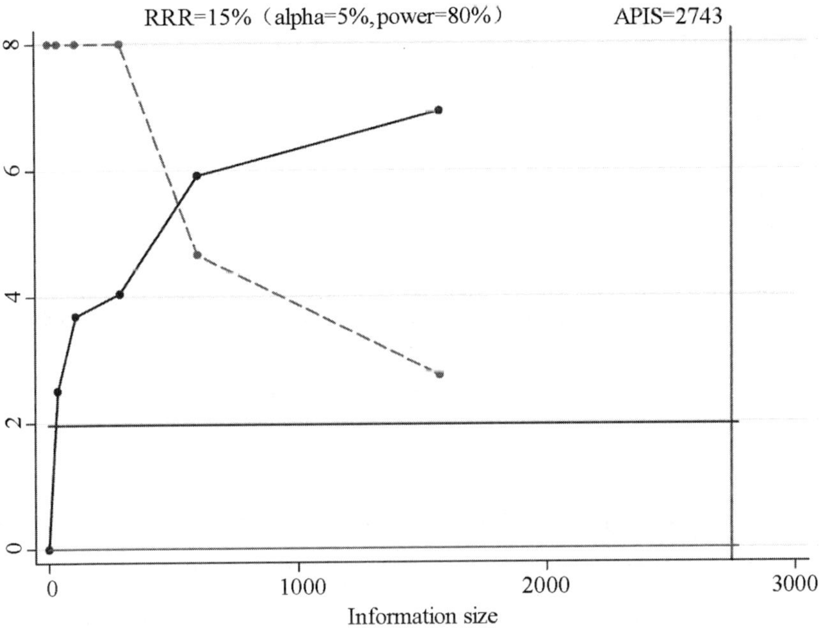

图 8-7　基于 APIS 的 TSA 界值图

LBIS 界值图的绘制除将 AIS 界值图绘制命令中 is（AIS）参数改为 is（LBIS）外，还需定义低偏倚风险研究，添加 lbid（lbid）参数，命令格式如下：

metacumbounds a b c d, data(count) effect(f) id(study) alpha(0.05) beta(0.20) is(LBIS) lbid(lbid) stat(rr) graph spending(1) rrr(.15) listRin keepR kprsrce(StataR_source.R) rdir(C：\Program Files\R\R-2.12.2\bin\i386\ ) listRout shwRRR pos（2）xtitle（Information size）

LBIS 界值图如图 8-8 所示，基于低偏倚风险研究的结果显示，RRR=40%，LBIS=470，累积 Z 曲线穿过了 LBIS 线，穿过了传统界值线（Z=1.96）和 TSA 界值线。由于本例的 LBHIS 界值图与 LBIS 界值图的结果相同，因此未展示 LBHIS 界值图。从上述三种界值图可发现，其结论均相同，即试验组干预措施优于对照组干预措施。

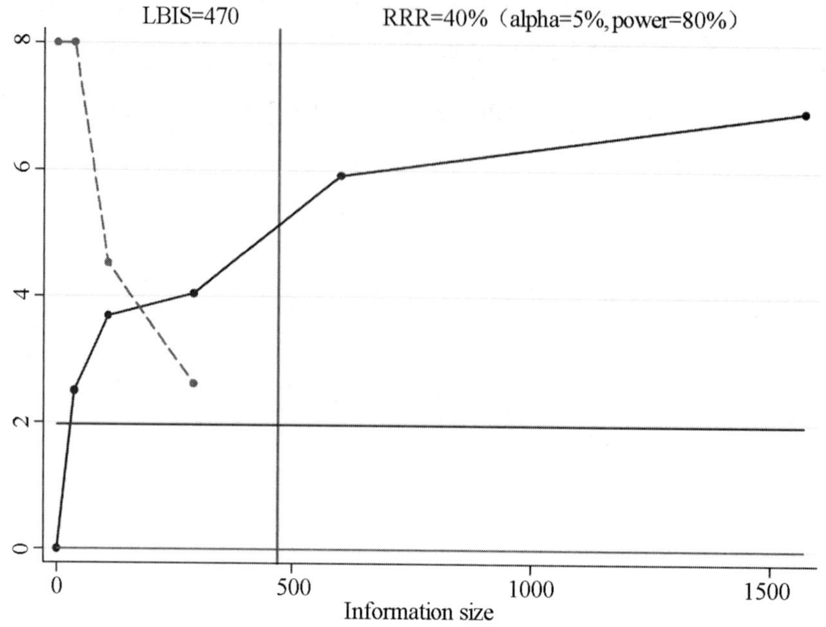

图 8-8　基于 LBIS 的 TSA 界值图

四、小结

如果研究做制作 Meta 分析时没有采用 Revman 软件（Revman 数据可导入 TSA 软件），那么使用 TSA 软件做 TSA 时，就会面临输入数据的繁琐过程。与 Stata 软件的“metacumbounds”命令比较，TSA 软件需要定义的选项也较为繁琐，Stata 软件显得更为清晰、明了，输入数据也方便快捷。TSA 软件中计算 TSA 界值的方法仅有 O’Brien-Fleming 损耗函数，而 Stata 软件“metacumbounds”命令中提供了五种损耗函数方法。

但 TSA 软件除了提供有效界值外，还提供了无效界值（futility boundary），而这一点是 Stata 软件“metacumbounds”命令所不能实现的。此外，TSA 软件还提供了校正可信区间，这一点 Stata 软件的“metacumbounds”命令也不能提供。但我们相信，随着方法学的发展，无效界值也能被整合到 Stata 软件的命令中，丰富 Stata 软件的操作，使其更为完善和便捷。

第三节　时间 - 事件数据的序贯 Meta 分析

一、命令安装及程序命令

同本章第二节。

二、数据准备

使用 Stata 软件“metacumbounds”命令附带的样本数据“example2”进行演示。数据格式如表 8-3 所示。在 Stata 软件命令窗口键入：use example2，即可获得该数据。共计 10 项 RCTs，study 为纳入研究，ln_hr 为效应量 HR 的对数值，se_ln_hr 为效应量 HR 对数值的标准误，N 为样本量，lbid 为纳入研究风险偏倚情况，1 表示低风险偏倚，所有纳入研究均具有充足的分配隐藏。

表 8-3　时间 – 事件数据的示例数据

study	ln_hr	se_ln_hr	N	lbid
Raghavan_1991	0.357674	0.246194	96	1
Wallace_1991	0.10436	0.191498	159	1
Martinez_1995	0.019803	0.221069	121	1
Malmstrom_1996	−0.261365	0.162777	311	1
Cortesi_1997	−0.094311	0.216147	153	1
Bassi 1999	−0.072571	0.190406	206	1
MRC_EORTC_1999	−0.162519	0.083802	976	1
Sherif_2002	−0.150823	0.151711	317	1
Sengelov_2002	0.058269	0.176823	153	1
Grossman_2003b	−0.261365	0.141499	317	1

三、菜单操作实现

“metacumbounds” 命令安装后需要将 “st0284/metacumbounds.dlg” 对话框文件放置在 Stata 激活目录下，或者在 Stata 命令窗口键入以下命令来安装激活菜单：

window menu append item “Meta-Analysis” “Cumulative MA with bounds (metacumbounds)” “db metacumbounds”

window menu refresh

点击 “User → Meta-Analysis → Cumulative MA with bounds (metacumbounds)”，弹出 “metacumbounds” 命令菜单对话框，如图 8-9 所示。在 “Ln（HR）SE（Ln（HR））N” 依次选择表 1 中的 “ln_hr se_ln_hr N”，由于纳入研究间异质性 I^2=0%，故选则固定效应模型，Ⅰ型错误（α）和Ⅱ型错误（β）分别为 0.05、0.2，损耗函数采用 O’Brien-Fleming 函数，定义平均生存率为 40%，期望删失率（即失访）w=0%，然后选择信息量的计算方法，有累积信息量（AIS）、先验信息量（APIS）、低风险信息量（LBIS）和低风险异质性校正信息量（LBHIS）。我们先选择 AIS 计算信息量，并定义相对危险度减少率 RRR=15%。该菜单的第二栏主要是设置 TSA 界值图的一些性质以及 R 软件的运行路径。

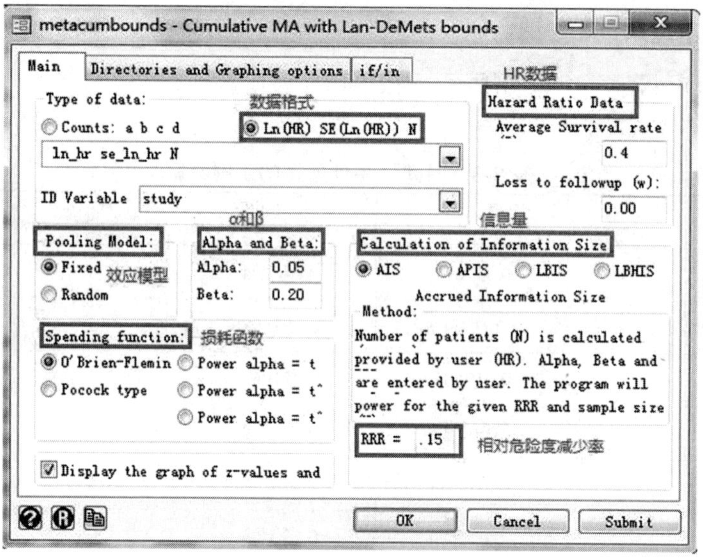

图 8-9 “metacumbounds”菜单对话框

菜单设置完成后，点击“OK”或“Submit”按钮，得到如图 8-10 所示 TSA 界值图，并得到以下结果：

Isquare = 0.00%

Cumulative fixed-effects meta-analysis of 10 studies with Lan-DeMets bounds

Trial	Cumulative estimate ( )	z	Pval	partN	UB
Raghavan_1991	1.430	1.453	0.146	96	8.000
Wallace_1991	1.221	1.322	0.186	255	8.000
Martinez_1995	1.153	1.142	0.253	376	8.000
Malmstrom_1996	0.993	0.071	0.944	687	4.382
Cortesi_1997	0.978	0.246	0.806	840	3.946
Bassi_1999	0.969	0.385	0.700	1046	3.508
MRC_EORTC_1999	0.909	1.627	0.104	2022	2.402
Sherif_2002	0.903	1.876	0.061	2339	2.269
Sengelov_2002	0.915	1.696	0.090	2492	2.233
Grossman_2003b	0.897	2.229	0.026	2809	2.073

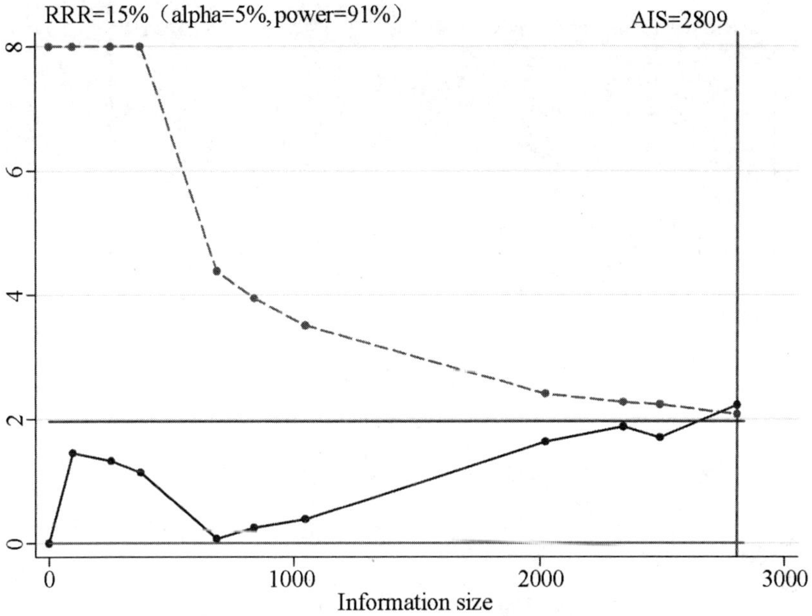

图 8-10　基于 AIS 的 TSA 界值图

由于样本数据所有纳入研究均为低风险偏倚，因此 LBIS 的结果和 LBHIS 的结果相同。我们依次选择 APIS、LBIS，分别得到图 8-11、图 8-12。

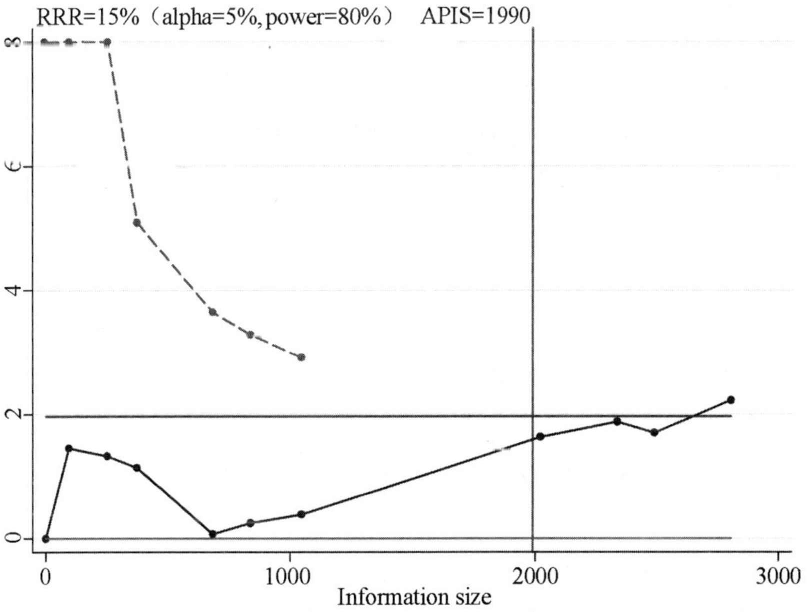

图 8-11　基于 APIS 的 TSA 界值图

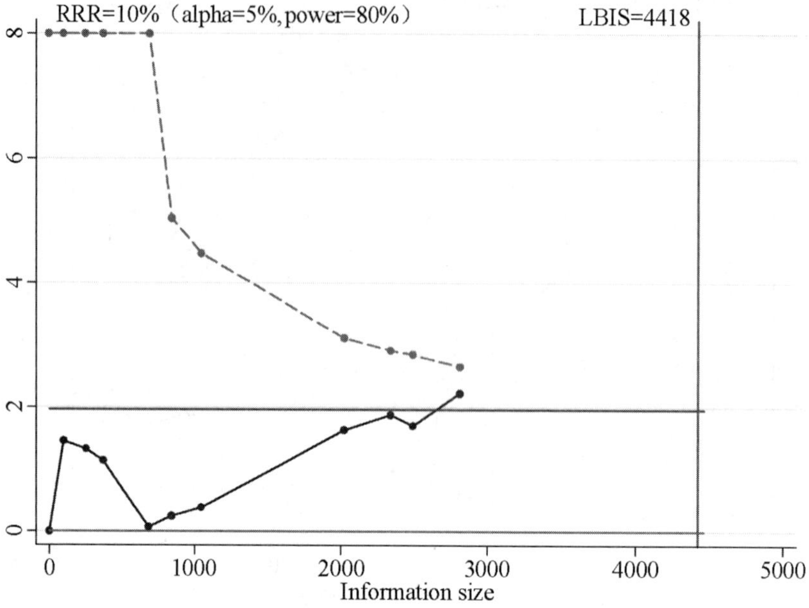

图 8-12　基于 LBID 的 TSA 界值图

四、命令操作实现

选择固定效应模型，定义Ⅰ型错误（α）和Ⅱ型错误（β）分别为 0.05、0.2，损耗函数采用 O'Brien-Fleming 函数，定义平均生存率为 40%，期望删失率 w=0%，RRR=15%，信息量采用 AIS，命令如下：

metacumbounds ln_hr se_ln_hr N, data（loghr）effect（f）id（study）surv（0.4）loss（0.00）alpha（0.05）beta（0.20）is（AIS）graph spending（1）rrr（.15）kprsrce（StataR_source.R）rdir（C：\Program Files\R\R-2.12.2\bin\i386\）shwRRR pos（10）xtitle（Information size）

命令运行后，结果如图 8-10 所示。

信息量采用 APIS 的命令只需将上述命令中的"is（AIS）"改为"is（APIS）"即可。信息量采用 LBIS，除更改信息量名称外，还需添加定义低风险偏倚研究，命令如下：

metacumbounds ln_hr se_ln_hr N, data（loghr）effect（f）id（study）alpha（0.05）beta（0.20）surv（0.4）loss（0.00）is（LBIS）lbid（lbid）stat（rr）graph spending（1）rrr（.15）listRin keepR kprsrce（StataR_source.R）rdir（C：\Program Files\R\R-2.12.2\bin\i386\）shwRRR pos（10）xtitle（Information size）

若信息量采用 LBHIS，则只需将上述命令中的"is（LBIS）"改为"is（LBHIS）"即可。

五、结果解读

举例数据的累积信息量 AIS=2809，α=0.05，统计效能 power=91%，图 8-10 显示累积 Z

曲线在最后一个试验时穿过了传统界值线 Z=1.96 和基于 AIS 的 TSA 界值线，TSA 确认了该 Meta 分析结果。

采用 RRR=15%，α=0.05，β=0.2，power=1–β=80%，得到 APIS=1990，图 8-11 显示累积 Z 曲线未穿过基于 APIS 的 TSA 界值线，达到 APIS 时也为穿过传统 Z=1.96 界值线，而在最后一个试验时，穿过了传统界值线 Z=1.96，TSA 也证实了该结果可靠。

采用低偏倚风险研究校正信息量 LBIS 时，定义 α=0.05，β=0.2，power=1–β=80%，计算得到 LBIS=4418，RRR=10%。图 8-12 显示累积 Z 曲线未达到 LBIS，但穿过了传统界值线 Z=1.96，未穿过基于 LBIS 的 TSA 界值线。基于 LBIS 的 TSA 结果说明该 Meta 分析的结果可能是假阳性结果，尚需要进一步开展相关研究进行验证。本例采用 LBHIS 的结果与 LBIS 的结果相同。

六、小结

从上述结果中我们发现，采用 LBIS 或 LBHIS 的结果与采用 AIS 和 APIS 的 TSA 界值图有所差异，这可能与低风险偏倚研究的定义有关。Wetterslev 等将 TSA 中的低风险偏倚定义为具有充足的分配隐藏，而 Miladinovic 等将其定义为 5 个领域中至少满足 3 个及以上：随机序列的产生、分配隐藏、意向性分析、盲法、报告结局指标的完整性。本例所使用的是 Wetterslev 等的定义方法。因此，在实践中，我们应该根据纳入研究的具体情况来进行选择信息量，如纳入研究的质量普遍较高时，可采用 LBIS 或 LBHIS，若纳入研究质量较低时，可采用 AIS 或 APIS，还可以同时采取几种方法进行敏感性分析，以全面分析 Meta 分析的结果。

参 考 文 献

[1] 翁鸿，李胜，曾宪涛，等. 试验序贯分析软件在 Meta 分析中的应用. 中国循证医学杂志，2016，16（5）：604-611.

[2] 王权，田金徽，李伦，等. 试验序贯分析简介. 中国循证医学杂志，2013，13（10）：1265-1268.

[3] 王权，田金徽，李伦，等. 试验序贯分析与 Meta 分析所需样本量的估算. 兰州大学学报：医学版，2015，41（4）：76-80.

[4] 夏芸，孙瑛，刘兆兰，等. 系统综述或 Meta 分析的样本量估算——试验序贯分析. 现代中医临床，2013，20（5）：31-33.

[5] 王欢，胡厚祥. 试验序贯性分析在随机对照试验 Meta 分析中的运用. 重庆医学，2015，44（21）：2996-2999.

[6] 曾宪涛，张超，主编. R 与 Meta 分析. 北京：军事医学科学出版社，2014.

[7] 翁鸿，武珊珊，张永刚，等. 序贯 Meta 分析方法学简介. 中国循证医学杂志，2016，16（10）：1216-1220.

[8] 曾宪涛，主编. 应用 STATA 做 Meta 分析. 北京：军事医学科学出版社，2014.

[9] 罗杰，冷卫东，主编. 系统评价 /Meta 分析理论与实践. 北京：军事医学科学出版社，2013.

[10] Brok J，Thorlund K，Gluud C，et al. Trial sequential analysis reveals insufficient information size and potentially false positive results in many meta-analyses. J Clin Epidemiol，2008，61（8）：763-769.

[11] Miladinovic B, Hozo I, Djulbegovic B. Trial sequential boundaries for cumulative meta-analyses. Stata J，2013，13（1）：77-91.

[12] Pogue JM，Yusuf S. Cumulating evidence from randomized trials：Utilizing sequential monitoring boundaries for cumulative meta-analysis. Control Clin Trials，1997，18（6）：580-593.

[13] Pogue J，Yusuf S. Overcoming the limitations of current meta-analysis of randomised controlled trials. Lancet，1998，351（9095）：47-52.

[14] Miladinovic B，Mhaskar R，Hozo I，et al. Optimal information size in trial sequential analysis of time-to-event outcomes reveals potentially inconclusive results because of the risk of random error. J Clin Epidemiol，2013，66（6）：654-659.

第九章
间接比较及网状 Meta 分析

第一节　间接比较及网状 Meta 分析简介

一、间接比较及网状 Meta 分析的概念

（一）间接比较

通过干预 A 与干预 C 的比较和干预 B 与干预 C 的比较，间接得出 A 与 B 的相对效果，称为间接比较（indirect comparison），见图 9-1。目前在 Meta 分析中纳入间接比较结果主要原因如下。

第一，无直接比较的原始研究。例如，一些试验比较了营养专家和医生提供膳食指导的效果，另一些试验则比较了营养专家和护士提供膳食指导的效果，但是还没有比较医生和护士的试验。我们希望通过间接比较来了解医生和护士进行膳食指导的相对效果。事实上，可以将营养专家与医生比较的结果与营养专家与护士比较的结果进行比较。

第二，有直接比较研究证据，但这些研究数量较少或质量较低。由于临床试验成本较高，新疗法在不断引入，两者之间不可避免的矛盾导致了比较竞争性干预措施的随机对照试验的缺乏。直接比较证据的不足导致通过间接比较方法来估计干预措施的相对效果的情况越来越多。

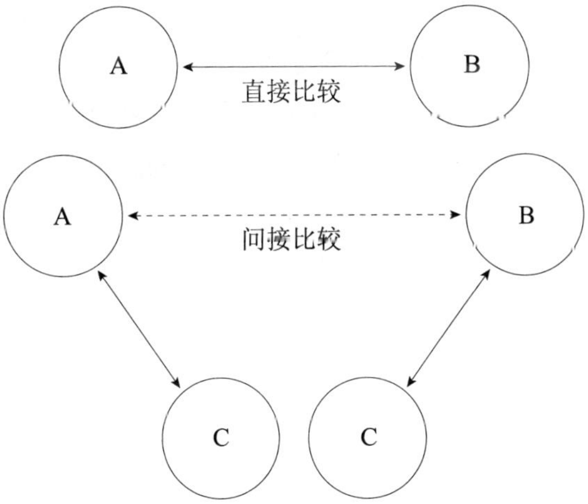

图 9-1　间接比较示意图

需要注意的是，相关的单臂试验的间接比较是不宜进行的。例如，不应该将接受护士指导的患者（在营养专家与护士比较的试验中）与接受医生指导的患者（在营养专家与医生比较的试验中）进行直接比较。这种比较忽视了随机化的潜在好处，并且容易产生类似于独立的队列研究比较的偏倚。

间接比较包括未调整的间接比较（unadjusted indirect comparison）和调整间接比较（adjusted indirect comparison）。在比较 A 与 B 的效果时，直接从 A *vs* C 和 B *vs* C 的两组试验中提取 A 和 B 的结果进行比较，即未调整的间接比较。此法的假设是 A 与 B 来自 RCTs 的两个级别，破坏了随机性（即 A 和 B 的研究对象并不符合随机原则），故偏倚较大。

为了保留一定的随机性，减小偏倚，现在一般使用调整间接比较，即以 C 作为公共比较组（C 可以是安慰剂，也可以是阳性对照组）。调整间接比较可以表达为：A *vs* C 的效应为 θ_{AC}，B *vs* C 的效应为 θ_{BC}，则 A *vs* B 的效应为 $\theta_{AB}=\theta_{AC}-\theta_{BC}$，A *vs* B 的方差为 $var(\theta_{AB})=var(\theta_{AC})+var(\theta_{BC})$。目前一般推荐使用调整间接比较。如无特别说明，本书中所提及的“间接比较”均指调整间接比较。

（二）网状 Meta 分析

在面对一个具体临床问题时，临床医生或决策者通常需要在众多的干预措施中选择对具体患者最安全有效的措施，如多种备选药物中哪种药物对目标疾病的疗效最好？多种治疗方案中，哪种方案性价比最高？等等。这时候通过传统的循证医学证据是难以寻找到答案的。

临床试验的对照药物一般以安慰剂或竞争性不强的阳性药为主，只有少数是试验药物与其他竞争性较强的药物的比较。当多种治疗药物可供选择时，它们之间两两比较的试验证据几乎不可能完整获得。这时候纳入间接比较的多干预措施比较的 Meta 分析可以给我们提供一种新的手段。

在 Meta 分析的实际应用中，单纯使用间接比较的情况比较少见，一般是在多种干预措施的比较中，同时合并直接比较和间接比较的证据。多种干预比较的 Meta 分析的英语术语较多，如 network meta-analysis，mixed treatment comparison，multiple treatments meta-analysis 等，国内目前一般称为网状 Meta 分析。

二、间接比较和网状 Meta 分析的假设条件

间接比较和网状 Meta 分析的应用包括三个水平的基本假设（图 9-2）。

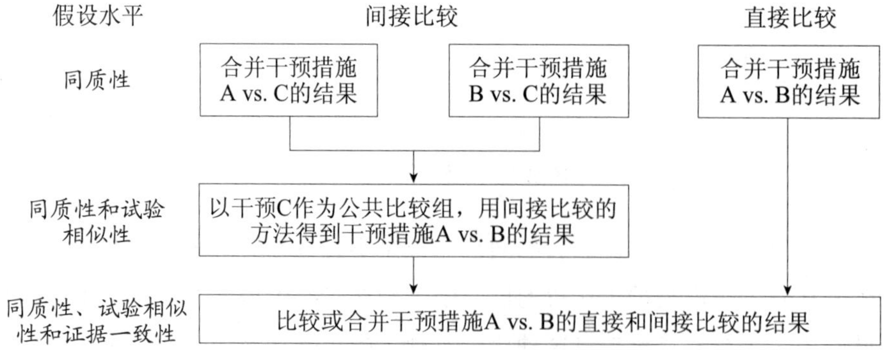

图 9-2　间接比较及网状 Meta 分析方法学的三个假设

（一）同质性假设

与直接比较的传统 Meta 分析相同。一般用 Q 统计量检验法，若检验结果无统计学差异，可认为纳入研究具有同质性，采用固定效应模型进行合并，否则，需要探讨异质性来源，当无法解释统计学异质性时，采用随机效应模型进行合并，或者提示不宜对纳入研究进行合并。

（二）相似性假设

包括临床相似性和方法学相似性。临床相似性指 A *vs* C 和 B *vs* C 的两组试验中研究对象、干预措施和结局测量等的相似性，方法学相似性指两组试验的质量相似性。评价相似性假设就是比较两组试验的临床特征和方法学特征，若特征相似，可能更容易满足相似性假设。特征的选择一般来自流行病学家和临床专家的意见，前提是所有影响试验效应的特征都是已知的。目前相似性假设没有公认的方法来检验，只能通过比较试验特征进行主观判断，或者通过敏感性分析、亚组分析或 Meta 回归分析来识别。如果两个试验集足够相似，间接比较可以平衡两个试验集的偏倚，相比直接比较偏倚更小。

（三）一致性假设

如果既有直接比较结果又有间接比较结果，或者同时有多个间接比较结果（如，A *vs* B 可以通过 A *vs* C 和 B *vs* C 获得，也可以通过 A *vs* D 和 B *vs* D 获得），在决定是否合并这些结果时，需要进行第 3 个水平的一致性检验，如果各比较结果之间差异小的话，认为符合一致性假设，可以进行合并，如果出现不一致性，常提示直接比较或间接比较证据存在方法学缺陷，或两者临床特征有差异，或两种原因同时存在，此时需探讨出现不一致性可能的原因并考虑是否应合并直接比较和间接比较证据。

目前进行一致性检验的方法有：

- 基本特征（Basic Characteristics）比较
- 治疗效应修饰符—协变量（Covariates）
- 参照措施（Referent Group）比较
- 节点（Node）分析
- 不一致性模型（Inconsistency Models）
- 假设检验（Hypothesis Test）
- 回测法（Back Transformation Method）
- 多维测量法（Multidimensional Scaling）
- 两步法（Two-stage Approach）
- 图形理论法（Graph-theoretical Method）
- 析因方差分析法（Factorial analysis-of-variance methods）

各种方法的介绍详见张超等发表于中国循证医学杂志 2014 年第 7 期的论文《网状 Meta 分析一致性的鉴别与处理方法》。

三、间接比较应用存在的争议和问题

尽管间接证据比较的 Meta 分析得到了较为普遍的认可及使用愈发广泛，但作为一种新生的方法，仍存在一些争议。

（一）当能获得直接比较证据时，是否还需要间接证据

间接证据和多种干预措施比较现在已经越来越多地用以评价卫生干预措施。但是，当能获得直接比较证据时，是否仍需要间接证据目前仍存在争议。有的研究在纳入间接比较证据时，将仅纳入直接比较的综述结果和同时纳入直接比较和间接比较的综述结果都列出来，方便读者参考。Cochrane 手册推荐当两种来源证据同时存在时，应优先考虑直接比较证据。不过，当直接比较的试验数目或样本例数过少，不能综合得出比较结果，而间接比较能获得相对多的试验数目时，可以考虑间接比较或综合直接比较和间接比较结果。如果间接比较和直接比较证据出现不一致的情况，应对可能的原因进行详尽探讨。

（二）直接比较与间接比较结果一致性如何

与直接比较相比，间接比较的偏倚是否较大？会不会高估疗效？这是一些学者比较关注的问题。研究表明间接通常但并不总是与直接比较的结果一致。当随机对照试验的直接证据缺乏或不足时，间接比较可以提供有用的补充信息。间接比较的可靠性取决于所纳入的试验的内部真实性和相似性；但调整间接比较的偏倚可能小于直接比较。在方法学部分，间接比较仍有一些需要进一步探讨的问题，如何更客观地检验不同试验集的相似性假设，分层贝叶斯模型如何用来评价 RD 值，仍需要进一步研究。

（三）间接比较的实际应用中存在的问题

网状 Meta 分析是一种同时综合直接比较和间接比较证据的较为复杂的方法，其可靠性取决于一定的假设条件，这种假设条件比传统 Meta 分析的假设条件要复杂得多。随着可纳入研究的增多，一项分析了 112 个独立的试验网络（包括 1552 项研究及 478775 名患者）的研究得出结论：直接比较和间接比较的不一致性比较先前发现的结果更具普遍性。该研究作者团队指出，应该在对证据的一致性进行充分评估后才能综合直接比较和间接比较的证据。也就是说，在纳入间接比较证据时，要充分检验假设条件，保证结果的可靠性。

四、网状 Meta 分析的报告规范

网状 Meta 分析的报告规范当前推荐使用 PRISMA-NMA，详见第一章第七节。

五、Stata 实现的方法

当前，单独使用 Stata 软件进行间接比较和网状 Meta 分析，主要采用传统与贝叶斯两种统计学方法来进行数据处理，其中传统主要依赖于 STATA 软件自身完成，而贝叶斯则需

要通过调用 WinBUGS 软件来实现。

第二节　Stata-mvmeta 程序包实现网状 Meta 分析

一、示例数据

为了充分展示操作类型，将从二分类与连续型数据两个数据类型进行实例演练。

（一）二分类数据文献

Dias S，Welton NJ，Sutton AJ，et al．Appendix A：WinBUGS code used in Bayesian Mixed Treatment Comparisons Meta-Analysis．In：NICE DSU Technical Support Document 2：A Generalised Linear Modelling Framework for Pairwise and Network Meta-Analysis of Randomised Controlled Trials．2011；last updated March 2013.

引文数据是英国国家卫生与临床优化研究所（the National Institute for Health and Clinical Excellence，NICE）决策支持联盟（the Decision Support Unit，DSU）提供的技术支持文档（the Technical Support Document，TSD）中提供的有关 13 种抗抑郁药和安慰剂治疗抑郁症的有效性（efficacy）的数据，数据排列及说明详见表 9-1。

表 9-1　13 种抗抑郁药与安慰剂治疗抑郁症有效性的数据

ID	t	r	n	ID	t	r	n	ID	t	r	n
1	1	73	152	5	4	52	125	11	1	26	122
1	2	76	150	6	1	48	126	11	5	54	123
1	7	83	154	6	4	142	249	12	1	44	137
2	1	66	124	7	1	36	121	12	5	117	273
2	2	78	122	7	4	46	123	12	6	112	274
2	12	66	118	8	1	61	164	13	1	24	70
3	1	55	121	8	4	132	315	13	5	32	70
3	2	77	120	8	5	74	159	13	7	15	33
3	12	79	119	9	1	54	141	14	1	51	99
4	1	40	161	9	5	55	141	14	5	129	196
4	4	205	324	10	1	49	139	14	11	59	97
5	1	39	122	10	5	64	128	15	1	41	93

续表

ID	t	r	n	ID	t	r	n	ID	t	r	n
15	5	126	188	27	1	43	129	40	12	74	108
15	11	63	86	27	12	65	132	41	6	59	98
16	1	18	78	28	1	13	116	41	14	47	100
16	7	132	285	28	12	26	111	42	7	30	66
17	1	10	19	29	1	29	102	42	9	35	66
17	7	31	54	29	14	53	95	43	7	27	61
17	11	32	55	30	2	37	61	43	10	29	64
18	1	37	102	30	7	35	62	44	7	67	101
18	7	45	104	31	2	81	122	44	11	67	102
18	14	51	102	31	12	93	126	45	7	27	45
19	1	41	98	32	2	33	63	45	11	30	45
19	7	52	103	32	13	21	61	46	7	26	50
19	14	54	100	33	3	87	120	46	11	25	50
20	1	5	18	33	6	83	120	47	7	57	92
20	8	9	18	34	3	33	108	47	11	64	96
21	1	15	42	34	8	31	109	47	12	70	96
21	10	25	39	35	5	66	138	48	7	35	120
22	1	14	45	35	6	83	140	48	12	48	118
22	10	41	90	36	5	81	151	49	7	63	144
23	1	12	56	36	6	94	144	49	12	73	142
23	11	24	55	37	5	144	238	50	7	31	54
24	1	45	129	37	11	157	240	50	14	36	55
24	12	70	129	38	6	94	123	51	7	35	47
25	1	16	49	38	7	89	117	51	14	35	40
25	12	19	49	39	6	175	232	52	7	98	170
26	1	49	150	39	11	146	227	52	14	81	171
26	12	77	149	40	6	75	107	53	7	153	186

续表

ID	t	r	n	ID	t	r	n	ID	t	r	n
53	14	170	196	57	13	51	100	61	13	46	62
54	7	95	161	58	10	11	20	62	12	41	72
54	14	107	153	58	11	16	20	62	14	49	75
55	7	34	73	59	10	42	78	63	12	56	79
55	14	48	73	59	12	41	82	63	14	56	84
56	9	74	139	60	11	48	53	64	12	45	82
56	11	66	136	60	13	48	55	64	14	49	78
57	9	61	100	61	12	37	60				

注：ID，研究编号；t，抗抑郁药物（包括安慰剂）；r，阳性结果样本量；n，总样本量；1，placebo；2，bupropion；3，citalopram；4，desvenlafaxine；5，duloxetine；6，escitalopram；7，fluoxetine；8，fluvoxamine；9，mirtazapine；10，nefazodone；11，paroxetine；12，sertraline；13，trazodone；14，velafaxine。

（二）连续型数据文献

Phung OJ，Scholle JM，Talwar M，et al. Effect of noninsulin antidiabetic drugs added to metformin therapy on glycemic control，weight gain，and hypoglycemia in type 2 diabetes. JAMA，2010，303（14）：1410-1418.

引用实例为 6 种降糖口服药物和安慰剂治疗糖尿病时，观察其降低糖化血红蛋白（glycated hemoglobin A1c，HbA1c）疗效结局数据，数据及说明详见表 9-2。

表 9-2　6 种降糖口服药物与安慰剂改善 HbA1c 疗效数据

Id	t	mean	sd	n	id	t	mean	sd	n
1	3	-0.69	0.95	186	5	5	-1	1.56	242
1	1	0.13	0.93	175	5	2	-1	1.56	242
2	3	-0.44	0.67	1118	5	1	0.1	1.1	121
2	2	-0.53	0.65	1072	6	3	0.6	1.14	295
3	3	-0.66	1.2	119	6	4	-0.6	1.07	281
3	1	0.17	1.19	117	7	4	-0.78	1.01	285
4	3	-0.6	1.45	210	7	2	-0.86	1.02	288
4	1	-0.1	1.02	104	8	4	-1.19	0.55	25

续表

Id	t	mean	sd	n	id	t	mean	sd	n
8	2	-1	0.67	25	14	1	0.1	1.06	113
9	3	-1	1.49	95	15	2	-0.65	0.78	61
9	1	0	1.22	92	15	1	-0.18	0.78	61
10	3	-0.73	0.66	91	16	4	-1.2	1.84	36
10	4	-0.79	0.64	87	16	1	0.3	1.49	34
10	1	-0.22	0.67	88	17	2	-0.74	0.97	147
11	3	-0.9	1.2	143	17	1	0.07	1.21	75
11	1	0.2	1.14	130	18	6	-0.21	1.13	76
12	3	-0.64	0.72	382	18	1	0.22	1.17	75
12	2	-0.66	0.78	411	19	6	-0.7	1.2	59
13	3	-0.67	1.09	453	19	1	0.2	1.3	70
13	1	-0.02	0.95	224	20	7	-1.41	1.2	27
14	5	-0.8	1.06	113	20	1	-0.33	1.25	27

注：ID，研究编号；t，降糖口服药物（包括安慰剂）；mean，HbA1c 下降均数差；sd，对应 HbA1c 下降均数差的标准均数差；n，组别样本量，1=Placebo，2=Sulfonylurea，3= Dipeptidyl peptidase-4 [DPP-4] inhibitor，4=Thiazolidinedione，5= Glucagon-like peptide-1 [GLP-1] analog，6= Alpa-glucosidase inhibitors [AGI]，7=Glinine

二、软件程序安装与数据准备

Stata 软件用于网状 Meta 分析的 mvmeta 程序包由 Ian R. White 等于 2009 年基于多元 Meta 回归模型研发，并不断更新与完善，目前最新程序包为 2015 年 3.1.3 版本。该程序包的安装，只需在软件命令栏输入以下命令即可完成：

net from http：//www.mrc-bsu.cam.ac.uk/IW_STATA/meta

三、结果运算

为了运算的方便性，以下所有操作视图、结果均以二分类数据为主。网状 Meta 分析结果的运算，在 STATA 软件当中其主要是采用传统的频率学方法来完成。为了方便操作者使用及简化操作流程，目前程序版本已经逐渐转向封闭式储存管理，同时，程序还提供了模型一致性模型与不一致性模型供操作者使用。

在加载完上述数据后，首先需要对数据进行整理准备，数据准备需要使用 network 命令，其具体操作命令如下：

network setup r n，study（id）trt（t）numcodes

network convert pairs

若操作者想执行连续型数据，具体操作命令如下：

network setup mean sd n，study（id）trt（t）numcodes

network convert pairs

整理完成数据之后，以下二分类数据结果（框 9-1）连续型数据结果（框 9-2）为数据转换为网状结构模式，以便于后续图形及数据运算。

```
Treatments used
01（reference）：1
02：2；03：3；04：4；05：5；06：6；07：7；08：8；09：9；10：10；11：11；12：12；13：13；
   14：14

Measure Log odds ratio
Studies
ID variable：id
Number used：64
IDs with zero cells：[none]
IDs with augmented reference arm：30 31 32 33 34 35 36 37 38 39 40 41 42 43 44 45 46 47 48 49 50 51 52 53
   54 55 56 57 58 59 60 61 62 63 64
- observations added：0.001
- mean in augmented observations：study-specific mean

Network information
Components：1（connected）
D.f.  for inconsistency：36
D.f.  for heterogeneity：27

Current data
Data format：augmented
Design variable：_design
Estimate variables：_y*
Variance variables：_S*
Command to list the data：list id _y* _S*，noo sepby（_design）
```

框 9-1　二分类数据网状结构分析结果

```
Treatments used
1（reference）: 1 ; 2 : 2 ; 3 : 3 ; 4 : 4 ; 5 : 5 ; 6 : 6 ; 7 : 7

Measure Mean difference
Standard deviation pooling： off

Studies
ID variable：id
Number used：20
IDs with augmented reference arm：2 6 7 8 12
– observations added：0.001
– mean in augmented observations：study-specific mean
– SD in augmented observations：study-specific within-arms SD

Network information
Components：1（connected）
D.f.  for inconsistency：7
D.f.  for heterogeneity：9

Current data
Data format：augmented
Design variable：_design
Estimate variables：_y*
Variance variables：_S*
Command to list the data：list id _y* _S*，noo sepby（_design）
```

框 9-2　二分类数据网状结构分析结果

在进行数据运算处理时，我们还需要进一步完成数据基本参数运算与转换，需要使用到 network 命令。具体代码如下（连续型数据命令类似）：

network convert augment

待上述准备工作完成之后，需要采用 network meta 命令来进行运算，来分别执行一致性模型与不一致性模型。具体代码与结果如下（连续型数据命令类似）：

一致性模型代码：network meta consistency

不一致性模型代码：network meta inconsistency

二分类数据一致性模型的计算结果如下：

Multivariate meta-analysis

Variance-covariance matrix = proportional .5*I（13）+.5*J（13，13，1）

Method = reml　　　　　　　　　　　　Number of dimensions = 13

Restricted log likelihood = −232.12996　　　　Number of observations = 64

	Coef.	Std. Err.	z	P>z	[95% Conf.	Interval]
_y_02						
_cons	0.578662	0.15612	3.71	0	0.272673	0.884651
_y_03						
_cons	1.032222	0.364047	2.84	0.005	0.318704	1.745741
_y_04						
_cons	0.678437	0.146084	4.64	0	0.392117	0.964757
_y_05						
_cons	0.574602	0.110012	5.22	0	0.358982	0.790222
_y_06						
_cons	0.865778	0.145152	5.96	0	0.581285	1.15027
_y_07						
_cons	0.494999	0.10845	4.56	0	0.282442	0.707557
_y_08						
_cons	0.935748	0.447692	2.09	0.037	0.058288	1.813209
_y_09						
_cons	0.829968	0.251749	3.3	0.001	0.336549	1.323388
_y_10						
_cons	0.655126	0.221447	2.96	0.003	0.221098	1.089155
_y_11						

续表

	Coef.	Std. Err.	z	P>z	[95% Conf.	Interval]
_cons	0.635739	0.130454	4.87	0	0.380054	0.891424
_y_12						
_cons	0.66824	0.106913	6.25	0	0.458694	0.877787
_y_13						
_cons	0.453978	0.261103	1.74	0.082	−0.05777	0.965731
_y_14						
_cons	0.75007	0.130349	5.75	0	0.494591	1.005549

连续型数据一致性模型的计算结果如下：

Multivariate meta-analysis

Variance-covariance matrix = proportional .5*I（6）+.5*J（6，6，1）

Method = reml　　　　Number of dimensions = 6

Restricted log likelihood = −29.617028　　　　Number of observations = 20

	Coef.	Std. Err.	z	P>z	[95% Conf.	Interval]
_y_2						
_cons	−.7924972	.0798448	−9.93	0.000	−.9489901	−.6360043
_y_3						
_cons	−.753534	.0655993	−11.49	0.000	−.8821063	−.6249617
_y_4						
_cons	−.7853315	.1010283	−7.77	0.000	−.9833434	−.5873197
_y_5						
_cons	−.9264918	.1331932	−6.96	0.000	−1.187546	−.665438
_y_6						
_cons	−.6394164	.1751177	−3.65	0.000	−.9826408	−.296192
_y_7						
_cons	−1.08	.3624748	2.98	0.003	−1.790437	−.3695625

二分类数据不一致性模型的计算结果如下：

Multivariate meta-analysis

Variance-covariance matrix = proportional .5*I（13）+.5*J（13，13，1）

Method = reml　　Number of dimensions = 13

Restricted log likelihood = −213.6719　　Number of observations = 64

	Coef.	Std. Err.	z	P>z	[95% Conf.	Interval]
_y_02						
des_010212	0.4974272	0.4600866	1.08	0.28	−0.404326	1.39918
_cons	0.1056314	0.3686104	0.29	0.774	−0.616832	0.8280944
_y_03						
des_0308	0.5164107	1.024057	0.5	0.614	−1.490703	2.523525
_cons	0.5407666	0.5432893	1	0.32	−0.524061	1.605594
_y_04						
des_010405	−0.636032	0.3970854	−1.6	0.109	−1.414305	0.1422415
_cons	0.8331948	0.1888815	4.41	0	0.4629938	1.203396
_y_05						
des_0105	0.1575054	0.4294324	0.37	0.714	−0.684167	0.9991775
des_010506	0.0754646	0.5152958	0.15	0.884	−0.934497	1.085426
des_010507	0.0934839	0.5814343	0.16	0.872	−1.046106	1.233074
des_010511	0.3818984	0.4564514	0.84	0.403	−0.51273	1.276527
_cons	0.3852534	0.3663804	1.05	0.293	−0.332839	1.103346
_y_06						
des_0506	0.4800703	0.579718	0.83	0.408	−0.656156	1.616297
des_0607	−0.124631	0.664591	−0.19	0.851	−1.427205	1.177943
des_0612	0.1754151	0.6145361	0.29	0.775	−1.029053	1.379884
_cons	0.3792953	0.3625408	1.05	0.295	−0.331272	1.089862
_y_07						
des_010507	0.2331655	0.6354585	0.37	0.714	−1.01231	1.478641
des_0107	0.8212363	0.5518273	1.49	0.137	−0.260325	1.902798

续表

	Coef.	Std. Err.	z	P>z	[95% Conf.	Interval]
des_010711	−0.041968	0.7106524	−0.06	0.953	−1.434821	1.350885
des_010714	0.0857013	0.4661953	0.18	0.854	−0.828025	0.9994273
des_0207	−0.302823	0.5939832	−0.51	0.61	−1.467008	0.8613632
_cons	0.2351005	0.3678584	0.64	0.523	−0.485889	0.9560898
_y_08						
_cons	0.9554499	0.7628703	1.25	0.21	−0.539748	2.450648
_y_09						
des_0911	0.4375704	0.754412	0.58	0.562	−1.04105	1.916191
des_0913	−0.765504	0.8511536	−0.9	0.368	−2.433734	0.9027268
_cons	0.538782	0.583197	0.92	0.356	−0.604263	1.681827
_y_10						
des_0710	−0.57989	0.6913377	−0.84	0.402	−1.934887	0.7751071
des_1011	−1.255219	0.9029777	−1.39	0.165	−3.025022	0.5145851
des_1012	−0.222649	0.6239614	−0.36	0.721	−1.445591	1.000293
_cons	0.8574608	0.3609244	2.38	0.018	0.150062	1.56486
_y_11						
des_010711	−0.562963	0.6756666	−0.83	0.405	−1.887245	0.7613195
des_0111	0.2555058	0.592175	0.43	0.666	−0.905136	1.416148
des_0511	−0.191705	0.5838833	−0.33	0.743	−1.336095	0.952685
des_0611	−0.941127	0.587004	−1.6	0.109	−2.091634	0.2093795
des_0711	−0.512671	0.5446312	−0.94	0.347	−1.580129	0.5547865
des_071112	−0.3473	0.6316605	−0.55	0.582	−1.585332	0.8907315
_cons	0.7878438	0.2963551	2.66	0.008	0.2069985	1.368689
_y_12						
des_0112	0.2270882	0.3322004	0.68	0.494	−0.424013	0.8781891
des_0212	−0.019824	0.6102276	−0.03	0.974	−1.215848	1.1762
des_071112	0.2571251	0.6268133	0.41	0.682	−0.971406	1.485657

续表

	Coef.	Std. Err.	z	P>z	[95% Conf.	Interval]
des_0712	0.156793	0.5340994	0.29	0.769	−0.890023	1.203609
_cons	0.4806699	0.2754164	1.75	0.081	−0.059136	1.020476
_y_13						
des_1113	1.0854	0.9540364	1.14	0.255	−0.784478	2.955277
des_1213	1.695328	0.8175781	2.07	0.038	0.0929045	3.297752
_cons	−0.634031	0.5957991	−1.06	0.287	−1.801776	0.5337135
_y_14						
des_0114	0.6289301	0.5060654	1.24	0.214	−0.36294	1.6208
des_0614	−0.681682	0.6159648	1.11	0.268	−1.888951	0.5255866
des_0714	0.0105684	0.4988539	0.02	0.983	−0.967167	0.988304
des_1214	0.1188303	0.4722096	0.25	0.801	−0.806683	1.044344
_cons	0.5268558	0.2870257	1.84	0.066	−0.035704	1.089416

连续型数据不一致性模型的计算结果如下：

Multivariate meta-analysis

Variance-covariance matrix－proportional .5*I（6）+.5*J（6，6，1）

Method = reml　　　　Number of dimensions = 6

Restricted log likelihood = −28.668419　　　　Number of observations = 20

	Coef.	Std.Err.	z	P>z	[95% Conf.	Interval]
_y_2						
des_125	−.4717428	.2488912	−1.90	0.058	−.9595606	.016075
_cons	−.6282572	.1468318	−4.28	0.000	−.9160422	−.3404722
_y_3						
des_134	.2843946	.1914063	1.49	0.137	−.0907549	.659544
des_23	.2227513	.1972042	1.13	0.259	−.1637619	.6092645
_cons	−.7943945	.0801083	−9.92	0.000	−.951404	−.6373851
_y_4						
des_14	−.93	.4580533	−2.03	0.042	−1.827768	−.032232

续表

	Coef.	Std.Err.	z	P>z	[95% Conf.	Interval]
des_24	−.0736382	.2648504	−0.28	0.781	−.5927355	.4454592
des_34	−.2243937	.2556725	−0.88	0.380	−.7255027	.2767152
_cons	−.57	.1736095	−3.28	0.001	−.9102684	−.2297316
_y_5						
des_15	.2	.2839103	0.70	0.481	−.356454	.756454
_cons	−1.1	.2009658	−5.47	0.000	−1.493886	−.7061142
_y_6						
_cons	−.639477	.1754097	−3.65	0.000	−.9832737	−.2956804
_y_7						
_cons	−1.08	.3626772	−2.98	0.003	−1.790834	−.3691657

为了更好的展示结果，Stata 软件还提供了结果的自动整理与编排，需要使用 netleague 命令。其中，二分类数据具体代码与结果表（表 9–3）如下：

netleague，eform lab（placebo bupropion citalopram desvenlafaxine duloxetine escitalopram fluoxetine fluvoxamine mirtazapine nefazodone paroxetine sertraline trazodone velafaxinc）sort（placebo bupropion citalopram desvenlafaxine duloxetine escitalopram fluoxetine fluvoxamine mirtazapine nefazodone paroxetine sertraline trazodone velafaxine）

上述命令中，eform 为将结果进行 EXP 转换，lab 为药物标签，sort 为结果基本排序。

连续型数据具体代码与结果表（表 9-4）如下：

netleague，lab（Placebo Sulfonylurea "Dipeptidyl peptidase-4 [DPP-4] inhibitor" Thiazolidinedione "Glucagon-like peptide-1 [GLP-1] analog" "Alpa-glucosidase inhibitors [AGI]" Glinine）sort（Placebo Sulfonylurea "Dipeptidyl peptidase-4 [DPP-4] inhibitor" Thiazolidinedione "Glucagon-like peptide-1 [GLP-1] analog" "Alpa-glucosidase inhibitors [AGI]" Glinine）

一致性检验功能在于比较直接与间接比较之间的相似度，节点法是当前常用方法之一。Stata 软件就可基于节点法来进行一致性检验，实现二分类网状数据一致性检验的具体代码如下：

network sidesplit all，tau

二分类网状数据检验的结果如下：

Side	Direct		Indirect		Difference			tau
	Coef.	Std. Err.	Coef.	Std. Err.	Coef.	Std. Err.	P>z	
01 02	.4210611	.2022804	.8040318	.2420945	−.3829707	.3149081	0.224	.2443008
01 04*	.6916832	.153033	.4835313	.6196329	.2081519	.6430266	0.746	.2500271
01 05	.5652193	.1269889	.6052962	.230526	.0400769	.2638259	0.879	.2503524
01 06	.3574731	.319946	.9928378	.159172	−.6353648	.3593741	0.077	.2340848
01 07	.448513	.1653122	.5305998	.1444236	−.0820869	.2189243	0.708	.2493524
01 08	.9555114	.7487867	.9249125	.5607458	.030599	.9354771	0.974	.248065
01 10	.8544662	.345761	.5146072	.2901806	.339859	.4515132	0.452	.2486431
01 11	.76101	.2220318	.5695613	.1616486	.1914486	.2749971	0.486	.2466686
01 12	.6384144	.1437024	.7063887	.1624301	−.0679744	.2168856	0.754	.2498097
01 14	.7286693	.2215794	.762599	.162843	−.0339297	.2749696	0.902	.2500461
02 07	.0169649	.2692984	−.1429985	.205765	.1599634	.3387612	0.637	.2491766
02 12	.0318122	.2124865	.1582009	.2335042	−.1263887	.3158075	0.689	.2482947
02 13	−.7396604	.4405471	.2251973	.3321939	−.9648577	.5517554	0.080	.240472
03 06	−.1614736	.3773706	−.1919353	.8559535	.0304617	.9354505	0.974	.248065
03 08	−.1017364	.3876223	−.0711828	.8513908	−.0305537	.9354761	0.974	.248065
04 05	.2159879	.3095225	−.2463044	.2060308	.4622924	.373428	0.216	.2405439
05 06	.2552304	.1911434	.3397579	.2201116	−.0845275	.2915719	0.772	.2499259
05 07	.0024828	.4848992	.0867951	.1441389	.0892779	.5060096	0.860	.2485469
05 11	.0833945	.2002645	.0415725	.1937671	.041822	.2775134	0.880	.2501582
06 07	−.0195639	.3911186	−.4358141	.1683213	.4162502	.4258003	0.328	.2467847
06 11	−.5325751	.319938	−.1287394	.1852222	−.4038357	.3696858	0.275	.2447595
06 12	−.0740441	.3871007	−.2236373	.1767373	.1495931	.4255386	0.725	.2496768
06 14	−.5341157	.37766	−.0125356	.1877313	−.5215801	.4217465	0.216	.2447295

续表

Side	Direct		Indirect		Difference			tau
	Coef.	Std. Err.	Coef.	Std. Err.	Coef.	Std. Err.	P>z	
07 09	.3036856	.4291707	.3509268	.3028752	-.0472412	.5252812	0.928	.2494939
07 10	.0424751	.4372655	.2033797	.2666013	-.1609046	.5121299	0.753	.248392
07 11	.0782337	.195334	.1952996	.1815346	-.1170658	.2666323	0.661	.2497493
07 12	.4288508	.2107914	.0598051	.1405508	.3690457	.2532621	0.145	.2420848
07 14	.2681315	.1400862	.2268653	.2117904	.0412662	.2539783	0.871	.250069
09 11	-.1885159	.3476301	-.1994074	.3414486	.0108915	.4872722	0.982	.2500229
09 13	-.4073034	.379893	-.3396536	.408343	-.0676498	.5577299	0.903	.2495363
10 11	1.185626	.7575843	-.1560306	.2545305	1.341657	.7992	0.093	.2437629
10 12	-.1541471	.4027482	.0911335	.2743668	-.2452806	.4873228	0.615	.2486736
11 12	.2924195	.4016615	-.008475	.1587565	.3008945	.4320355	0.486	.248548
11 13	-.3364583	.6676777	-.1530269	.2879514	-.1834315	.7271233	0.801	.2475346
12 13	.5806299	.4592676	-.5705149	.306786	1.151145	.5523077	0.037	.2370293
12 14	.1653942	.2400989	.0433406	.1643458	.1220536	.2909757	0.675	.2481564

上述结果中，具体药物对应编号：1，placebo；2，bupropion；3，citalopram；4，desvenlafaxine；5，duloxetine；6，escitalopram；7，fluoxetine；8，fluvoxamine；9，mirtazapine；10，nefazodone；11，paroxetine；12，sertraline；13，trazodone；14，velafaxine。

实现连续型网状数据一致性检验，具体代码如下：

network sidesplit all，tau

连续型网状数据检验的结果如下：

Side	Direct		Indirect		Difference			tau
	Coef.	Std. Err.	Coef.	Std. Err.	Coef.	Std.	P>z	
1 2	-.7923826	.1235189	-.7951605	.1152544	.0027779	.1689102	0.987	.1547829
1 3	-.7478828	.0768063	-.7918901	.1539032	.0440073	.1705363	0.796	.1559612

续表

Side	Direct		Indirect		Difference			tau
	Coef.	Std．Err.	Coef.	Std．Err.	Coef.	Std.	P>z	
1 4	-.7056802	.1696704	-.8336435	.1248575	.1279633	.2069781	0.536	.1438803
1 5*	-.9997629	.1336787	-.3715508	.3662354	-.6282121	.389798	0.107	.1255736
1 6	.	.	.	.	.	.	.	.
1 7	.	.	.	.	.	.	.	.
2 3	.0563485	.1150156	.0172838	.11706	.0390647	.1640681	0.812	.1570936
2 4	-.0186663	.1411403	.024091	.1437381	-.0427573	.1995435	0.830	.1544412
2 5	-1.34e-12	.200902	-.2722928	.2041832	.2722928	.2864479	0.342	.1422998
3 4	-.0293672	.129336	-.0434682	.1534984	.014101	.2006984	0.944	.1564475

如果操作者仅仅只需要其中一对结果值时，二分类与连续型数据均可采用以下命令：

network sidesplit 01 02

二分类数据的结果如下：

	Coef.	Std.Err.	z	P>z	[95% Conf.Interval]	
Direct	0.4210611	0.2022804	2.08	0.037	0.0245989	0.8175233
Indirect	0.8040318	0.2420945	3.32	0.001	0.3295352	1.278528
difference	-0.3829707	0.3149081	-1.22	0.224	-1.000179	0.2342379

连续型数据的结果如下：

	Coef.	Std.Err.	z	P>z	[95% Conf.Interval]	
Direct	-.7923826	.1235189	-6.42	0.000	-1.034475	-.55029
Indirect	-.7951605	.1152544	-6.90	0.000	-1.021055	-.569266
difference	.0027779	.1689102	0.02	0.987	-.32828	.3338358

表 9-3　二分类网状数据结果汇总表

placebo	1.78(1.31, 2.42)	2.81(1.38, 5.73)	1.97(1.48, 2.62)	1.78(1.43, 2.20)	2.38(1.79, 3.16)	1.64(1.33, 2.03)	2.55(1.06, 6.13)	2.29(1.40, 3.76)	1.93(1.25, 2.97)	1.89(1.46, 2.44)	1.95(1.58, 2.41)	1.57(0.94, 2.63)	2.12(1.64, 2.73)
0.56(0.41, 0.76)	bupropion	1.57(0.73, 3.38)	1.10(0.73, 1.68)	1.00(0.69, 1.43)	1.33(0.90, 1.97)	0.92(0.67, 1.27)	1.43(0.57, 3.59)	1.29(0.75, 2.20)	1.08(0.65, 1.80)	1.06(0.73, 1.53)	1.09(0.80, 1.49)	0.88(0.52, 1.49)	1.19(0.83, 1.70)
0.36(0.17, 0.73)	0.64(0.30, 1.37)	Citalopram	0.70(0.33, 1.51)	0.63(0.31, 1.30)	0.85(0.43, 1.66)	0.58(0.28, 1.21)	0.91(0.46, 1.81)	0.82(0.35, 1.91)	0.69(0.30, 1.57)	0.67(0.32, 1.40)	0.69(0.34, 1.44)	0.56(0.24, 1.33)	0.75(0.36, 1.58)
0.51(0.38, 0.68)	0.91(0.60, 1.37)	1.42(0.66, 3.06)	desvenlafaxine	0.90(0.64, 1.26)	1.21(0.81, 1.79)	0.83(0.59, 1.18)	1.29(0.52, 3.25)	1.16(0.66, 2.05)	0.98(0.58, 1.64)	0.96(0.66, 1.40)	0.99(0.70, 1.41)	0.80(0.45, 1.43)	1.07(0.73, 1.57)
0.56(0.45, 0.70)	1.00(0.70, 1.44)	1.58(0.77, 3.24)	1.11(0.79, 1.56)	duloxetine	1.34(1.01, 1.77)	0.92(0.71, 1.21)	1.43(0.59, 3.48)	1.29(0.77, 2.16)	1.08(0.68, 1.74)	1.06(0.81, 1.40)	1.10(0.83, 1.45)	0.89(0.52, 1.52)	1.19(0.88, 1.62)
0.42(0.32, 0.56)	0.75(0.51, 1.11)	1.18(0.60, 2.32)	0.83(0.56, 1.23)	0.75(0.56, 0.99)	escitalopram	0.69(0.51, 0.93)	1.07(0.45, 2.54)	0.96(0.57, 1.65)	0.81(0.49, 1.33)	0.79(0.58, 1.09)	0.82(0.60, 1.12)	0.66(0.38, 1.16)	0.89(0.64, 1.24)
0.61(0.49, 0.75)	1.09(0.79, 1.50)	1.71(0.83, 3.53)	1.20(0.84, 1.71)	1.08(0.83, 1.42)	1.45(1.07, 1.96)	fluoxetine	1.55(0.64, 3.78)	1.40(0.86, 2.26)	1.17(0.75, 1.83)	1.15(0.89, 1.49)	1.19(0.94, 1.50)	0.96(0.58, 1.60)	1.29(1.03, 1.62)
0.39(0.16, 0.94)	0.70(0.28, 1.76)	1.10(0.55, 2.19)	0.77(0.31, 1.94)	0.70(0.29, 1.69)	0.93(0.39, 2.21)	0.64(0.26, 1.57)	fluvoxamine	0.90(0.33, 2.43)	0.76(0.29, 2.00)	0.74(0.30, 1.82)	0.77(0.31, 1.87)	0.62(0.23, 1.69)	0.83(0.34, 2.04)
0.44(0.27, 0.71)	0.78(0.45, 1.33)	1.22(0.52, 2.86)	0.86(0.49, 1.52)	0.77(0.46, 1.29)	1.04(0.61, 1.77)	0.72(0.44, 1.16)	1.11(0.41, 3.00)	mirtazapine	0.84(0.45, 1.58)	0.82(0.51, 1.32)	0.85(0.52, 1.40)	0.69(0.40, 1.18)	0.92(0.55, 1.55)
0.52(0.34, 0.80)	0.93(0.56, 1.54)	1.46(0.64, 3.33)	1.02(0.61, 1.72)	0.92(0.58, 1.48)	1.23(0.75, 2.03)	0.85(0.55, 1.33)	1.32(0.50, 3.50)	1.19(0.63, 2.24)	nefazodone	0.98(0.61, 1.58)	1.01(0.65, 1.58)	0.82(0.43, 1.56)	1.10(0.68, 1.77)
0.53(0.41, 0.68)	0.94(0.66, 1.36)	1.49(0.72, 3.09)	1.04(0.72, 1.52)	0.94(0.72, 1.23)	1.26(0.92, 1.72)	0.87(0.67, 1.13)	1.35(0.55, 3.31)	1.21(0.76, 1.95)	1.02(0.63, 1.64)	paroxetine	1.03(0.77, 1.38)	0.83(0.50, 1.40)	1.12(0.82, 1.53)
0.51(0.42, 0.63)	0.91(0.67, 1.24)	1.44(0.69, 2.98)	1.01(0.71, 1.44)	0.91(0.69, 1.20)	1.22(0.89, 1.67)	0.84(0.67, 1.06)	1.31(0.54, 3.19)	1.18(0.71, 1.94)	0.99(0.63, 1.54)	0.97(0.73, 1.29)	sertraline	0.81(0.49, 1.34)	1.09(0.83, 1.41)
0.64(0.38, 1.06)	1.13(0.67, 1.91)	1.78(0.75, 4.22)	1.25(0.70, 2.24)	1.13(0.66, 1.93)	1.51(0.86, 2.64)	1.04(0.62, 1.74)	1.62(0.59, 4.42)	1.46(0.85, 2.50)	1.22(0.64, 2.34)	1.20(0.72, 2.01)	1.24(0.75, 2.05)	trazodone	1.34(0.78, 2.30)
0.47(0.37, 0.61)	0.84(0.59, 1.21)	1.33(0.63, 2.77)	0.93(0.64, 1.36)	0.84(0.62, 1.14)	1.12(0.81, 1.56)	0.77(0.62, 0.97)	1.20(0.49, 2.96)	1.08(0.65, 1.82)	0.91(0.57, 1.46)	0.89(0.65, 1.22)	0.92(0.71, 1.20)	0.74(0.43, 1.27)	velafaxine

表 9-4　连续型网状数据结果汇总表

Placebo	−0.79(−0.95, −0.64)	−0.75(−0.88, −0.62)	−0.79(−0.98, −0.59)	−0.93(−1.19, −0.67)	−0.64(−0.98, −0.30)	−1.08(−1.79, −0.37)
0.79(0.64, 0.95)	Sulfonylurea	0.04(−0.11, 0.19)	0.01(−0.18, 0.20)	−0.13(−0.41, 0.15)	0.15(−0.22, 0.53)	−0.29(−1.01, 0.44)
0.75(0.62, 0.88)	−0.04(−0.19, 0.11)	Dipeptidyl peptidase-4 [DPP-4] inhibitor	−0.03(−0.21, 0.15)	−0.17(−0.45, 0.11)	0.11(−0.25, 0.48)	−0.33(−1.05, 0.40)
0.79(0.59, 0.98)	−0.01(−0.20, 0.18)	0.03(−0.15, 0.21)	Thiazolidinedione	−0.14(−0.46, 0.17)	0.15(−0.25, 0.54)	−0.29(−1.03, 0.44)
0.93(0.67, 1.19)	0.13(−0.15, 0.41)	0.17(−0.11, 0.45)	0.14(−0.17, 0.46)	Glucagon-like peptide-1 [GLP-1] analog	0.29(−0.14, 0.72)	−0.15(−0.91, 0.60)
0.64(0.30, 0.98)	−0.15(−0.53, 0.22)	−0.11(−0.48, 0.25)	−0.15(−0.54, 0.25)	−0.29(−0.72, 0.14)	Alpa-glucosidase inhibitors [AGI]	−0.44(−1.23, 0.35)
1.08(0.37, 1.79)	0.29(−0.44, 1.01)	0.33(−0.40, 1.05)	0.29(−0.44, 1.03)	0.15(−0.60, 0.91)	0.44(−0.35, 1.23)	Glinine

四、图形绘制

目前 Stata 软件已具有绘制多种网状功能性图形，其中包括网状关系图、一致性检测图、贡献图、漏斗图、森林图及排序图等，后两者需要经过网状结果运算之后方可进行绘制。因二分类与连续型数据图形绘制命令基本一致，以下以二分类数据图形绘制作实例进行讲解。

（一）网状关系图

在绘制网状关系图时，我们需要事先对数据进行重新排列处理。当前软件可以通过简单的代码操作者自行处理，极大简化其中复杂流程。

二分类数据准备需要使用 network 命令，其具体操作如下：

```
network setup r n，study（id）trt（t）numcodes
network convert pairs
```

连续型数据准备需要使用以下命令：

```
network setup mean sd n，study（id）trt（t）numcodes
network convert pairs
```

具体网状关系图绘制需要使用 networkplot 命令，二分类数据与连续型数据所需代码一致，具体如下：

```
networkplot _t1 _t2
```

上述代码所绘制图形为默认网状图（图 9-3）。如需要进一步优化图形结果需要使用相关参数设置，如下图（图 9-4）所示，具体代码如下：

```
gen invvarES = 1/（_stderr^2）
networkplot _t1 _t2，edgew（invvarES）nodecol（red）edgecol（green）edgesc（0.6）nodesc（0.8）asp（0.8）lab（placebo bupropion citalopram desvenlafaxine duloxetine escitalopram fluoxetine fluvoxamine mirtazapine nefazodone paroxetine sertraline trazodone velafaxine）
```

上述命令释义如下：

_t1 与 _t2 分别表示每个研究的两组干预措施；

edgew 为线条权重，本处设置为直接比较间的精度来作为线条粗细权重；

nodecol 为节点颜色，本处设置为红色；

edgecol 为线条颜色，本处设置为绿色；

edgesc 为线条整体比例缩放，本处设置缩小为 0.6；

nodesc 为节点整体比例缩放，本处设置缩小为 0.8；

asp 分别表示图形的纵横比，本处为了美观设置为 0.8 进行绘制；

lab 为所有节点从 1–14 依次的编号药物命名。

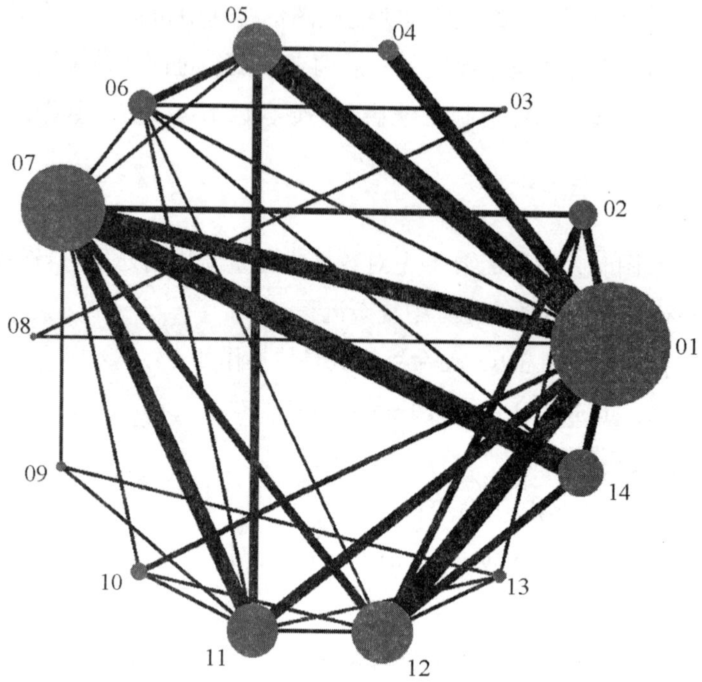

图 9-3　默认的网状关系图

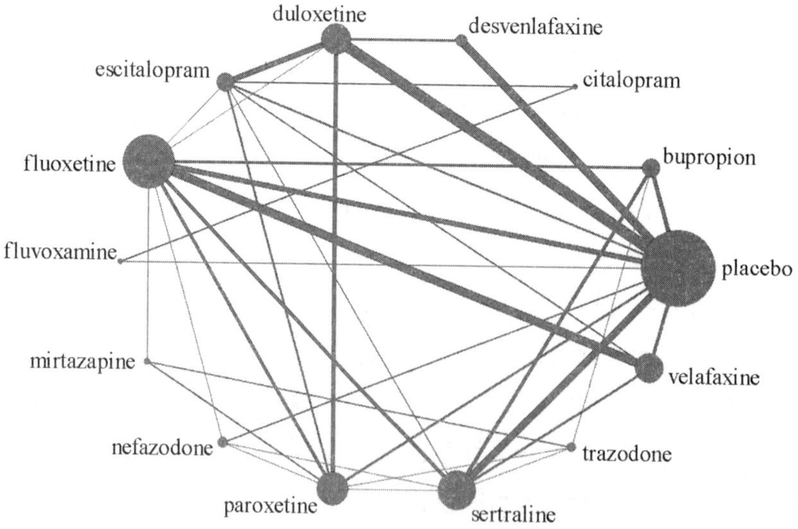

图 9-4　优化的网状关系图

为了方便初级操作者使用，Stata 软件还提供了相应的菜单式操作，以便于该软件推广与使用。调开菜单控件窗口命令如下：

db networkplot

菜单操作控件窗口（图 9-5）所示，其中 A 为干预设置栏，B 为干预标签设置栏，C 为线条粗细权重设置栏，D 为线条与节点颜色设置栏，E 为线条与节点整体缩放比例设置栏，F 为图形纵横比设置栏。该窗口菜单设置栏实现的网状关系图与图 9-4 完全一致。

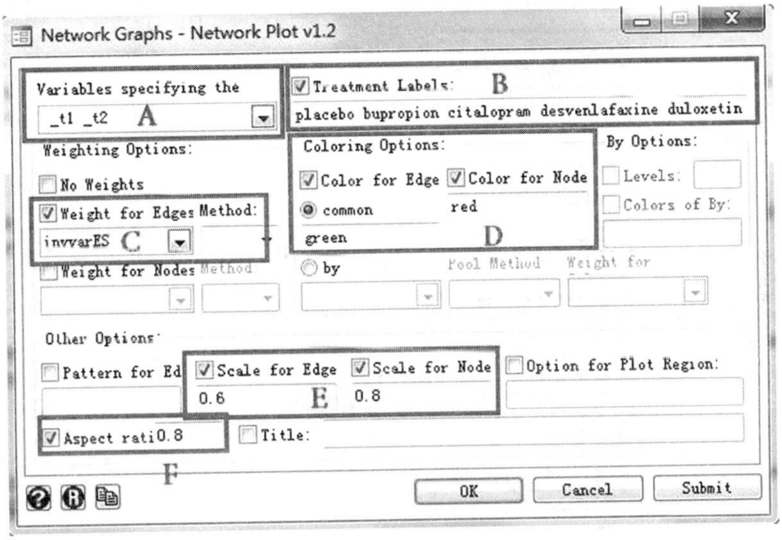

图 9-5　网状关系图菜单式操作窗口

（二）一致性检测图

一致性是作为判定直接与间接比较证据是否可以合并的关键依据。Stata 软件提供一致性判定的图形绘制方法，需要采用 ifplot 命令予以绘制。二分类数据与连续型数据所需代码一致，具体代码与一致性检测图（图 9-6）如下：

ifplot _y _stderr _t1 _t2 id ，lab（placebo bupropion citalopram desvenlafaxine duloxetine escitalopram fluoxctine fluvoxamine mirtazapine nefazodone paroxetine sertraline trazodone velafaxine）

上述命令代码释义如下：

_y 为配对间的 log 值；

stderr 为对应的标准误；

_t1 与 _t2 为相应的干预措施；

id 为研究编号；

lab 为药物标签名称。

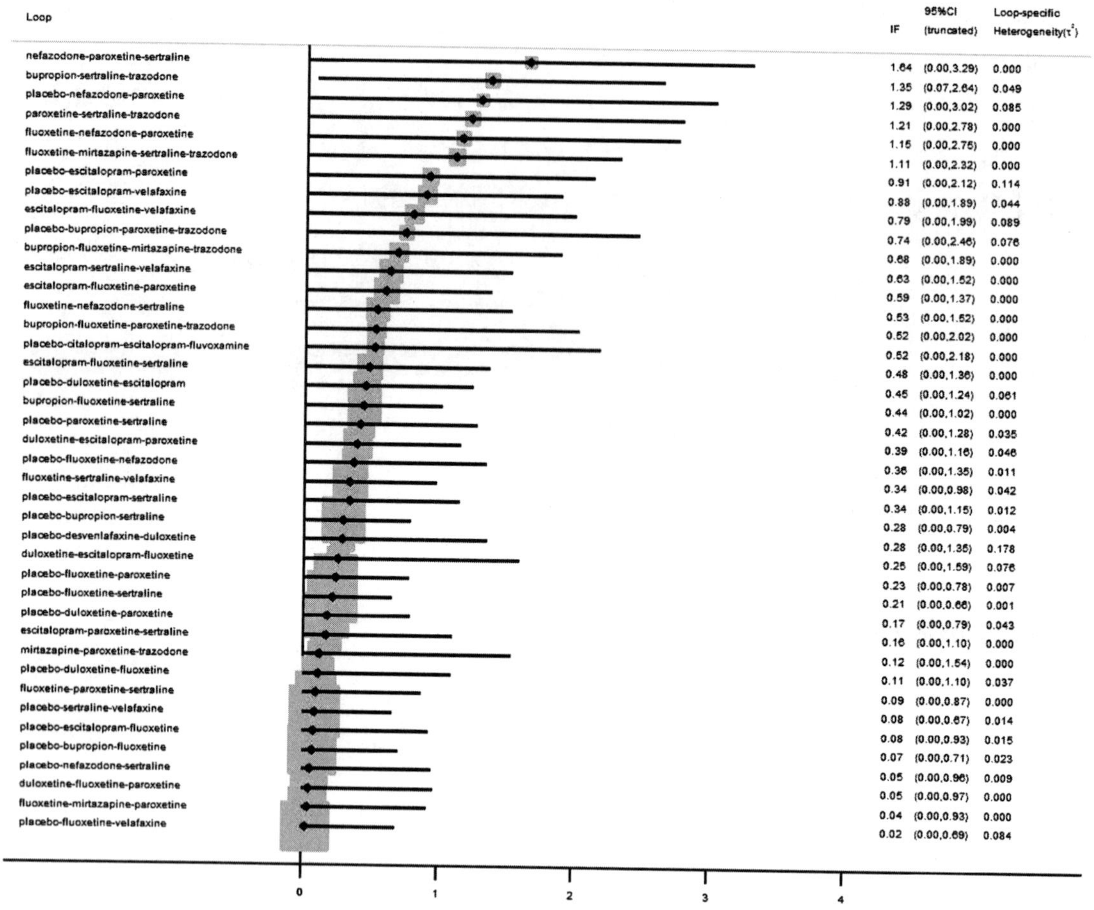

图 9-6　一致性检测结果图

同时，Stata 软件添加菜单窗口式操作，调用菜单式窗口命令及菜单窗口。命令如下：

db ifplot

菜单操作控件窗口（图 9-7）所示，其中 A 为效应量与对应标准误设置栏，B 为干预设置栏，C 为研究编号设置栏，D 为干预措施名称设置栏。该窗口菜单设置栏实现的一致性检测结果图与图 9-6 完全一致。

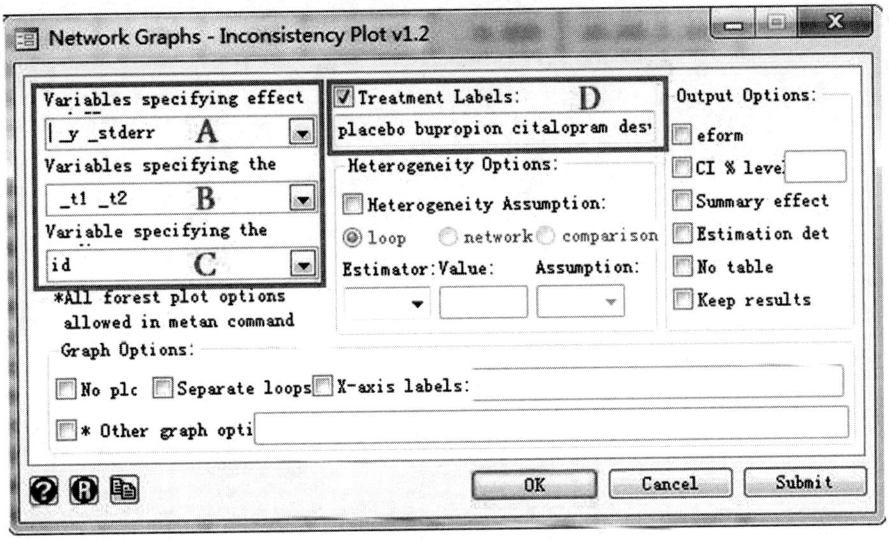

图 9-7　一致性检测图菜单式操作窗口

（三）网状贡献图

网状贡献图反映直接比较在网状结果当中权重合并比例。Stata 软件绘制网状贡献图时，需要采用 netweight 命令来进行绘制。二分类数据与连续型数据所需代码一致，具体命令如下：

netweight _y _stderr _t1 _t2，sc（0.8）asp（0.7）

上述命令的释义如下：

sc 为图形中方块比例的缩放，本处设置为缩放为 0.8；

sap 为图形的纵横比，本处设为 0.7。

由于本例数据过大，软件目前无法预存过大空间，结果仅给出相应的数值表格（表 9-5），图形（图 9-8）将使用连续型数据来进行绘制。

同时，Stata 软件还提供菜单式窗口操作，具体命令与菜单操作窗口如下：

db netweight

其中，图 9-9 中标注 A 为 log 效应量与对应标准误，B 为两组干预措施，C 为图形中方块整体缩放比例，D 为图形纵横比。该窗口菜单设置栏实现的图与图 9-8 完全一致。

Network meta-analysis estimates	1vs2	1vs3	1vs4	1vs5	1vs6	1vs7	2vs3	2vs4	2vs5	3vs4
	Direct comparisons in the network									
Mixed estimates										
1vs2	7.4	35.8	1.1	8.9			35.0	1.9	8.9	0.8
1vs3	8.4	49.4	1.5	10.1			18.0	0.5	10.1	2.0
1vs4	5.7	31.8	1.7	6.8			2.8	9.6	6.8	34.7
1vs5	3.1	14.8	0.5	47.9			14.4	0.8	18.3	0.3
1vs6					100.0					
1vs7						100.0				
2vs3	1.7	3.6		2.0			82.7	4.0	2.0	4.0
2vs4	0.9	1.1	0.9	1.1			40.0	13.7	1.1	41.1
2vs5	4.6	22.1	0.7	27.4			21.6	1.2	21.9	0.5
3vs4	0.2	1.7	1.3	0.2			16.1	16.4	0.2	64.0
Indirect estimates										
2vs6	4.9	23.4	0.7	5.8	34.8		22.8	1.3	5.8	0.5
2vs7	4.9	23.4	0.7	5.8		34.8	22.8	1.3	5.8	0.5
3vs5	3.5	23.2	0.7	27.4			22.6	0.9	20.0	1.6
3vs6	5.0	29.2	0.9	6.0	41.0		10.6	0.3	6.0	1.2
3vs7	5.0	29.2	0.9	6.0		41.0	10.6	0.3	6.0	1.2
4vs5	2.7	16.6	1.1	20.4			9.9	7.8	15.0	26.5
4vs6	3.9	21.8	1.2	4.7	31.5		1.9	6.6	4.7	23.7
4vs7	3.9	21.8	1.2	4.7		31.5	1.9	6.6	4.7	23.7
5vs6	1.8	8.9	0.3	28.8	39.8		8.7	0.5	11.0	0.2
5vs7	1.8	8.9	0.3	28.8		39.8	8.7	0.5	11.0	0.2
6vs7					50.0	50.0				
Entire network	3.6	19.0	0.8	12.0	13.6	13.6	15.0	3.5	8.0	10.8
Included studies	3	7	2	2	2	1	2	2	1	2

图 9-8　网状贡献图结果图

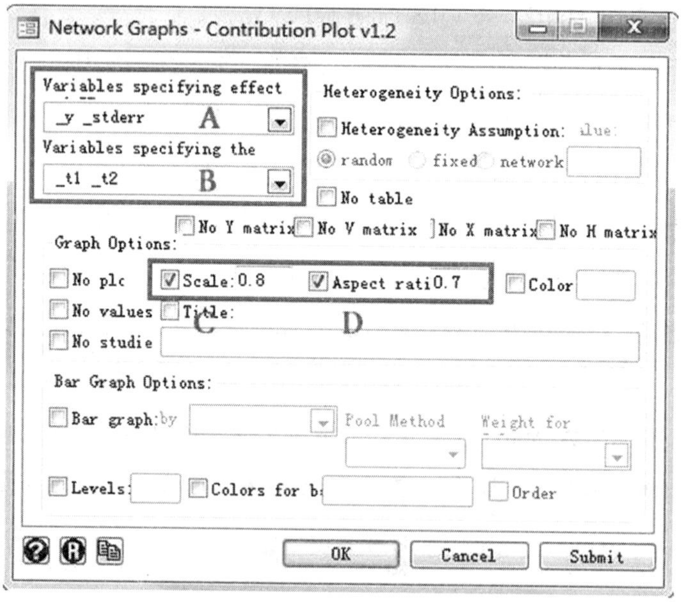

图 9-9　网状贡献图菜单式操作窗口

表 9-5　网状结果贡献结果表

	_P1	_P2	_P3	_P4	_P5	_P6	_P7	_P8	_P9	_P10	_P11	_P12	_P13	_P14	_P15	_P16	_P17	_P18	_P19	_P20	_P21	_P22	_P23	_P24	_P25	_P26	_P27	_P28	_P29	_P30	_P31	_P32	_P33	_P34	_P35	_P36
comp1	18.9	0.4	3.6	1.6	8.4	0.1	1.1	1.6	11.8	2.6	14.6	13.6	3	0.1	0.1	0.4	0.8	0.6	2.5	0.8	0.5	0.8	0.4	0.2	0.5	2.3	0.2	1.9	1.3	1.5	0	0.6	0.5	0.5	1	1.1
comp2	0.8	18.2	19.4	2	2.6	0.1	0.3	1.7	2.5	0.9	0.5	0.1	0.2	0.1	0.1	30.5	3.7	1.1	6.3	0.5	0.4	0.7	0.7	0.3	0.2	2.5	0.7	0.4	0.5	0.3	0.2	0	0.8	0.1	0.2	0.2
comp3	1.4	3.8	35	3.6	4.7	0.3	0.6	3.1	4.5	1.7	0.9	0.1	0.4	0.3	0.3	3.8	6.6	2	11.3	0.9	0.7	1.3	1.2	0.5	0.3	4.6	1.2	0.8	0.9	0.5	0.3	0	1.4	0.2	0.3	0.3
comp4	2.1	1.2	11.3	11.9	6.5	0.9	0.8	2.9	7.7	3.3	1.2	0.6	0.3	0.9	0.9	1.2	10.7	0.1	2	5	9.3	5.5	5.3	0.3	0.4	2.6	0.9	0.9	0.6	0.3	0.2	0.3	0.9	0.2	0.2	1.1
comp5	4.5	0.7	6.3	2.7	19	0.2	1.7	2.7	11.1	4.6	4.9	0.6	0.1	0.2	0.2	0.7	1.3	1.5	4.2	2.4	0.9	0.1	0.8	1.1	1.6	7.3	8.6	6.8	0.7	0.4	0.1	0	0.3	0	0.3	1.4
comp6	1	0.6	5.4	5.7	3.1	8.3	0.4	1.4	3.7	1.6	0.5	0.3	0.2	22.7	22.7	0.6	5.1	0.1	0.9	2.4	4.4	2.6	2.5	0.1	0.2	1.2	0.4	0.4	0.3	0.2	0.1	0.1	0.4	0.1	0.1	0.5
comp7	2.6	0.4	3.7	1.6	7.6	0.1	20.2	1.7	11.8	2.5	1.1	1.3	0.2	0.1	0.1	0.4	0.8	0.5	2.8	0.7	0.7	0.8	0.3	0.2	12.6	1.3	0.4	1.6	0.2	0	3.2	16.2	0.4	0	0.2	1.2
comp8	2.5	1.4	12.4	3.6	7.9	0.3	1.1	7	7.5	2.5	1.5	0.1	0.9	0.3	0.3	1.4	0.4	0.1	13.4	0.3	6.4	0.9	0.9	1.3	0.4	12.1	2.1	1.8	2.4	1.1	0.7	0	3.5	0.6	0.8	0.2
comp9	4.8	0.5	4.6	2.5	8.5	0.2	2	1.9	29.9	4.1	0.6	5.1	0.2	0.2	0.2	0.5	1.5	0.6	3	0.4	0.1	3	0.7	0	0.1	1.4	9.4	0.8	0.6	0.6	0.1	2.2	2.6	0.2	1.1	5.7
comp10	2.9	0.5	4.6	2.9	9.6	0.2	1.1	1.7	11.3	13.7	1.9	0.9	0.1	0.2	0.2	0.5	2	0.7	2.4	0.4	0.7	0.1	5.4	0.4	0.6	2.7	1.4	17.6	0.3	0.1	0	0.5	0.4	0	0.1	11.8
comp11	14.7	0.3	2.3	0.9	9.4	0.1	0.5	0.9	1.4	1.7	19.2	13.1	3.1	0.1	0.1	0.3	0.4	0.8	1.4	1.4	0.4	0.7	0.3	1.2	1	4.6	7.9	4.4	0.6	1.9	0	0.6	0.8	0.5	0.7	2.4
comp12	15.7	0	0.3	0.5	1.3	0	0.6	0.1	14.4	1	15	19.1	3.4	0	0	0	0.5	0.2	0	0.5	0.5	1.9	0.2	0.2	0.6	1.1	8.7	2.8	0.8	1	0.1	1.3	1.8	0.3	2	3.9
comp13	8.7	0.3	2.9	0.8	0.6	0.1	0.2	1.7	1.8	0.4	9	8.6	14	0.1	0.1	0.3	0	0.1	3.3	0.3	1.7	0.2	0.3	4.5	0	3.9	0.5	0.2	7.8	12.4	0.2	0.1	0.9	3.8	10.1	0.2
comp14	0.4	0.2	2.1	2.2	1.2	8.7	0.2	0.5	1.4	0.6	0.2	0.1	0.1	64.7	8.7	0.2	2	0	0.4	0.9	1.7	1	1	0	0.1	0.5	0.2	0.2	0.1	0.1	0	0	0.2	0	0	0.2
comp15	0.4	0.2	2.2	2.3	1.3	9.3	0.2	0.6	1.5	0.6	0.2	0.1	0.1	9.3	62.3	0.2	2.1	0	0.4	1	1.8	1.1	1	0	0.1	0.5	0.2	0.2	0.1	0.1	0	0.1	0.2	0	0	0.2
comp16	0.5	20.3	13	1.3	1.8	0.1	0.2	1.2	1.7	0.6	0.3	0	0.1	0.1	0.1	45.5	2.5	0.7	4.2	0.3	0.2	0.5	0.5	0.2	0.1	1.7	0.5	0.3	0.4	0.2	0.1	0	0.5	0.1	0.1	0.1
comp17	0.9	1.9	17.7	9	2.6	0.7	0.3	0.3	4	1.9	0.4	0.5	0	0.7	0.7	1.9	16.2	1.5	11.3	4.2	9.8	4.4	4.3	0.1	0.1	1.2	0.2	1.5	0.2	0.1	0	0.2	0.3	0	0.1	0.8
comp18	2.4	2.1	19.6	0.4	11.3	0	0.8	0.1	5.4	2.4	3.1	0.5	0.2	0	0	2.1	5.6	2.6	11.1	2.5	0.2	1	1.5	1.2	1.1	8.8	5.8	4.7	1.2	0	0.2	0	0.8	0.2	0	0.9
comp19	1.5	1.8	16.6	0.9	4.6	0.1	0.7	5	4.3	1.3	0.8	0	0.7	0.1	0.1	1.8	6.2	1.7	24.6	0.5	6.5	0.1	0.1	1	0.2	9.4	1.3	1.4	1.8	0.8	0.5	0	2.6	0.4	0.6	0
comp20	1.8	0.5	5	8.6	9.8	0.6	0.6	0.4	2.2	0.8	3	1	0.2	0.6	0.6	0.5	8.6	1.4	1.7	6.5	9.2	5.1	5.4	1.2	1	8.4	6.3	6.4	1.1	0	0.2	0.2	0.6	0.2	0.1	0.2
comp21	0.6	0.2	1.9	8.3	1.9	0.6	0.3	4.6	0.2	0.7	0.4	0.5	0.6	0.6	0.6	0.2	10.4	0.1	12.5	4.8	16.4	4.6	4.5	1.2	0.1	10.4	1.4	2.9	2	0.8	0.5	0.3	2.9	0.5	0.7	0.9
comp22	1.7	0.7	6.5	8.6	0.5	0.6	0.7	1.1	14.8	0.1	1.4	3.2	0.1	0.6	0.6	0.7	8.2	0.5	0.5	4.7	8.2	7	5.1	0.2	0.4	3.3	7.5	0.2	1	0.8	0.3	1.3	2.7	0.3	0.9	5
comp23	0.7	0.6	5.7	7.7	2.7	0.6	0.2	1	3.1	8.8	0.6	0.3	0.2	0.6	0.6	0.6	7.4	0.7	0.4	4.6	7.3	4.7	9.1	0.5	0.2	4.6	0.4	14.3	0.8	0.2	0.2	0.2	1	0.2	0.2	9.1

续表

	_P1	_P2	_P3	_P4	_P5	_P6	_P7	_P8	_P9	_P10	_P11	_P12	_P13	_P14	_P15	_P16	_P17	_P18	_P19	_P20	_P21	_P22	_P23	_P24	_P25	_P26	_P27	_P28	_P29	_P30	_P31	_P32	_P33	_P34	_P35	_P36
comp24	0.5	0.3	3.2	0.5	5.7	0	0.2	2.2	0.1	0.9	3.3	0.4	4.1	0	0	0.3	0.4	0.8	4.7	1.4	2.7	0.3	0.8	11.7	0.7	10	4.4	2.9	20.2	9	0.3	0.2	1.4	1.1	3.7	1.1
comp25	1.6	0.2	2.2	0.9	10	0.1	16.9	0.8	0.8	1.8	3.3	1.7	0	0.1	0.1	0.2	0.4	0.9	1.2	1.5	0.2	0.6	0.4	0.9	12.9	5.3	8.1	4.6	0.5	0.4	3	14.7	0.6	0	0.4	2.4
comp26	1.4	0.8	7.3	1.3	8.8	0.1	0.3	4.9	2.2	1.6	2.9	0.6	0.9	0.1	0.1	0.8	0.7	1.4	10.2	2.5	5.8	1.1	1.6	2.4	1	19.2	5.6	4.2	3.2	0.8	0.7	0	3.4	0.7	0.6	1
comp27	0.1	0.2	2.2	0.5	11.4	0	0.1	0.9	16.1	0.9	5.5	5.2	0.1	0	0	0.2	0.1	1	1.5	2.1	0.9	2.7	0.2	1.2	1.7	6.1	17.3	7.6	0.2	1	0.1	2	2.7	0.2	1.3	6.6
comp28	1.3	0.1	1.3	0.5	8.9	0	0.4	0.8	1.4	11	3.1	1.7	0	0	0	0.1	1	0.8	1.6	2.1	1.8	0.1	5.4	0.7	1	4.6	7.6	27.7	0.4	0.4	0	0.6	0.7	0	0.4	12.3
comp29	2.1	0.4	3.7	0.7	2.2	0.1	0.1	2.4	2.4	0.5	1	1.1	4.2	0.1	0.1	0.4	0.3	0.5	4.9	0.8	2.8	0.8	0.7	11.8	0.2	7.8	0.4	0.9	28	10.2	0.3	0.2	1.8	2.1	4	0.3
comp30	3	0.3	2.4	0.5	1.5	0	0	1.4	3.2	0.1	3.7	1.8	8.6	0	0	0.3	0.1	0	2.8	0	1.5	0.8	0.3	6.9	0.2	2.5	2.9	1	13.3	26.1	0.2	0.4	1.3	3.6	8	1.2
comp31	0.1	0.8	7.5	1.8	1	0.1	13.8	4.5	2.4	0.2	0.4	0.9	0.6	0.1	0.1	0.8	0.2	0.4	9	0.7	4.8	1.4	0.9	1.2	9.5	10.9	2	0.4	2.1	0.9	2.9	11.7	3.2	0.5	0.8	1.1
comp32	1.7	0	0.3	0.6	0.1	0	18.9	0	15.1	1.2	1.7	3.3	0.1	0	0	0	0.6	0	0.2	0.3	0.7	1.9	0.3	0.2	12.8	0.1	8.1	2.3	0.4	0.6	3.2	18.5	2	0.2	0.8	3.9
comp33	1.1	0.8	7.7	1.5	1.1	0.1	0.4	4.8	13.8	0.7	1.6	3.4	0.6	0.1	0.1	0.8	0.7	0.4	9.6	0.5	5.5	2.9	1.2	1.1	0.4	11.5	8.2	2.2	2.5	1.4	0.7	1.5	4.9	0.7	1.4	4.1
comp34	3.9	0.5	4.6	1	0.4	0.1	0.1	2.8	4.3	0.3	3.6	2.2	9.7	0.1	0.1	0.5	0.3	0.4	5.7	0.6	3.2	1.2	0.7	3.2	0	7.6	2	0.2	9.9	13.1	0.4	0.5	2.4	4.3	9.2	1.2
comp35	3	0.3	2.5	0.4	1.5	0	0.3	1.5	8.5	0.3	2.2	5.5	10.7	0	0	0.3	0.3	0	3.1	0.1	1.9	1.5	0.4	4.4	0.4	2.9	5.7	1.8	7.9	12.3	0.2	0.9	2.1	3.8	10.8	2.6
comp36	1.1	0.1	0.9	0.9	2.7	0.1	0.5	0.2	14	10.8	2.4	3.5	0.1	0.1	0.1	0.1	0.8	0.2	0.1	0.1	0.8	2.6	5.1	0.4	0.7	1.7	9.6	17.9	0.2	0.6	0.1	1.4	1.9	0.2	0.8	17.4
comp37	1.3	0.8	7	7.5	4	4.7	0.5	1.8	4.8	2.1	0.7	0.3	0.2	29.8	4.7	0.8	6.7	0.1	1.2	3.1	5.8	3.4	3.3	0.2	0.2	1.6	0.5	0.6	0.4	0.2	0.1	0.2	0.5	0.1	0.1	0.7
comp38	3.3	0.7	6.8	2.2	7.5	0.2	0.9	3.6	7.2	2.2	0.4	0.7	3.6	0.2	0.2	0.7	0.5	0.3	6.7	0.3	2.9	0.2	0.2	9.1	0.5	3.7	1.9	2	17.5	7.9	0.3	0.1	1.4	1	3.3	0
comp39	5.6	0.5	5	1.8	6.4	0.1	0.9	2.5	9.7	2.1	2.4	2	10	0.1	0.1	0.5	0.6	0.3	4.6	0.3	1.8	0.4	0	4	0.3	1.8	0.3	1.2	7.7	11.7	0.2	0.5	0.4	3.7	9.3	0.9
comp40	9.1	0.4	3.6	4.9	1.4	3.6	0.2	0.6	2.6	0.2	8.4	7.6	1.8	23.3	3.6	0.4	4.8	0.4	0.4	2.9	4.8	3.1	2.8	0	0.1	2.5	0.3	1.5	1	1	0.1	0.2	0.7	0.4	0.4	1.1
comp41	10.6	10.8	9.6	0.2	3.4	0	0.4	0.1	5.4	1	8.9	8.1	1.9	0	0	18.7	2.7	1	5.3	0.8	0.1	0.9	0.7	0.1	0.2	2.9	0.3	0.9	1.1	1	0.1	0.3	0.8	0.4	0.5	0.8
comp42	12.3	2	18.3	1	3.1	0.1	0.4	0.8	5.5	0.8	10.7	9.6	2.3	0.1	0.1	2	4.5	1.6	8.5	1.1	0	1.4	1	0.2	0.2	4.3	0.6	0.9	1.5	1.3	0.2	0.4	1.2	0.5	0.5	1
comp43	12.1	0.6	5.8	7.7	1.2	0.6	0.2	1	2.8	0.6	11.3	10.2	2.4	0.6	0.6	0.6	7.3	0.5	0.4	4.3	7.3	4.7	4.2	0.1	0.1	3.6	0.5	2.1	1.4	1.3	0.2	0.2	1	0.5	0.6	1.6
comp44	8.3	0.3	2.4	3.6	1.6	6.4	0.2	0.3	2.8	0	7.4	6.7	1.6	17.7	17.7	0.3	3.5	0.3	0.5	2.2	3.7	2.4	2.1	0	0.1	2	0.2	1.3	0.9	0.8	0.1	0.2	0.6	0.3	0.4	0.9
comp45	9.4	0.5	4.1	1	1.6	0.1	0.2	2.4	0.8	0.4	10	8.3	5.4	0.1	0.1	0.5	0	0.1	4.7	0.2	2.4	0.7	0.4	8.6	0.1	5	1.7	0.6	15.9	8.5	0.3	0.2	1.7	0.6	2.5	0.7
comp46	14.9	0	0	0.1	1	0	16.6	0.1	0.5	0.2	14.3	13.6	2.9	0	0	0	0.1	0.1	0.2	0.2	0.1	0	0.1	0.3	11.4	0.9	0.5	0.4	1	1.4	2.8	14.6	0.1	0.4	1.1	0.1

续表

	_P1	_P2	_P3	_P4	_P5	_P6	_P7	_P8	_P9	_P10	_P11	_P12	_P13	_P14	_P15	_P16	_P17	_P18	_P19	_P20	_P21	_P22	_P23	_P24	_P25	_P26	_P27	_P28	_P29	_P30	_P31	_P32	_P33	_P34	_P35	_P36
comp47	12.2	0.8	7.5	1.7	0.2	0.1	0.1	4.5	2.8	0	12.2	10.4	3	0.1	0.1	0.8	0.3	0.5	9.1	0.9	4.9	1.4	1	0.9	0	11.6	1.6	0.1	3	2	0.6	0.4	3.3	0.9	0.1	1
comp48	13.7	0.1	1	1.2	1.3	0.1	0.1	0.2	0.1	9.9	14.2	12.6	2.7	0.1	0.1	0.1	1.1	0.1	0	0.4	1.1	0.7	4.4	0.5	0.1	0.5	1	17.4	0.8	1.3	0	0.1	0.1	0.4	0.9	11.5
comp49	0.6	9.5	5.3	4.7	1.7	3.6	0.2	0.4	2.4	1.1	0.3	0.2	0	23.4	3.6	17.5	7.3	0.6	4.4	2.2	4.8	2.3	2.2	0	0.1	0.1	0	0.7	0	0	0	0.1	0	0	0	0.4
comp50	0.4	1.4	13	5.2	1.2	4.4	0.2	0	2.1	1	0.2	0.3	0	28.8	4.4	1.4	10.2	1	7.6	2.5	6	2.6	2.5	0.1	0.1	1	0.2	1	0.2	0.1	0	0.1	0.3	0	0.1	0.5
comp51	1.4	0.3	2.6	5.1	7.3	4.1	0.5	0.1	2.1	0.8	2.2	0.6	0.1	26.7	4.1	0.3	5.2	0.9	1.3	4.2	5.7	3.1	3.4	0.8	0.7	5.7	4.5	4.4	0.8	0	0.1	0.2	0.3	0.1	0.1	0.2
comp52	1.5	0	0.2	3.8	2.5	3.3	0.3	1.3	1.8	0.1	0.2	0.8	2.4	21.9	3.3	0	4.5	0.3	4	2.5	6.4	2.4	2.3	6.6	0.2	1.5	1	1.9	13.1	5.5	0.1	0	0.6	0.8	2.4	0.5
comp53	0.4	0.4	3.7	5.1	0.8	3.7	10.3	0.5	2.4	0.3	0	0.4	0.1	23.9	3.7	0.4	4.9	0.3	0.5	2.9	5	3.2	2.8	0.2	6.9	2	0.7	1.3	0.4	0.2	1.8	8.7	0.7	0.1	0.2	1.2
comp54	0.5	0.2	2.1	4.5	1.8	4.3	0.3	3.2	0.7	0.2	0.3	0.3	0.4	28.2	4.3	0.2	6	0	8.3	2.7	10	2.6	2.5	0.8	0.1	7	1	1.8	1.4	0.6	0.4	0.1	2	0.3	0.5	0.5
comp55	1.3	0.4	3.8	5.2	0.8	4	0.5	0.6	11.1	0.3	0.9	2.3	0.1	26.1	4	0.4	5	0.4	0.5	2.9	5.1	4.6	3.2	0.1	0.2	2.1	5.3	0.1	0.6	0.5	0.2	1	1.8	0.2	0.7	3.5
comp56	2.9	0.2	1.4	3.9	1.6	3.2	0.3	0.5	3.3	0	2.1	1.6	6.7	[illegible]	3.2	0.2	4.2	0.3	2.3	2.4	5.2	2.7	2.3	2.7	0	0.1	0.6	1.2	5.5	[illegible]	0	0.2	0.1	2.6	6.4	1.1
comp57	0.7	0.4	3.2	4.6	2.4	3.9	0.2	0.5	2.7	6.5	0.5	0.3	0.1	25.5	3.9	0.4	4.4	0.5	0.4	2.9	4.5	3	6.1	0.4	0.2	3	0.4	10.2	0.5	0.1	0.1	0.2	0.7	0.1	0.2	6.6
comp58	0.9	12.6	6	7.4	2.9	0.5	0.4	0.9	3.9	1.8	0.5	0.4	0.1	0.5	0.5	23.5	10.6	0.7	6.1	3.3	7.2	3.5	3.4	0	0.2	0.1	0.1	1	0	0.1	0	0.2	0	0	0	0.7
comp59	2.2	11.8	9.1	0.3	9.8	0	0.8	0.5	5.1	2.2	2.7	0.4	0.1	0	0	20.8	3.2	1.7	6.8	1.8	0.3	0.6	0.9	0.9	0.9	6.2	4.8	3.9	0.8	0.1	0.1	0	0.4	0.1	0	0.8
comp60	0.4	8.6	5.5	3.5	1.1	6.4	0.1	0.2	1.6	0.8	0.2	0.2	0	17.8	17.8	15.6	5.8	0.5	3.8	1.6	3.6	1.7	1.6	0	0.1	0.3	0	0.5	0	0	0	0.1	0.1	0	0	0.3
comp61	2.1	9.4	5.4	0.6	4.3	0	0.5	1.8	4.2	1.2	0	0.6	2.6	0	0	17.2	2.4	0.8	8.6	0.5	2	0.3	0.2	6.9	0.3	1.5	1.1	1.3	13.8	5.9	0.1	0.1	0.6	0.8	2.5	0.1
comp62	1	11.1	9.9	0.3	2.8	0	11.5	0.1	5.2	0.9	0.3	0.7	0	[illegible]	0	19.2	2.7	1	5.5	0.7	0.2	0.9	0.6	0.3	7.4	2.3	0.7	0.6	0.4	0.2	2	9.4	0.7	0.1	0.2	0.8
comp63	1.3	12.4	4.7	1.4	4.3	0.1	0.6	4.2	4	1.2	0.3	0	0.6	0.1	0.1	23.6	3.1	0.8	15.1	0.1	4.7	0.2	0.2	0.8	0.2	7.6	1.1	1.1	1.5	0.7	0.4	0	2.2	0.4	0.5	0
comp64	2.1	11.8	10.4	0.1	2.9	0	0.8	0.1	14.7	1.7	0.6	2.7	0	0	0	20.5	3.3	1	5.8	0.6	0.2	2.1	0.8	0.2	0.2	2.4	5.6	0.7	0.7	0.5	0.2	1.2	2	0.2	0.7	3.2
comp65	3.7	9.1	6.5	0.3	3.3	0	0.5	1	5.8	1.1	2	1.5	7.2	0	0	16.3	2.4	0.8	6.6	0.5	1.1	0.7	0.4	2.8	0.1	0	0.6	0.7	5.9	8.7	0	0.3	0.1	2.7	6.7	0.8
comp66	1.3	10.8	9	0.6	4.3	0	0.5	0	5.4	7.8	0.8	0.5	0.1	0	0	18.9	3.5	1.1	5.3	0.6	0.7	0.5	3.7	0.4	0.3	3.2	0.4	11.1	0.5	0.1	0.1	0.3	0.7	0.1	0.2	7.1
comp67	0.2	1.3	12.2	3.5	0.5	7.6	0.1	0.3	1.2	0.6	0.1	0.2	0	21.2	21.2	1.3	8	0.9	6.4	1.8	4.4	1.8	1.7	0.1	0	1.1	0.2	0.8	0.2	0.1	0	0.1	0.3	0	0.1	0.3
comp68	2.3	1.5	13.3	0.1	4.5	0	0.5	1.7	4.4	1.2	0.1	0.7	3.2	0	0	1.5	4.3	1.4	12.8	0.8	2.4	0.6	0.5	8.5	0.3	1	1.1	1.5	17.4	7.3	0.1	0.1	0.5	1.1	3	0.2
comp69	0.9	2.1	18.9	1.1	2.3	0.1	13.6	0.8	5.3	0.7	0.2	0.8	0.1	0.1	0.1	2.1	4.6	1.6	8.9	1	0.1	1.4	1	0.4	8.9	3.7	1.1	0.6	0.7	0.3	2.4	11.2	1.2	0.2	0.3	1.1

续表

	_P1	_P2	_P3	_P4	_P5	_P6	_P7	_P8	_P9	_P10	_P11	_P12	_P13	_P14	_P15	_P16	_P17	_P18	_P19	_P20	_P21	_P22	_P23	_P24	_P25	_P26	_P27	_P28	_P29	_P30	_P31	_P32	_P33	_P34	_P35	_P36
comp70	2.2	2.2	20.1	0.7	2.5	0.1	0.9	0.8	16.7	1.6	1	3.3	0.1	0.1	0.1	2.2	5.4	1.7	9.4	0.9	0.4	2.9	1.3	0.3	0.2	3.9	7	1	1	0.7	0.3	1.4	2.7	0.3	0.9	3.9
comp71	4.1	1.5	13.6	0.2	3.1	0	0.5	0.6	6.1	1	2.5	1.8	8.5	0	0	1.5	3.9	1.3	9.8	0.8	1.2	1	0.7	3.3	0.1	0.8	0.9	0.7	7.1	10.4	0	0.4	0.4	3.3	7.9	1
comp72	1.3	2	18.1	0	4.2	0	0.5	0.6	5.6	9.2	0.8	0.6	0.1	0	0	2	5.6	1.7	8.8	0.9	0.9	0.9	4.8	0.6	0.3	4.8	0.2	13.6	0.8	0.3	0.2	0.3	1.1	0.2	0.3	8.6
comp73	0.5	0.3	2.6	2.8	1.5	11	0.2	0.7	1.8	0.8	0.3	0.1	0.1	33.2	33.2	0.3	2.5	0	0.5	1.2	2.1	1.3	1.2	0.1	0.1	0.6	0.2	0.2	0.1	0.1	0.1	0.1	0.2	0	0	0.3
comp74	1.8	0.1	1.2	6.1	2.8	0.4	0.3	1.5	1.7	0.2	0.4	1.1	3.2	0.4	0.4	0.1	6.9	0.4	5.2	3.8	9.3	3.7	3.5	8.8	0.2	1.8	1.2	2.6	17.5	7.4	0.1	0	0.7	1.1	3.1	0.8
comp75	0.3	0.7	6	8	0.5	0.6	13.8	1	2.5	0.8	0.1	0.5	0.1	0.6	0.6	0.7	7.6	0.5	0.5	4.3	7.6	4.8	4.3	0.3	9.3	3	1	1.8	0.6	0.3	2.5	11.8	1	0.1	0.3	1.8
comp76	3.7	0.3	2.7	6	1.6	0.4	0.3	0.4	3.8	0.2	2.9	2.2	8.7	0.4	0.4	0.3	6.3	0.4	2.9	3.5	7.6	3.9	3.4	3.5	0	0	0.8	1.7	7.3	10.7	0	0.2	0.2	3.4	8.3	1.6
comp77	1.4	0.2	1.5	3.5	6.8	7	0.5	0.1	2.4	0.9	2	0.5	0.1	19.7	19.7	0.2	3.7	0.8	1.3	3.3	4.3	2.3	2.6	0.7	0.7	4.7	4	3.8	0.6	0.1	0.1	0.1	0.2	0.1	0.1	0.3
comp78	2.9	0.1	1	0	6.4	0	0.2	0.9	2.7	0.9	6	1.8	10.7	0	0	0.1	0.2	0.7	2	1.3	1.3	0.4	0.5	5.1	0.8	7.1	6.3	3.5	7.7	12.8	0.1	0.5	0.2	3.9	9.9	2
comp79	1.4	0.1	0.5	2.6	2.6	5.8	0.3	1.3	2	0.3	0.1	0.6	2.2	16.3	16.3	0.1	3.3	0.2	3.6	1.9	5	1.8	1.7	5.8	0.2	1.5	0.9	1.6	11.4	4.9	0.1	0	0.6	0.7	2.1	0.4
comp80	0.5	0.3	2.5	3.7	1.1	6.5	9.2	0.3	2.6	0.1	0.1	0.4	0.1	18.1	18.1	0.3	3.7	0.3	0.6	2.2	3.8	2.5	2.2	0.2	6.1	1.6	0.5	1.1	0.3	0.1	1.6	7.7	0.5	0.1	0.2	1
comp81	0.6	0.3	2.6	2.9	2	7.1	0.3	2.9	1.2	0.1	0.4	0.2	0.4	20.2	20.2	0.3	4.2	0	7.1	1.9	7.7	1.8	1.7	0.7	0.1	6.1	0.9	1.5	1.2	0.5	0.3	0.1	1.7	0.3	0.4	0.3
comp82	1.3	0.3	2.5	3.7	1.2	7	0.5	0.3	10.3	0.5	0.7	2.1	0	19.5	19.5	0.3	3.6	0.3	0.6	2.2	3.8	3.6	2.5	0.1	0.2	1.7	4.6	0	0.5	0.4	0.1	0.9	1.5	0.2	0.6	3
comp83	2.8	0.1	0.6	2.8	1.8	5.6	0.3	0.6	3.4	0.2	1.8	1.4	6	15.7	15.7	0.1	3.1	0.2	2.2	1.8	4.1	2.1	1.8	2.4	0.1	0.3	0.5	1	4.9	7.3	0	0.2	0	2.3	5.7	0.9
comp84	0.7	0.2	2	3.2	2.5	6.7	0.3	0.2	2.9	5.9	0.5	0.3	0.1	18.9	18.9	0.2	3.1	0.4	0.5	2.2	3.3	2.2	4.9	0.3	0.2	2.5	0.4	9	0.4	0.1	0.1	0.1	0.5	0.1	0.1	5.8
comp85	1.4	0.4	3.9	1	2.2	0.1	11.2	2.2	0.5	0.5	0.3	1.4	3.1	0.1	0.1	0.4	0	0	4.3	0.1	2.2	0.6	0.3	8.3	7.9	4.1	1.9	0.9	15.6	7.1	2.2	9.7	1.5	0.9	3.1	0.7
comp86	0.5	0.4	4	0.7	2.4	0.1	0.2	2.4	10	0.2	0.7	3.6	3.3	0.1	0.1	0.4	0.4	0	4.8	0.1	2.8	1.9	0.6	8.9	0.5	4.4	7.2	2.4	16.7	8	0.3	1.1	2.8	0.8	3.9	3.2
comp87	1.1	0.4	3.3	0.1	0.6	0	0.1	2.2	0.7	7.1	0.8	1.3	3.2	0	0	0.4	0.8	0.2	4.6	0	3.2	0.2	3.7	8.8	0	5.3	0.8	13.6	16.2	7.3	0.3	0.2	1.5	0.9	3.2	7.9
comp88	3.5	0.3	2.3	0.7	1.2	0	11.5	1.3	1.7	0.4	2.9	2.7	9.1	0	0	0.3	0.1	0	2.5	0.1	1.2	0.1	0.2	3.8	8	2.5	0	0.2	7	10.8	2.1	10.3	0.6	3.4	8.7	0.1
comp89	0.4	0.1	1	1.2	2.2	0.1	15.7	0.1	0.3	10.1	0.7	0.3	0	0.1	0.1	0.1	1.1	0.2	0.2	0.2	1.2	0.6	4.5	0.2	11	1.3	1.5	17	0.1	0.1	2.7	13.8	0	0	0.1	11.6
comp90	0.2	0.7	6.8	0.7	1	0.1	0	4.5	2.7	8.9	0.3	0.7	0.7	0.1	0.1	0.7	1.2	0.6	9.4	0.6	6	0.8	5	1.4	0.2	12.4	0.7	15.7	2.3	0.9	0.6	0.4	3.3	0.5	0.8	9.3
comp91	3.2	0.2	1.6	0.2	0.5	0	0.1	1.2	1.5	7	3.4	2.5	9	0	0	0.2	0.8	0.2	2.6	0	2.1	0.3	3.5	3.9	0.1	3.4	1.1	12.6	6.8	10.7	0.1	0.1	0.6	3.3	8.6	8.6

（四）网状漏斗图

网状漏斗图判定各直接比较是否存在发表偏倚。Stata 软件绘制网状漏斗图时，需要采用 netfunnel 命令来进行绘制。二分类数据与连续型数据所需代码一致，具体命令与网状漏斗图（图 9-10）如下：

netfunnel _y _stderr _t1 _t2，random ylab（0 0.1 0.2 0.3 0.4 0.5 0.6 0.7）

上述命令释义如下：

random 为图形中直接比较结果采用的效应模型，本处设置为随机效应模型；

ylab 为图形纵坐标刻度，本处分别设为 0–0.7。

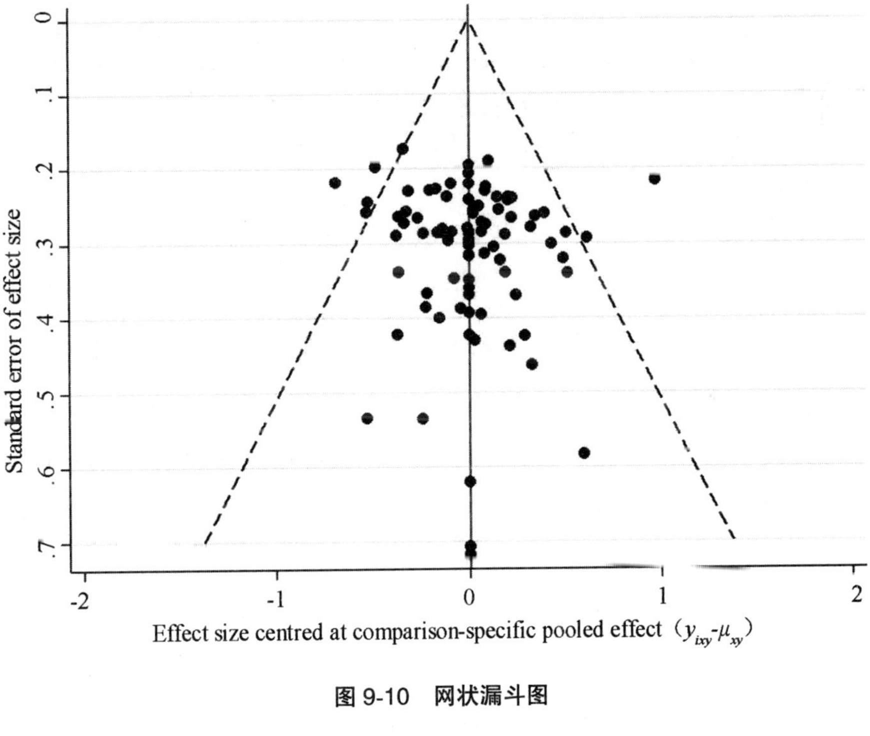

图 9-10　网状漏斗图

同时，Stata 软件还提供菜单式窗口操作，具体命令与菜单操作窗口如下：

db netfunnel

其中，图 9-11 中标注 A 为 log 效应量与对应标准误，B 为两组干预措施，C 为图形中直接比较结果运算所采用模型，D 为图形纵坐标刻度，该窗口菜单设置栏实现的图形与图 9-10 完全一致。

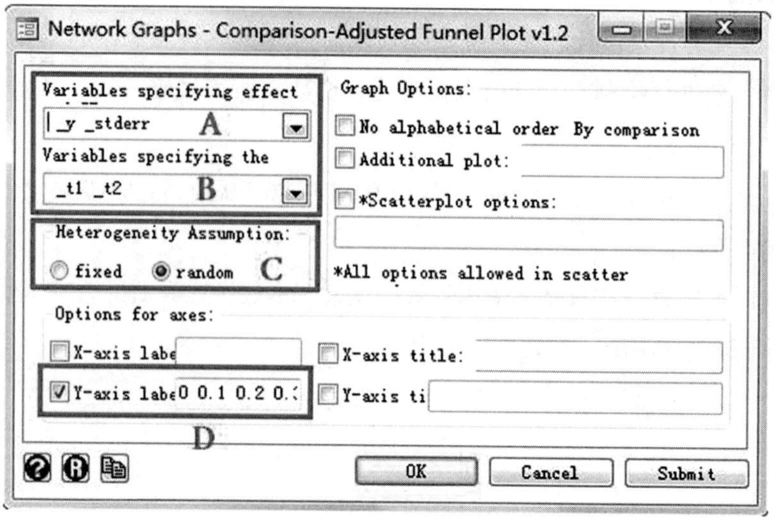

图 9-11　网状漏斗图菜单式操作窗口

（五）森林图

森林图是展示 Meta 分析结果最佳的图形方式，Stata 软件在此提供了相应森林图绘制主要为网状结果部分。森林图绘制需采用 intervalplot 命令，二分类数据与连续型数据所需代码一致，具体绘制全部网状结果森林图代码及森林图（图 9-12）的命令如下：

intervalplot，pred lab（placebo bupropion citalopram desvenlafaxine duloxetine escitalopram fluoxetine fluvoxamine mirtazapine nefazodone paroxetine sertraline trazodone velafaxine）null(0) symbols（0.5）texts（1）lwidth（0.1）

上述命令的释义如下：

pred 为同时绘制对应预测区间值；

lab 为干预措施标签值；

null 为设置无效线取值，由于本处绘制的为 log 值，因此本处无效线设置为 0；

symbols、texts 及 lwidth 分别为设置效应符号大小、图形文字大小及可信区间粗细。

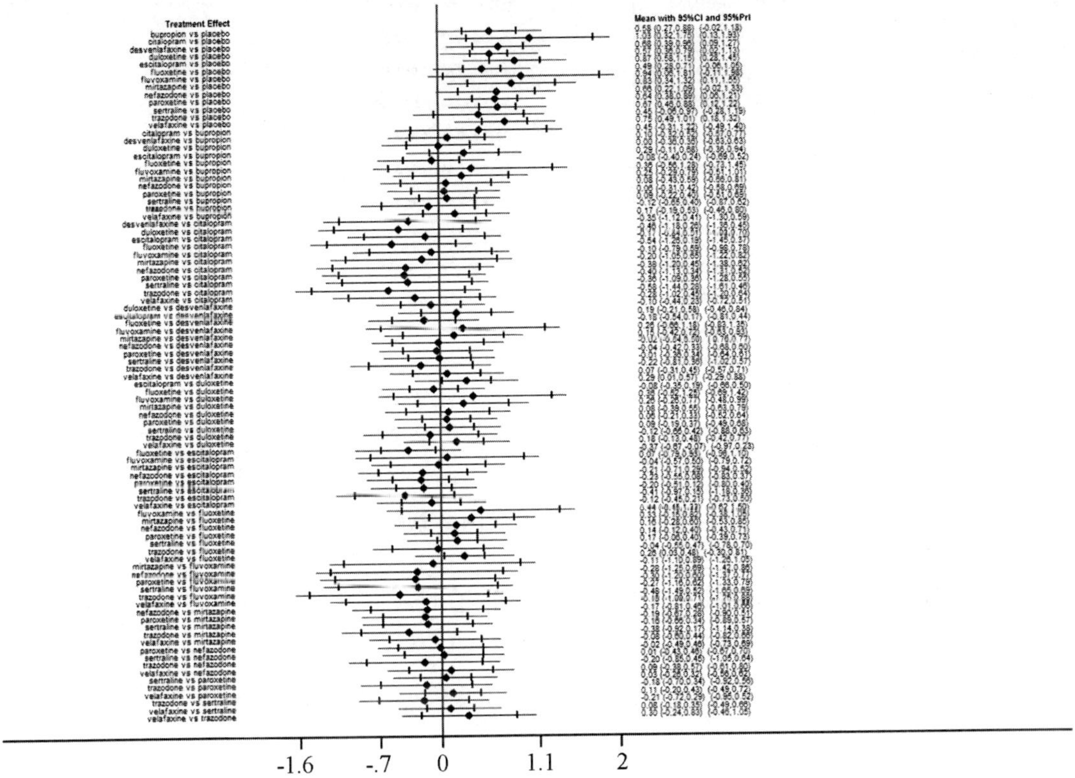

图 9-12　网状森林图

为了更好地展示网状结果与安慰剂（Placebo）之间的比较，还可单独绘制与安慰剂比较的森林图。二分类数据与连续型数据所需代码一致，其相关代码与图形（图 9-13）如下：

intervalplot，pred eform lab（placebo bupropion citalopram desvenlafaxine duloxetine escitalopram fluoxetine fluvoxamine mirtazapine nefazodone paroxetine sertraline trazodone velafaxine）ref（placebo）null（1）texts（2）

上述代码释义如下：

eform 为将 log 值进行 EXP 转换；

ref 为设置参考药物，本处设置为安慰剂（Placebo）；

null 为无效线，本处设置为 1。

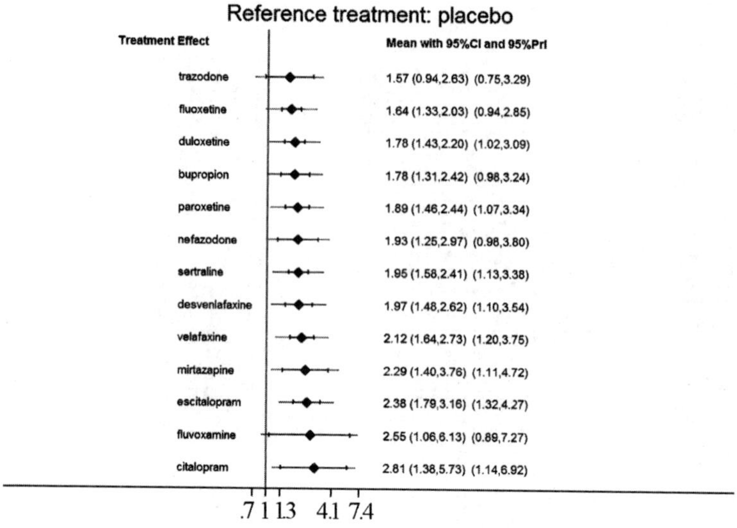

图 9-13　与安慰剂对比森林图

同时，软件还设置菜单窗口式操作控件，调用窗口控件代码及窗口（图 9-14）如下：
db intervalplot

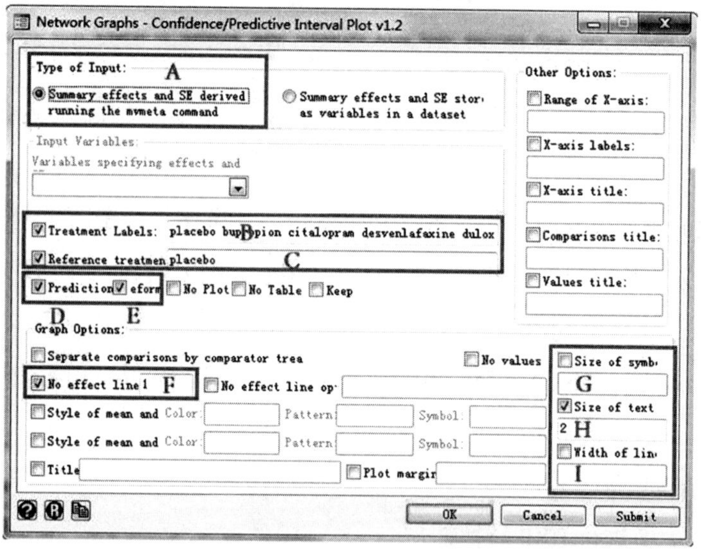

图 9-14　网状森林图菜单式操作窗口

图 9-14 中，A 为直接基于 mvmeta 命令中获取结果值，B 为干预措施标签设置栏，C 为对照措施设置栏，D 为是否提供预测区间，E 为结果是否进行 EXP 转换，F 为无效线设置，G 为图形符号大小设置栏，H 为图形文字大小设置栏，I 为线条粗细设置栏。上述参数设置得出的图形与图 9-11 完全一致。

同时，Stata 软件还可按照汇总直接结果形式来进行综合所有直接比较森林图。需要注意的是，该森林图结果仅为 log 值。实现该图形二分类数据与连续型数据所需代码一致，具体代码与图形（9-15）如下：

```
network forest
```

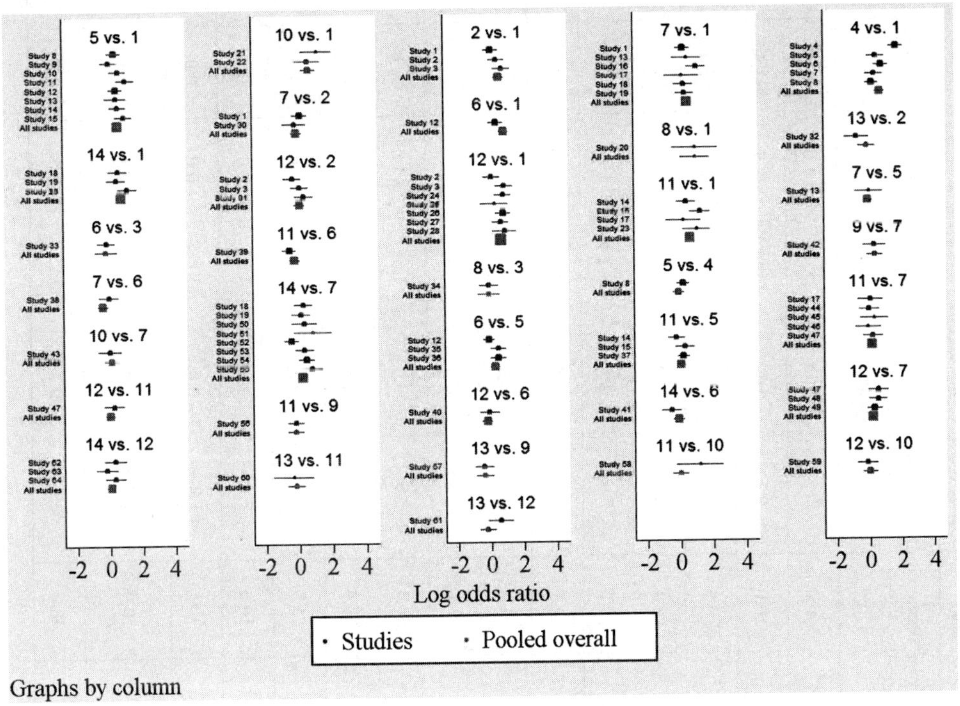

图 9-15　直接比较汇总森林图

（六）排序图

排序结果是网状 Meta 分析提供依据的重要依据，是当前制作网状 Meta 分析中必不可缺的图形。

首先，我们需要计算所有干预措施的效益排序结果，需要使用到 network rank 命令，具体命令与排序结果表（表 9-6）如下：

```
network rank max，all gen（prob）rename（01=placebo，02=bupropion，03=citalopram，04=desvenlafaxine，05=duloxetine，06=escitalopram，07=fluoxetine，08=fluvoxamine，09=mirtazapine，10=nefazodone，11=paroxetine，12=sertraline，13=trazodone，14=velafaxine）
```

上述命令的释义如下；

max 为将概率结果越大预示结果干预疗效越佳；

all 为所有干预全部纳入排序；

gen 为生成排序结果；

rename 为干预措施命名。

表 9-6 排序分布结果表

Rank	placebo	bupropion	citalopram	desvenlafaxine	duloxetine	escitalopram	fluoxetine	fluvoxamine	mirtazapine	nefazodone	paroxetine	sertraline	trazodone	velafaxine
Best	0.0	0.4	36.8	1.9	0.1	8.7	0.0	27.8	16.0	4.3	0.2	0.4	0.6	2.8
2nd	0.0	1.3	26.2	4.3	0.2	17.7	0.0	21.4	13.6	5.4	1.0	1.1	1.5	6.3
3rd	0.0	2.4	9.2	7.1	0.6	27.8	0.0	9.1	16.1	7.9	2.7	3.5	2.2	11.5
4th	0.0	4.2	5.2	10.2	1.9	19.8	0.1	5.4	12.0	9.0	5.5	6.6	3.5	16.5
5th	0.0	5.8	3.9	11.8	4.1	11.2	0.4	4.1	8.2	8.4	9.1	11.8	3.8	17.4
6th	0.0	7.4	3.0	10.8	6.7	6.5	1.2	3.4	6.6	8.2	11.8	15.7	4.3	14.5
7th	0.0	8.7	2.4	10.0	9.4	3.8	2.5	3.1	5.6	7.8	13.4	17.7	4.4	11.3
8th	0.0	10.1	2.4	9.9	12.4	2.2	4.9	2.6	5.3	8.0	13.6	15.6	4.7	8.4
9th	0.0	11.5	2.1	9.3	14.2	1.3	9.1	2.8	4.4	7.3	14.8	12.5	5.3	5.5
10th	0.0	12.3	2.1	8.3	16.8	0.7	16.1	2.6	3.6	7.6	11.8	8.3	6.8	3.2
11th	0.0	13.5	2.1	7.0	15.2	0.2	23.4	3.2	3.5	7.8	8.7	4.5	9.0	1.8
12th	0.3	14.3	2.7	5.8	12.1	0.1	25.9	4.8	3.5	9.0	5.6	1.9	13.4	0.7
13th	6.0	8.1	1.8	3.6	6.4	0.0	16.3	7.9	1.7	9.3	2.0	0.4	36.4	0.1
Worst	93.7	0.0	0.1	0.0	0.0	0.0	0.0	1.9	0.0	0.1	0.0	0.0	4.1	0.0
MEAN RANK	13.9	8.9	3.3	7.1	9.3	3.7	10.9	4.7	4.8	7.4	7.9	7.1	10.4	5.5
SUCRA	0.0	0.4	0.8	0.5	0.4	0.8	0.2	0.7	0.7	0.5	0.5	0.5	0.3	0.7

Stata 软件还提供了相应的排序结果图（图 9-16）及累计曲线下面积图（图 9-17），两图形均需要采用 sucra 命令来进行执行。

排序结果图实现的代码如下：

sucra prob*，rankog lab（placebo bupropion citalopram desvenlafaxine duloxetine escitalopram fluoxetine fluvoxamine mirtazapine nefazodone paroxetine sertraline trazodone velafaxine）

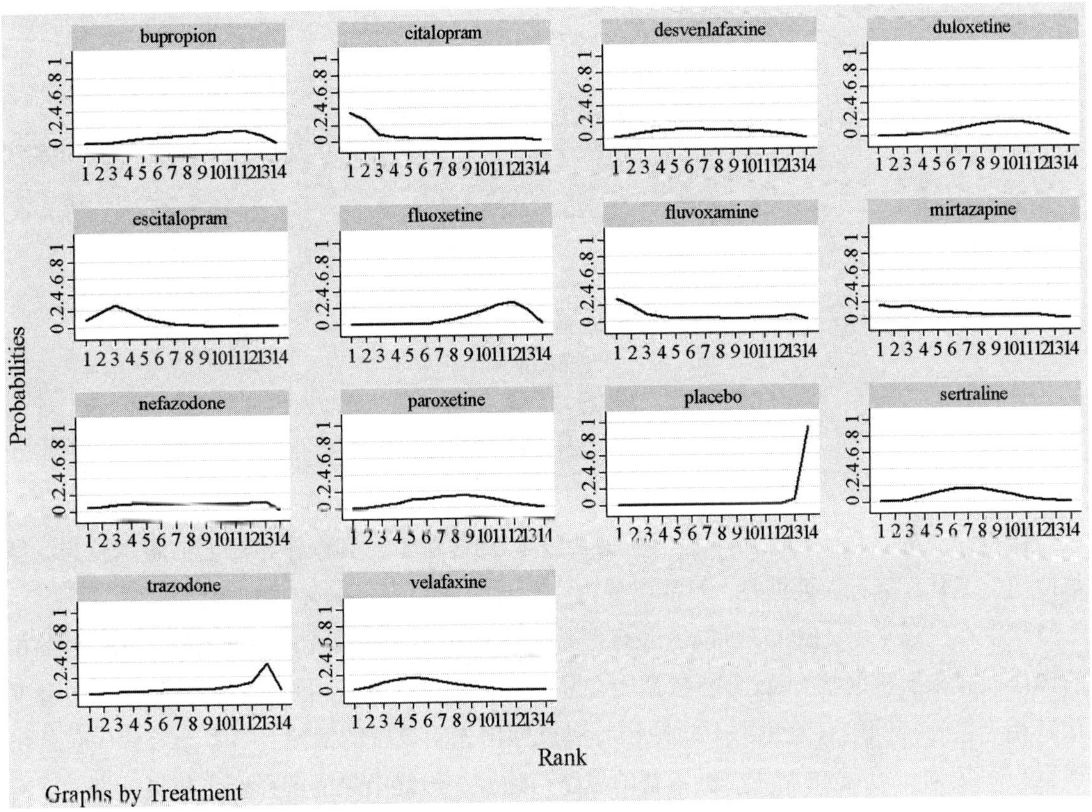

图 9-16　排序结果图

累计曲线下面积（surface under the cumulative ranking，SUCRA）图的实现代码如下：

sucra prob*，lab（placebo bupropion citalopram desvenlafaxine duloxetine escitalopram fluoxetine fluvoxamine mirtazapine nefazodone paroxetine sertraline trazodone velafaxine）

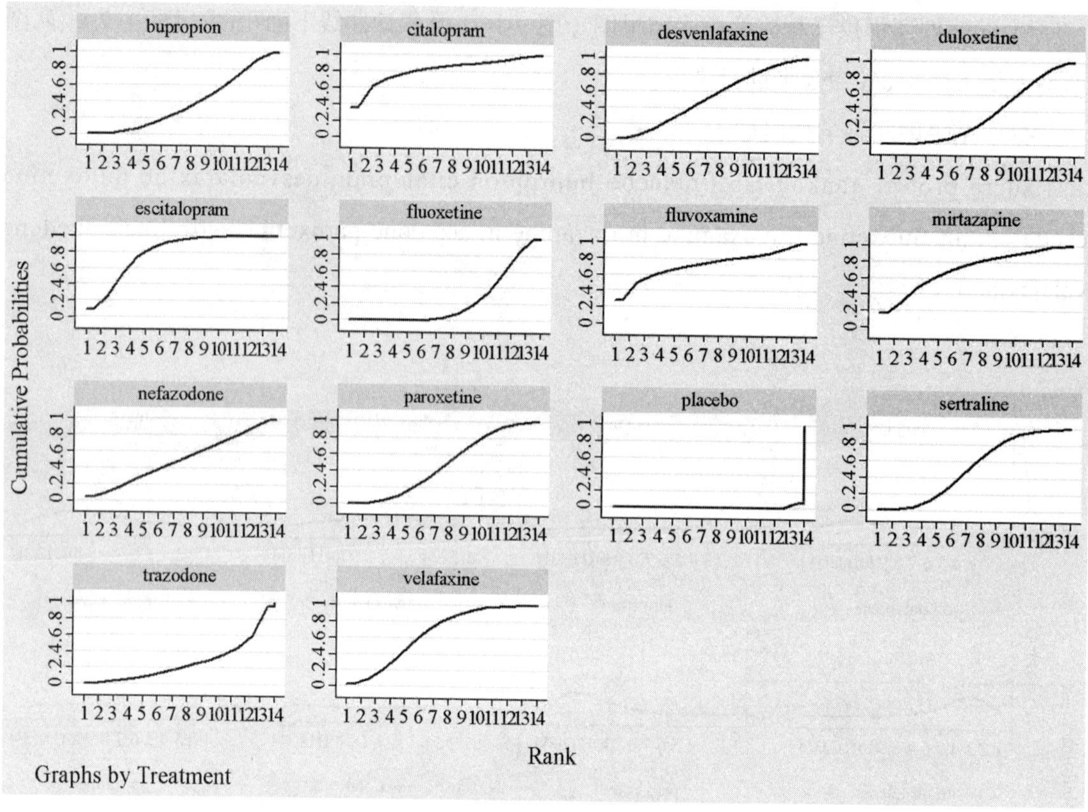

图 9-17　累计曲线下面积图

值得注意的是，该程序版本为当前最新版本 3.1.3 版本，其操作相对之前版本较为方便与使用，但其在运行大数据时，可能出现内存不足等情况，如 STATA/IC 版本。

从上述过程来看，Stata 软件 mvmeta 程序包是运用多元回归统计理论基础，用一种简单的操作模式来实现网状 Meta 分析数据内在复杂的处理。从分析结果来看，其结果与贝叶斯结果相当接近，同时又避免了不同操作者对贝叶斯先验设置的偏差。再者，该程序包的出现也为网状 Meta 分析的制作提供了新的思路与途径，最终结果的解释应当与贝叶斯学派有所差别。

第三节　Stata-indirect 程序实现间接比较 Meta 分析

2014 年，Branko Miladinovic 等研究者成功研发了专用于实现间接比较 Meta 分析的 Stata-indirect 程序，目前仍为初始版。该软件与程序使用界面均较为友好与简洁，且支持菜单式及命令式操作，此外，indirect 程序简化了间接比较复杂的流程，但仅仅只能执行“单路径”数据传递合并是其明显的缺陷。

一、indirect 程序安装

indirect 程序安装与加载与前面的网状 Meta 分析程序安装相类似，同样是基于 Stata 软件的命令窗口平台来执行。

具体下载安装命令如下：

net from http：//www.STATA-journal.com/software/sj14-1；

st0325

二、数据准备

本文为了更好演示该程序的具体操作，本例将以“USER GUIDE-Indirect Treatment Comparison March 2009”数据为实例来作相关演示，具体数据见表 9-7 所示。

表 9-7　数据录入格式

study	t1	t2	a	b	c	d	order
1	Alendronate	Placebo	122	900	148	857	0
2	Alendronate	Placebo	261	1953	294	1924	0
3	Alendronate	Placebo	3	43	1	44	0
4	Alendronate	Placebo	45	455	38	294	0
5	Alendronate	Placebo	19	773	37	804	0
6	Etidronate	Placebo	3	36	5	30	1
7	Etidronate	Placebo	2	23	3	21	1
8	Etidronate	Placebo	3	42	6	40	1
9	Etidronate	Placebo	5	15	6	14	1
10	Etidronate	Placebo	20	72	16	73	1
11	Etidronate	Placebo	14	79	12	77	1
12	Etidronate	Placebo	1	13	1	13	1

注：t1 与 t2 分别为试验组与对照组干预措施；a，b，c，d 分别依次为实验组发生例数与未发生例数及对照组发生例数与未发生例数；order 为干预措施间标化，0 为 Alendronate 与 Placebo 比较，1 为 Etidronate 与 Placebo 比较。

三、indirect 程序功能介绍及操作

indirect 程序是基于 Stata 软件程序语言汇编而成，可以较好的借用 Stata 软件内部程序运算结果来弥补自身程序的缺陷。为了更好地展示从原始数据到结果生成一体化，我们在此过程中，还需要运用到 STATA 软件 metan 程序来辅助完成。

首先，将数据（见表 9-9）进行录入。在完成数据录入之后，我们开始使用 metan 程序

来生成中间变量，其可以使用菜单或命令执行。具体命令如下：

metan a b c d，label（namevar=study）random or log

上述命令中使用的是随机模型，取 OR 作为效应量来合成中间变量。

若为连续型数据，则采用以下命令：

metan mean1 x1 n1 mean2 x2 n2，label（namevar=study）random nostandard

上述命令中采用了随机效应模型，合并的效应量为 MD。

接着，需要执行 indirect 程序，该程序同样可以执行菜单或命令操作。其中菜单框可以借鉴《系统评价 /Meta 分析理论与实践》书中的 Stata 软件章节方法来予以加挂，也可执行命令调用菜单。

调用菜单的命令具体如下：

db indirect

调用的菜单如图 9-18 所示。该程序操作界面主要分为 5 大区域，依次为数据格式（A 区）、数据标签（B 区）、干预比较标化（C 区）、合并模型（D 区）、进行 EXP 转换（E 区）及效应量标签（F 区）。其中，对于数据格式进入需要一一对应，干预措施的比较设定需准确标注，而对于效应量的选取在于上一步 metan 程序中选取，本处只是添加标签而已，没有实质性设定。值得注意的是，indirect 程序合并的内在效应量只局限于 OR、RR 及 HR，因此，在上一步的 metan 程序合并中，我们需要加以注意。本例数据设定格式图 9-18 所示，设定完成后，单击“OK”按钮即可运算结果（框 9-3），同时，我们还可以执行命令运算结果，具体如下：

indirect _ES _LCI _UCI study order，random eff（OR）eform trta（t1）trtb（t2）

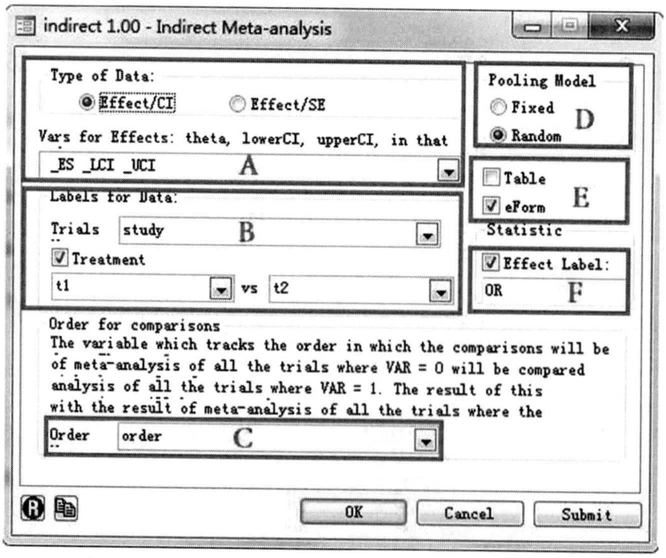

图 9-18　indirect 程序菜单式操作窗口

```
Meta-Analysis：comparing treatments  Alendronate  and  Placebo
Exponential Statistic OR = .815
Log statistic ln（OR）= -.205 and standard error = .074（var = .005）
--------------------------------------------------------------------------------
Meta-Analysis：comparing treatments Etidronate  and  Placebo
Exponential Statistic OR= .943
Log statistic ln（OR）= -.058 and standard error = .225（var = .051）
--------------------------------------------------------------------------------
Indirect comparison：Alendronate vs Etidronate
Exponential Statistic OR =.864 with CI [.543，1.374]
Log statistic ln（OR）= -.147 and standard error = .237（var = .056）
Confidence Interval：[-.611，.318]
Heterogeneity statistic ChiSquared：=.383，p-value：= .536
```

框 9-3 indirect 程序间接比较结果

值得注意的是，如果合并的是连续型数据效应量，则不需要使用 eForm 功能进行 EXP 转换。此外，从整体流程来看，indirect 程序不能进行森林图、发表偏倚图的绘制。

参 考 文 献

[1] Dias S，Welton NJ，Sutton AJ，et al. Appendix A：WinBUGS code used in Bayesian Mixed Treatment Comparisons Meta-Analysis. In：NICE DSU Technical Support Document 2：A Generalised Linear Modelling Framework for Pairwise and Network Meta-Analysis of Randomised Controlled Trials. 2011；last updated March 2013；available from http：//www.nicedsu.org.uk.

[2] Phung OJ，Scholle JM，Talwar M，et al. Effect of noninsulin antidiabetic drugs added to metformin therapy on glycemic control，weight gain，and hypoglycemia in type 2 diabetes. JAMA，2010，303（14）：1410-1418.

[3] White I. Multivariate random-effects meta-analysis. STATA J，2009，9（1）：40-56.

[4] 罗杰，冷卫东，主编. 系统评价与 Meta 分析理论与实战. 北京：军事医学科学出版社，2013.

[5] 曾宪涛，主编. 应用 STATA 做 Meta 分析. 北京：军事医学科学出版社，2014.

[6] 张超，陶华，李胜，等. 应用 STATA 软件 mvmeta 程序包实现网状 Meta 分析. 中国循证医学杂志，2014，14（9）：1150-1159.

[7] 曾宪涛，张超，郭毅. R 软件 R2WinBUGS 程序包在网状 Meta 分析中的应用. 中国循证医学杂志，2013，13（9）：1137-1144.

[8] 张超，董胜杰，曾宪涛．R 软件 gemtc 程序包在网状 Meta 分析中的应用．中国循证医学杂志，2013，13（10）：1258-1264.

[9] 张超，牛玉明，曾宪涛．R 软件 nlme 程序包在网状 Meta 分析中的应用．中国循证医学杂志，2014，14（3）：355-360.

[10] 张超，耿培亮，郭毅，等．应用 R 语言 netmeta 程序包实现网状 Meta 分析．中国循证医学杂志，2014，14（5）：625-630.

[11] 曾宪涛，徐畅，张超，等．网状 Meta 分析在 Stata 软件中的实现．中国循证医学杂志，2013，13（11）：1387-1391.

[12] 李胜，张超，原瑞霞，等．间接比较软件简介．中国循证医学杂志，2015，15（3）：362-366.

[13] 曾宪涛，曹世义，孙凤，等．Meta 分析系列之六：间接比较及网状分析．中国循证心血管医学杂志，2012，4（5）：399-402.

[14] 张超，鄢金柱，孙凤，等．网状 Meta 分析一致性的鉴别与处理方法．中国循证医学杂志，2014，14（7）：884-888.

[15] 张超，徐畅，曾宪涛．网状 Meta 分析中网状关系图的绘制．中国循证医学杂志，2013，13（11）：1382-1386.

[16] 曾宪涛，张超，邝心颖，等．基于使用的网状 Meta 分析软件的比较研究与选择．中国循证医学杂志，2014，14（10）：1270-1275.

第十章
诊断性资料的 Meta 分析

在医疗过程中，我们往往需要借助各种实验室和影像学等检查来辅助确诊某种疾病。然而，对于某种检测手段，可能因为随机抽样误差等偏倚的影响，不同的研究中会得到不同的灵敏度和特异度，使结果不一致。

诊断试验的 Meta 分析是通过对不同的研究结果进行综合性定量分析，使结论更为稳定可靠。本章介绍了诊断性试验的 Meta 分析在 Stata 中的实现；侧重点为诊断准确性试验（Diagnostic Test Accuracy，DTA）的 Meta 分析，基础理论部分请参阅罗杰等主编的《系统评价 /Meta 分析理论与实践》、曾宪涛等主编的《诊断准确性试验 Meta 分析软件一本通》和田金徽等主编的《诊断试验系统评价 /Meta 分析指导手册》。

第一节　诊断性试验及其 Meta 分析简介

一、诊断类试验的分类

一般而言，诊断类试验可分为两类：一类是常用的诊断准确性试验，属于观察性研究的范畴，需两步推论方可完成。另一类用的较少，属于实验性研究范畴中的随机对照试验设计，一步即可完成推论。图 10-1 对两者进行了展示。

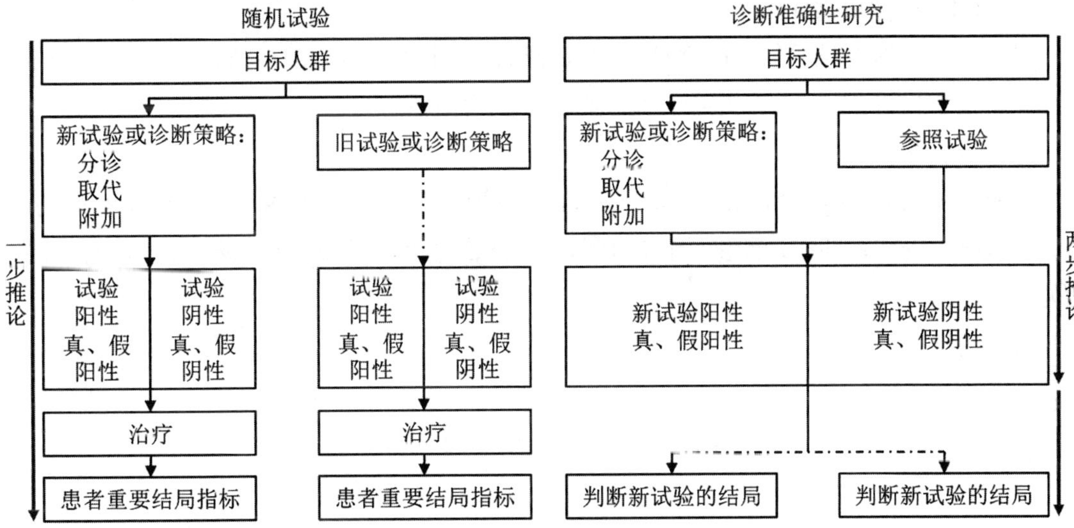

图 10-1　诊断类试验的分类

二、DTA 的数据结构

诊断准确性试验是在事先确定好金标准后，用金标准诊断受试者中患病的人数以及未患病的人数，并将其分为两组，及患病组和正常组，然后用现在需要测试的另一诊断方法来分别对患病组和正常组重新进行诊断，并将结果与金标准下的诊断人数进行比较，计算出真阳性数、假阳性数以及真阴性数、假阴性数，通过一定的统计学处理，以此衡量新的诊断方法的诊断准确性。

在纳入了 k 项诊断准确性试验的研究的 Meta 分析中，对于其中任意一项研究，数据可以整理为 2×2 形式的表格资料，如表 10-1。

表 10-1　诊断准确性试验的数据格式

新的诊断试验	金标准诊断		Total
	有病	无病	
阳性（+）	TP（真阳性）	FP（假阳性）	TP+FP
阴性（-）	FN（假阴性）	TN（真阴性）	TN+FN
Total	TP+FN	FP+TN	

说明：真阳性即按金标准诊断为阳性，新的诊断试验也诊断为阳性；假阴性即按金标准诊断为阳性，而新的诊断试验诊断为阴性。与之相反，假阳性是金标准下诊断为阴性，但新的诊断试验诊断为阳性，真阴性为金标准下诊断为阴性，新的诊断试验也诊断为阴性。

三、DTA 的效应指标

设计为随机对照试验的诊断性试验的效应指标与干预性研究的一致，多为 OR 或 RR，在此不再重复介绍。DTA 的效应指标是独特的，详情如下。

（一）灵敏度和特异度

灵敏度（Sen）即按诊断试验正确判断为有病的概率，反映了诊断试验检测出有病的能力；特异度（Spe），即按诊断试验正确判断为无病的概率，反映的是诊断试验检测出无病的能力。

各自的计算公式如下：

$$Sen = TP/（TP + FN）= TPR$$

$$Spe = TN/（FP + TN）=1-FPR$$

（二）真阳性率和假阳性率

真阳性率（ture positive ratio，TPR）即灵敏度；假阳性率（False positive ratio，FPR）又称误诊率，指实际无病却被诊断试验错判为有病的概率。

（三）阳性似然比和阴性似然比

阳性似然比（positive likelihood ratio,+LR）是指患者中某种检测手段出现阳性结果（真阳性）与非患者中出现阳性结果（假阳性）的概率的比值，也就是真阳性率与假阳性率之比，比值越高说明诊断价值越高。同理，阴性似然比（negative likelihood ratio，–LR）为患者中某种检测手段出现阴性结果（真阴性）与非患者中出现阴性结果（假阴性）的概率的比值，即真阴性率与假阴性率之比，比值越小说明诊断价值越高。LR=1 时，说明该诊断方法无诊断价值。两者的计算公式分别为：

$$+LR = TPR/FPR = Sen/(1-Spe)$$

$$-LR = (1-TPR)/(1-FPR) = (1-Sen)/Spe$$

（四）Youden's 指数

又称约登指数，为灵敏度和特异度之和减 1，在各研究不同的分层等级结局的情况下，取约登指数最大的分界点为最佳诊断分界点。

（五）诊断比值比

诊断比值比（diagnostic odds ratio，DOR），是阳性似然比与阴性似然比的比值比，用公式反应如下：

$$DOR = +LR/-LR = [Sen/(1-Spe)]/[(1-Sen)/Spe] = (TP \times TN)/(FP \times FN)$$

四、DTA 的诊断分界点

事实上，一种新的诊断方法诊断的结果不可能都是二分类结局，很多情况下是等级结局，如在使用 CT 诊断肝癌时，有一部分我们能将有病的患者确诊为有病（等级 1），但有一部分我们对有病的患者诊断不肯定（等级 2），另一部分我们能将正常的患者确诊为正常（等级 3），此时的数据则为等级分类资料（2×3）。

在 DTA 的 Meta 分析里，我们需要取一个分界点将其转变为二分类结局数据，如将等级 1 和等级 2 合并为异常，而等级 3 为正常（或将 2 和 3 合并为异常，1 为正常），这样才会整理成符合 DTA 的 Meta 分析的数据格式（2×2）。因此，每一个分界点下 TP、FP、TN、FN 不一样，计算出来的灵敏度、特异度、似然比等指标都不同。以这几个分界点灵敏度为纵坐标、1 减特异度为横坐标，通过统计学软件作图得到一条曲线即为 ROC 曲线，此时需要结合专业临床背景和（或）约登指数最大值来确定该曲线上最佳的诊断分界点（diagnostic cut-off），这个点上灵敏度和特异度均较高。

五、ROC 曲线

ROC（receiver operating characteristic）曲线目前翻译为受试者工作特征曲线，它是以“Sen”为纵坐标，“1-Spe”为横坐标，通过参数法经过一定数学模型的处理或者非参数法由试验数据而产生的一条凸向左上的光滑曲线，曲线从原点（0，0）出发，止于（1，1）。

ROC 曲线有主要三个作用：

第一，确定最佳诊断分界点，在最佳分界点处灵敏度和特异度均较高。

第二，判断有误阈值效应（threshold effect），当存在阈值效应时，灵敏度与 1 减特异度成正相关，及随着灵敏度的增高，1 减特异度的值也随之增高，此时特异度则随之降低，在

ROC 曲线上表现为“肩臂状”点（图 10-2）。

第三，通过 AUC 判断诊断试验的诊断价值，曲线下面积越大，诊断价值越高。一般而言，AUC 在 0.5 ~ 0.7 之间表示诊断价值较低，在 0.7 ~ 0.9 之间诊断价值中等，在 0.9 以上认为诊断价值较高。

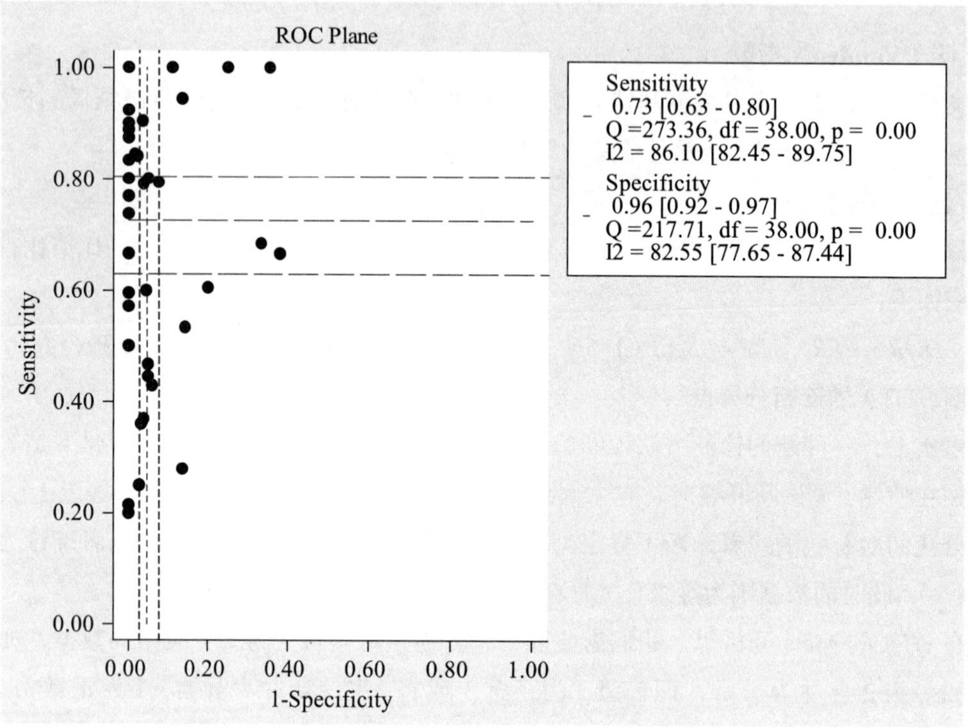

图 10-2 “肩臂状”点 ROC 平面图（判断有无阈值效应）

六、SROC 及 HSROC 曲线

1990 年 Kardaun JW 等提出综合受试者工作特征曲线（summary receiver operating characteristic, SROC）分析方法。最初的 SROC 模型是以 logit（TPR）为因变量，logit（FPR）为自变量进行线性回归，即 logit（TPR）=a+b × logit（FPR）。后来 Littenberg 及 Moses 对该模型进行了修正，即目前最常用的 SROC 分析方法。该方法主要在存在阈值效应时使用。换句话说，比如病理诊断肿瘤患者，要么是肿瘤、要么是非肿瘤，不存在病理诊断截断值的时候，就不需要使用该指标了。

SROC 曲线主要是以 TPR 及 FPR 为基准作图得到的。在该曲线下方的面积，称之为 SROC 曲线下面积（area under the curve，AUC）。同一般 ROC 曲线分析类似，AUC 也可以用来评价诊断试验的准确度，相关内容见第一章对 ROC 曲线的介绍。

SROC 法也存在以下 6 大缺陷：

1．单一的统计量 DOR 虽然能评价诊断试验的正确性，但是没有区分诊断有病（灵敏度）和非病（特异度）的能力。

2．传统的 SROC 法属于固定效应模型，即假定模型系数 a 和 b 在不同的研究中是固定不变的，因此变异只来源于阈值效应和研究内的抽样误差。但是在实际研究过程发现，很多研究间的变异超过阈值效应及抽样误差。因此在存在明显的研究间差异时，固定效应模型可能给出有偏估计并且低估标准误。

3．SROC 回归模型中的自变量 S 存在测量误差，应当被考虑。

4．同一研究中的 D 和 S 存在正相关或负相关，取决于研究本身。在标准的 SROC 固定效应模型中，这种相关性被忽略，尽管在实践中忽略相关性对结果的影响不明显。

5．为了计算相应的统计量，对于出现 0 的研究往往通过加 0.5 校正，Moses LE 等指出这种校正的影响比较明显。

6．由于 SROC 采用线性回归的方法进行计算，因此对于因变量 D 应当符合线性回归的基本要求，但实际中往往并不符合，如不符合正态性或者存在异方差的情况，此时计算结果并不可靠。

七、HSROC 曲线及双变量模型

为了克服 SROC 曲线的上述缺点，很多学者提出分层统计模型（多水平统计模型），其中最具代表的是 Rutter CM 和 Gatsonis CA 提出的分层综合受试者工作特征曲线法（hierarchical summary receiver operating characteristic curve，HSROC）及 Reitsma JB 等人提出的双变量模型（bivariate model）。HSROC 是在 logistic 回归模型基础上提出的，其扩展了 logistic 回归模型更完整的解释了 TPR 及 FPR 研究内和研究间的变异。模型允许纳入病人及研究水平的协变量。HSROC 模型绘制出来的图形称之为 HSROC 曲线图。HSROC 曲线的意义与 ROC 曲线类似。

由于同一诊断试验的多个不同的研究诊断界点不同，加上其他潜在导致异质性的因素，使每个研究内及不同研究间存在明显的异质性，此时不宜采用固定效应模型，而应采用随机效应模型。双变量模型的基本原理是将各个研究的灵敏度及特异度经过 logit 变换后使其符合正态分布，二者有特定的期望及方差。双变量模型保留了原始数据的二维特性，同时考虑了灵敏度及特异度之间的负相关，实质为随机效应模型，通过模型的拟合可以获得灵敏度及特异度的综合估计值及二者之间负相关的值。

八、指标小结

可以看出，SROC 法、HSROC 模型和双变量模型都是针对诊断试验有截断值，即存在分界点时才使用的。因此，判断是否存在阈值效应是重要的步骤。

当前，对阈值效应的评价有 3 种方法。

（一）观察森林图中一对精确估计量之间的关系

如果存在阈值效应，森林图显示灵敏度增加的同时特异度降低，反之亦然，即负相关现象。同样的负相关现象可见于阳性似然比与阴性似然比之间。

（二）观察 SROC 曲线平面图

每一个研究的精确估计量在 SROC 曲线平面图所形成的图像为一个典型的“肩臂状”分布，则提示存在阈值效应。

（三）Spearman 秩相关系数法

计算灵敏度对数与（1– 特异度）对数的 Spearman 秩相关系数，如果强正相关，则提示有阈值效应。一般建议以 r=0.6 为界，大于该值则认为存在阈值效应。

然而，在实际制作 Meta 分析当中，很多时候应该存在界点的研究却没有发现阈值效应。此时，应该考虑以下 3 点：

1．当前的总体样本量尚未达到最佳样本量，阈值效应无法显现。这种时候可以通过发生率去估算样本量，并通过估算样本量与当前的总样本量进行比较判断。若未达到估算样本量，则应建议后续研究继续开展。

2．可能该诊断方法对目标疾病诊断效能较低，不管样本量有多大，各截断值下的诊断效能相比无统计学差异，即各种诊断方法的效果是很相似的。这个时候就要结合诊断方法的背景及专业背景进行判断。因为任何一种新方法出现时未必都能够适用于所针对的目标疾病的。

3．其他的因素影响的。比如说，某种疾病的亚型之间可能对该诊断方法的截断值敏感性不一样，会发生抵消的效果，即由非阈值效应引起。因此，需要结合纳入研究的基本特征进行亚组分析等方法进行识别，通过分析纳入研究的基本特征进行分析。

九、Stata 实现 DTA 数据 Meta 分析的方法

Stata 目前实现 DTA 仅能通过命令来实现，提供了两种进行 DTA 的 Meta 分析的命令，即 midas 和 metandi 命令。这两种命令除了可以进行传统的效应指标的计算外，还可以进行统计学上更为严密的分层综合受试者工作特征曲线（HSROC）模型和双变量模型。

第二节　Stata-midas 命令实现

一、数据输入格式

数据来源：http：//fmwww.bc.edu/repec/bocode/m/midas_example.dta（亦可在 Stata 命令栏键入“use http：//fmwww.bc.edu/repec/bocode/m/midas_example.dta”，即可获取以 Stata 格式保存的数据）。

本节以一项探究 FDG-PET 对乳腺癌诊断价值的 Meta 分析为例，进行实例讲解，数据见表 10-2，数据输入格式见图 10-3。

表 10-2 FDG-PET 对乳腺癌诊断价值实例数据

author	year	tp	fp	fn	tn
Tse	1992	4	0	3	3
Adler1	1993	8	0	1	10
Hoh	1993	6	0	3	5
Crowe	1994	9	0	1	10
Avril	1996	19	1	5	26
Bassa	1996	10	0	3	3
Scheidhauer	1996	9	1	0	8
Utech	1996	44	20	0	60
Adler2	1997	19	11	0	20
Palmedo	1997	5	0	1	14
Noh	1998	12	0	1	11
Smith	1998	19	1	2	28
Rostom	1999	42	0	6	26
Yutani1	1999	8	0	2	16
Hubner	2000	6	0	0	16
Ohta	2000	14	0	5	13
Yutani2	2000	8	0	8	22
Greco	2001	68	13	4	82
Schirrmeister	2001	27	6	7	73
Yang	2001	3	0	3	12
Danforth	2002	13	3	6	6
Guller	2002	6	1	8	16
Kelemen	2002	1	0	4	10
Nakamoto1	2002	7	1	8	20
Nakamoto2	2002	8	3	7	18

续表

author	year	tp	fp	fn	tn
Rieber	2002	16	1	4	19
Van_Hoeven	2002	8	1	24	37
Barranger	2003	3	0	11	18
Fehr	2004	2	8	1	13
Inoue	2004	21	2	14	44
Lovrics	2004	9	2	16	63
Wahl	2004	66	40	43	159
Zornoza	2004	90	2	17	91
Weir	2005	5	3	13	19
Gil-Rendo	2006	120	2	22	131
Kumar	2006	16	2	20	40
Stadnik	2006	4	0	1	5
Chung	2006	25	0	17	18
Veronesi	2006	38	5	65	128

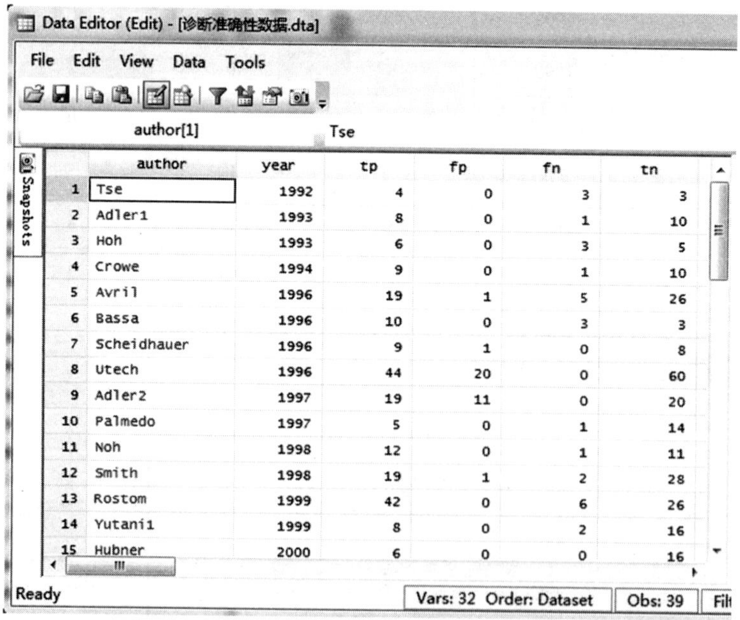
Data Editor (Edit) - [诊断准确性数据.dta]
File Edit View Data Tools
author[1] Tse

	author	year	tp	fp	fn	tn
1	Tse	1992	4	0	3	3
2	Adler1	1993	8	0	1	10
3	Hoh	1993	6	0	3	5
4	Crowe	1994	9	0	1	10
5	Avril	1996	19	1	5	26
6	Bassa	1996	10	0	3	3
7	Scheidhauer	1996	9	1	0	8
8	Utech	1996	44	20	0	60
9	Adler2	1997	19	11	0	20
10	Palmedo	1997	5	0	1	14
11	Noh	1998	12	0	1	11
12	Smith	1998	19	1	2	28
13	Rostom	1999	42	0	6	26
14	Yutani1	1999	8	0	2	16
15	Hubner	2000	6	0	0	16

Ready Vars: 32 Order: Dataset Obs: 39

图 10-3　FDG-PET 对乳腺癌诊断价值的部分数据

以上数据中，author 为作者，year 为年份，tp、fp、fn、tn 分别表示真阳性例数、假阳性例数、假阴性例数、真阴性例数。

二、midas 命令语法结构

midas 是综合统计学运算和图形绘制的 DTA 的 Meta 分析的命令，可以计算合并的灵敏度和特异度、似然比、优势比；绘制 ROC、SROC 曲线并且生成森林图；检验异质性、发表偏倚等。

语法结构如下：

midas varlist [if] [in]，[options]

上述命令的释义如下：

varlist 代表 tp、fp、fn、tn，且必须按此顺序；

options 表示供选择的项，主要有估算模型选择项（nip/es）、结果报告选择项（res/tab）、发表偏倚选择项（pubb/fun）、森林图选择项（for/ford）以及异质性选择项（het/cov）。

三、midas 命令主要选择项

midas 命令具备的主要选择项及其释义如下。

（一）主要估算模型选择项（Modeling options）

主要估算模型选择项中，nip 指定用于极限似然估计集合点数，默认值为 15；estimator（g|x）提供一个估算选择；Stata 10.0 版本用 xtmelogit 来估算（xtmelogit 为多元混合效应逻辑回归，estimator（x）），9.0 及更早的版本用 gllamm 估算 [gllamm 为广义线性隐性和混合模型，estimator（g）]。另外，在定义森林图、ROC 曲线、SROC1、SROC2、het、res、tab 等选项时，必须按这个顺序，且之前要加上 xtmelogit（ ）选项，否则 Stata 会运行出错。

（二）结果报告选择项（Reporting options）

结果报告主要有 2 个可供选择的选项，<u>res</u>ult（all ｜ het ｜ sum）和 <u>tab</u>le（dss ｜ dlor ｜ dlr），“｜”表示“或”，all 给出所有计算的相关结果，包括合并统计量及异质性；het 主要给出异质性结果；sum 主要给出合并统计量的结果。<u>tab</u>le 的作用是以列表的形式给出相应结果，dss 给出灵敏度和特异度的结果；dlor 给出诊断优势比的结果；dlr 给出似然比的结果。

（三）森林图选择项（Forest Plots options）

提供的森林图选项为 <u>for</u>est（dss ｜ dlor ｜ dlr），此选项分别为灵敏度和特异度各绘制一幅森林图。

（四）发表偏倚选择项（Publication Bias）

发表偏倚选择项主要有 3 个，<u>pubb</u>ias、<u>max</u>bias、<u>fun</u>nel，我们最熟悉且用的最多的是

funnel，即绘制漏斗图来检测发表偏倚；pubb 是以有效样本量大小的根倒数为横坐标，以 logor 为纵坐标绘制线性回归图。

（五）异质性选择项（Heterogeneity）

异质性选择项中，galb（dss ｜ dlor ｜ dlr）将标准化效应量相对于精度倒数作图，通过查看相关直线通过原点来判断异质性；hetfor，作用是产生所有统计指标的复合森林图，全视野观察异质性；covars，结合一个选择项变量后允许一个或多个协变量进行单因变量 Meta 回归分析。

（六）ROC 选择项（ROC Curves）

该选择项提供了 SROC1、SROC2、ROC 三种曲线的绘制。

（七）其他选择项

除此之外，midas 还提供了质量评价、图形特征、概率校正等选择项，如感兴趣可以在 Stata 命令窗口键入“help midas”，查看相关选项的功能。

四、midas 命令主要分析命令

midas 提供了多种分析命令，包括统计量合并、森林图的绘制、漏斗图的绘制、ROC/SROC 曲线的绘制、似然性矩阵、质量评价、Meta 回归分析等完整的 Meta 分析中需要进行的报告规范。

（一）完成计算

本例统计量合并的命令：

midas tp fp fn tn，es（x）res（all）

再次强调，res（all）前面必须要加 es（x），本书用的 Stata 为 12.0 版本，所以括号里用的是“x”。

上述命令运行后结果如下：

META-ANALYTIC INTEGRATION OF DIAGNOSTIC TEST ACCURACY STUDIES

SUMMARY DATA AND PERFORMANCE ESTIMATES

Bivariate Binomial Mixed Model

Number of studies =39

Reference-positive Subjects = 1154

Reference-negative Subjects = 1442

Pretest Prob of Disease =0.445

Between-study variance（varlogitSEN）=1.504，95% CI = [0.801–2.825]

Between-study variance（varlogitSPE）= 1.315，95% CI = [0.594–2.909]

Correlation（Mixed Model）= –0.335

ROC Area，AUROC = 0.95 [0.92 – 0.96]

Heterogeneity（Chi-square）：LRT_Q = 146.822，df =2.00，LRT_p =0.000

Inconsistency（I-square）：LRT_I2 = 98.64，95% CI = [97.89–99.38]

Parameter	Estimate	95% CI	
Sensitivity	0.726	[0.630，	0.805]
Specificity	0.955	[0.925，	0.974]
Positive Likelihood Ratio	16.244	[9.663，	27.308]
Negative Likelihood Ratio	0.287	[0.209，	0.394]
Diagnostic Score	4.037	[3.401，	4.672]
Diagnostic Odds Ratio	56.637	[30.007，	106.900]

该结果提供了死亡率的预测（Pretest Prob of Disease），研究间灵敏度的方差 [Between-study variance（varlogitSEN）]，研究间特异度的方差 [Between-study variance（varlogitSPE）]，ROC 下面积 AUC，用于异质性检测的 Q 值 p 值以及 I^2 值，灵敏度特异度，阳性似然比、阴性似然比，诊断比值比。由这些信息可以了解到，该诊断试验有较高的准确性（AUROC=0.95，DOR=56.637，Sen=0.726，Spe=0.955），但存在高度异质性（Q = 146.822，p =0.000，I^2 = 98.64），提示不宜将灵敏度和特异度单独合并。

用表格反应以上结果的命令为：

midas tp fp fn tn，es（x）table（dss）

此处仅用表格反应灵敏度和特异度（dss），截取部分结果，如图 10-4 和图 10-5。

SENSITIVITY

Study	Estimate	[95% Conf.	Interval]
1	0.57	0.18	0.90
2	0.89	0.52	1.00
3	0.67	0.30	0.93
4	0.90	0.55	1.00
5	0.79	0.58	0.93
6	0.77	0.46	0.95
7	1.00	0.66	1.00
8	1.00	0.92	1.00
9	1.00	0.82	1.00
10	0.83	0.36	1.00
11	0.92	0.64	1.00
12	0.90	0.70	0.99
13	0.88	0.75	0.95
14	0.80	0.44	0.97
15	1.00	0.54	1.00
16	0.74	0.49	0.91
17	0.50	0.25	0.75
18	0.94	0.86	0.98
19	0.79	0.62	0.91
20	0.50	0.12	0.88
21	0.68	0.43	0.87
22	0.43	0.18	0.71
23	0.20	0.01	0.72
24	0.47	0.21	0.73
25	0.53	0.27	0.79
26	0.80	0.56	0.94
27	0.25	0.11	0.43
28	0.21	0.05	0.51
29	0.67	0.09	0.99
30	0.60	0.42	0.76
31	0.36	0.18	0.57
32	0.61	0.51	0.70
33	0.84	0.76	0.90
34	0.28	0.10	0.53
35	0.85	0.77	0.90
36	0.44	0.28	0.62
37	0.80	0.28	0.99
38	0.60	0.43	0.74
39	0.37	0.28	0.47
Combined	0.73	0.63	0.80

图 10-4　表格反应灵敏度特异度的截图（a）

SPECIFICITY

Study	Estimate	[95% Conf.	Interval]
1	1.00	0.29	1.00
2	1.00	0.69	1.00
3	1.00	0.48	1.00
4	1.00	0.69	1.00
5	0.96	0.81	1.00
6	1.00	0.29	1.00
7	0.89	0.52	1.00
8	0.75	0.64	0.84
9	0.65	0.45	0.81
10	1.00	0.77	1.00
11	1.00	0.72	1.00
12	0.97	0.82	1.00
13	1.00	0.87	1.00
14	1.00	0.79	1.00
15	1.00	0.79	1.00
16	1.00	0.75	1.00
17	1.00	0.85	1.00
18	0.86	0.78	0.93
19	0.92	0.84	0.97
20	1.00	0.74	1.00
21	0.67	0.30	0.93
22	0.94	0.71	1.00
23	1.00	0.69	1.00
24	0.95	0.76	1.00
25	0.86	0.64	0.97
26	0.95	0.75	1.00
27	0.97	0.86	1.00
28	1.00	0.81	1.00
29	0.62	0.38	0.82
30	0.96	0.85	0.99
31	0.97	0.89	1.00
32	0.80	0.74	0.85
33	0.98	0.92	1.00
34	0.86	0.65	0.97
35	0.98	0.95	1.00
36	0.95	0.84	0.99
37	1.00	0.48	1.00
38	1.00	0.81	1.00
39	0.96	0.91	0.99
Combined	0.96	0.92	0.97

图 10-5　表格反应灵敏度特异度的截图（b）

（二）绘制森林图

本例森林图绘制命令如下：

midas tp fp fn tn，id（author）year（year）for（dss）es（x）texts（0.7）

上述命令中，“texts（ ）”选项的作用是设置森林图边框长宽比例，id 和 year 的功能请参考第二章和第三章，for（dss）是绘制灵敏度和特异度的森林图。

命令执行后，绘制的图形见图 10-6 和图 10-7。

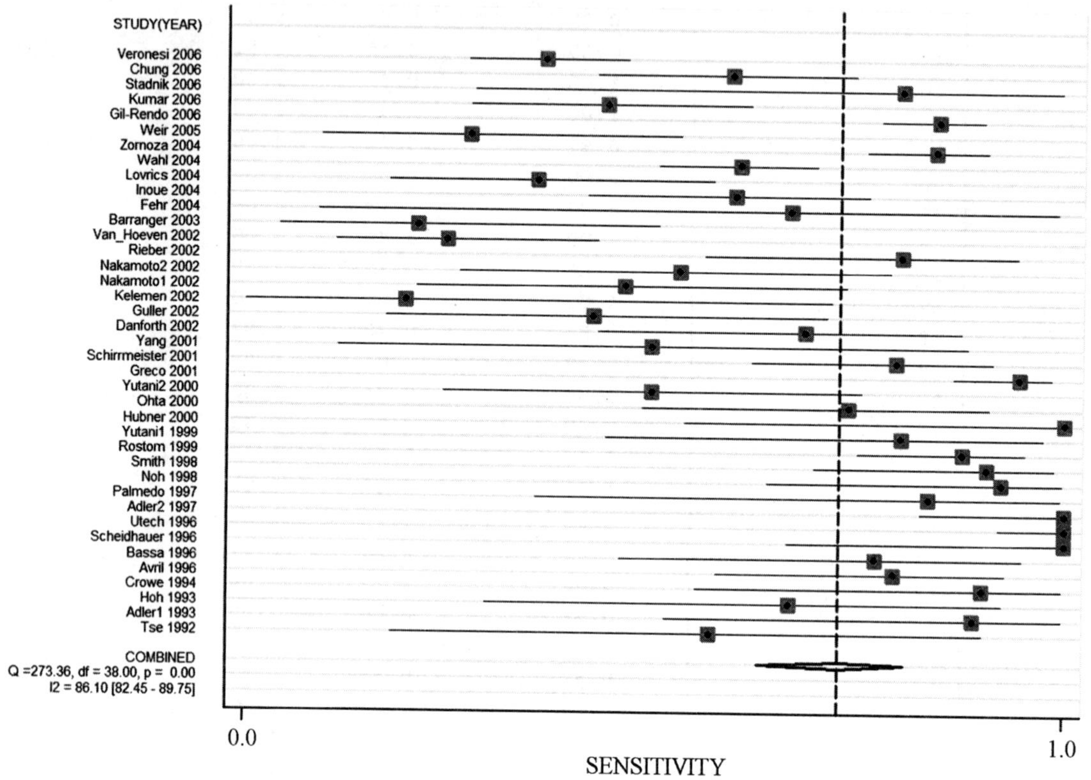

图 10-6 灵敏度的森林图

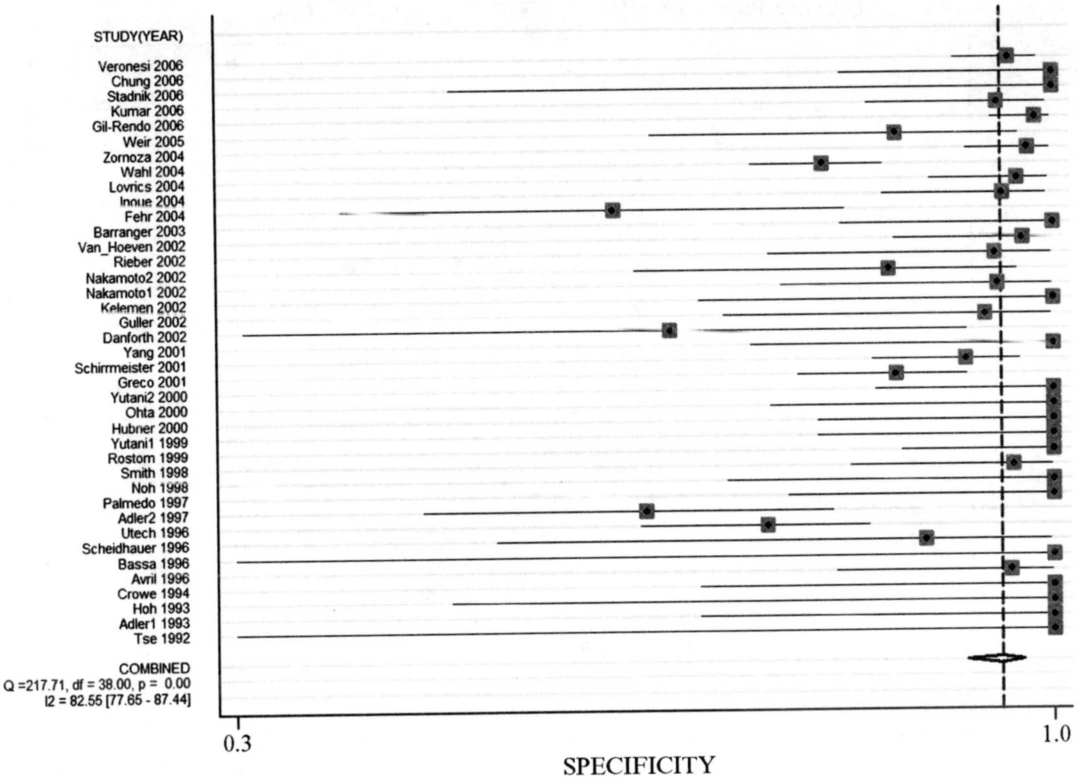

图 10-7　特异度的森林图

（三）检测发表偏倚

在合并统计量的部分我们已经知道该诊断试验有较高诊断价值，我们不妨检测一下其发表偏倚。

命令如下：

midas tp fp fn tn，fun

命令执行后，可绘制如图 10-8 所示的漏斗图。

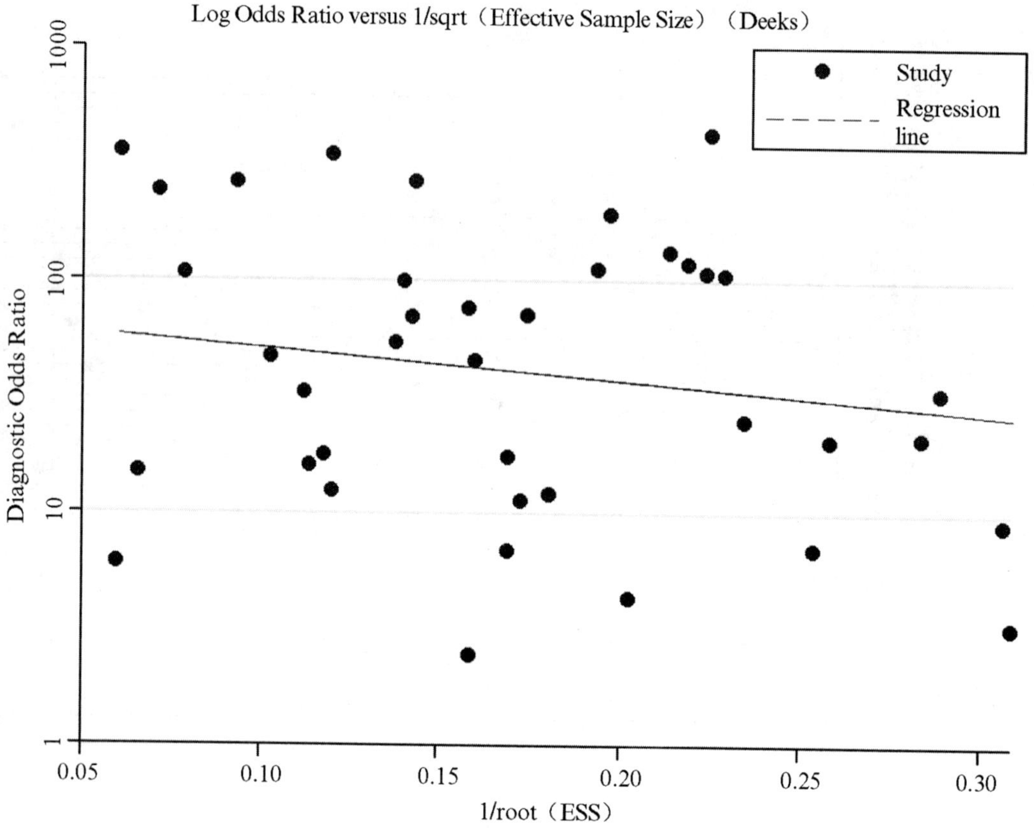

图 10-8　漏斗图

显然，该漏斗图不存在阈值效应，初步判断有一定发表偏倚的存在，提示此结果可能高估了此诊断试验的诊断价值。

（四）检测阈值效应

当研究存在阈值效应时，用灵敏度、特异度、似然比等无法准确的反映真实的诊断准确性，这时则需要 SROC 曲线来进一步判断。Stata 提供了两种 SROC 曲线：SROC1 和 SROC2；后者给出了可信区间及预测线。

绘制 SROC2 命令如下：

midas tp fp fn tn，es（x）plot sroc2

执行命令后的图形见图 10-9。

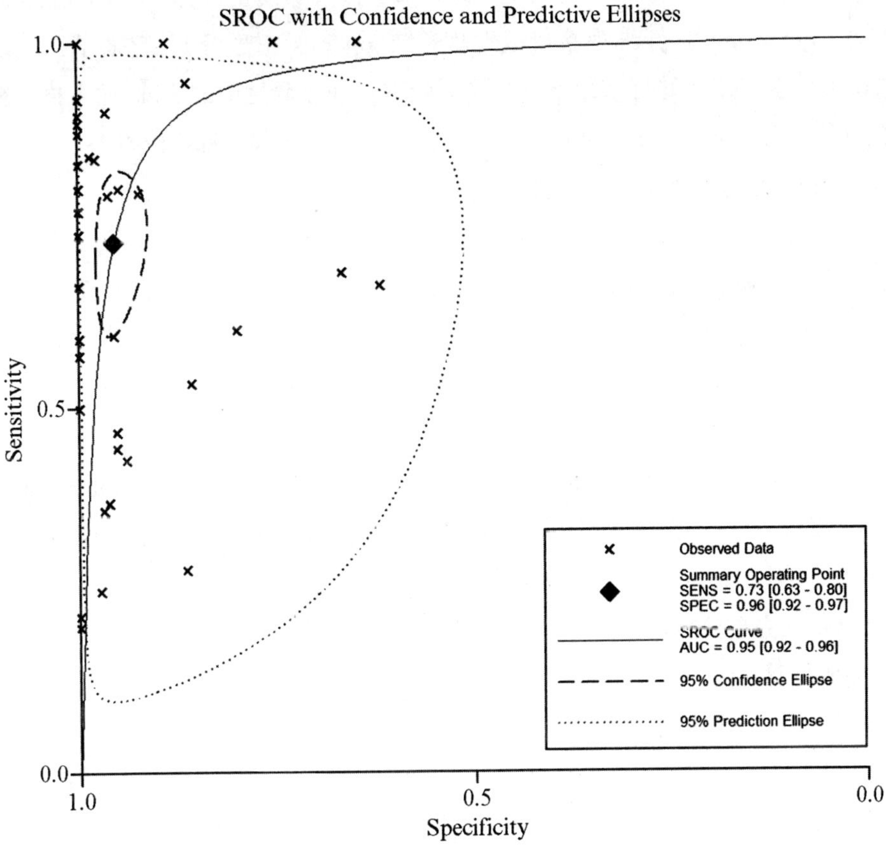

图 10-9　SROC2 曲线（包含可信区间）

图 10-9 中黑色弯曲的实线即为 SROC 曲线，曲线上的红点表示最佳诊断分界点，即在这个点上，诊断灵敏度和特异度都达到较高水平，可以看到图的右上角标明了最佳诊断分界点上灵敏度和特异度值，以及 SROC 曲线下面积 AUC，外围那条较大比较密集的虚线为 95% 预测值区域，而里面较小的椭圆形虚线表示 95% 可信区间区域。

第三节　Stata-metandi 命令实现

一、metandi 命令语法结构

相对于 midas，metandi 命令更为简洁，但不支持拟合协变量，因此无法进行 Meta 回归分析以及诊断准确性的估计。

语法结构与 midas 类似，如下：

metandi tp fp fn tn [if] [in] [，options]

上述命令中，options 主要有绘图选择项（Plot）、估算模型选择项（Estimation）、结果报告选择项（Reporting）。仔细观察可以发现，“，options”被“[ ]”起来了，即该命令下 options 选择项可以省略，并且该命令有个简写版本，即按照之前的 Stata 输入格式输入数据后，只需要键入“metandi”便可进行运算，后面的“tp fp fn tn”都可以省略。

二、metandi 主要命令选择项说明

（一）绘图选择项（Plot）

metandi 命令可申请绘制 SROC 曲线，metandiplot 命令也可以绘制，但这里更为便利。

（二）估算模型选择项（Estimation）

metandi 命令的估算模型选择项与 midas 命令中作用一致。

（三）结果报告选择项（Reporting）

metandi 命令的结果报告选择项主要有 nobivariate、nohsroc 以及 nosummarypt 这 3 个下属选择项，分别表示不报告双变量模型参数估计值、分层 SROC 参数估计值以及单个指标合并值。

三、metandi 主要分析命令

（一）完成计算

合并统计量的命令如下：

metandi tp fp fn tn

此命令只能做合并效应指标的运算，不提供 SROC 曲线的绘制，并有个简写形式：

metandi

命令运行后的结果如下：

```
Refining starting values:
Iteration 0 :   log likelihood = –184.18089
Iteration 1 :   log likelihood = –183.20654
Iteration 2 :   log likelihood = –177.78313
Iteration 3 :   log likelihood = –177.40017
Performing gradient-based optimization:
Iteration 0 :   log likelihood = –177.40017
Iteration 1 :   log likelihood = –177.39515
Iteration 2 :   log likelihood = –177.39514
Meta-analysis of diagnostic accuracy
Log likelihood   = –177.39514                Number of studies =     39
```

	Coef.	Std. Err.	z	P>|z|	[95% Conf.	Interval]
Bivariate						
E（logitSe）	.9742963	.2254476			.5324271	1.416165
E（logitSp）	3.061121	.2826364			2.507164	3.615078
Var(logitSe)	1.502153	.4824462			.8004499	2.818996
Var(logitSp)	1.309314	.5275767			–5943734	2.884218
Corr (logits)	–.3364963	.2214352			.6855751	.1383923
HSROC						
Lambda	4.109493	.3694174			3.385448	4.833538
Theta	–1.113348	.2696081			–1.64177	–.5849261
Beta	–.0686983	.2538601	–0.27	0.787	–.566255	.4288584
s2alpha	1.861025	.7668891			.8298321	4.173634
s2theta	.9371665	.2973459			.5032062	1.74537
Summary pt.						
Se	.725975	.0448495			.630049	.8047366
Sp	.9552602	.0120793			.9246425	.9737906
DOR	56.56653	18.29222			30.01249	106.6147
LR+	16.22662	4.289163			9.665646	27.24113
LR–	.286859	.0463422			.2090049	.3937137
1/LR–	3.486033	.5631705			2.539917	4.784577

Covariance between estimates of E（logitSe）& E（logitSp）　–.0130692

结果中主要给出了双变量模型参数估计值（Bivariate）、分层 SROC 参数估计值（HSROC）以及单个指标合并值（Summary pt.）。当然，最主要是看单个指标合并值这一栏给出的合并灵敏度、特异度，诊断优势比，似然比。如果不需要双变量模型参数估计值、分层 SROC 参数估计值，可以在命令后面加相应结果报告选择项（nob，noh 或 nos）。

（二）绘制 HSROC 曲线图

合并统计量并绘制 HSROC 曲线的命令：

metandi tp fp fn tn，plot nob noh

此处 nob 和 noh 即不计算双变量模型参数估计值、分层 SROC 参数估计值。该命令不仅给出单个指标合并值，而且绘制了 HSROC 曲线。HSROC 曲线的意义与 SROC 类似，只是统计学处理更为严格，曲线解读请参照上述 SROC 曲线部分。统计量合并结果与上面一致，HSROC 曲线见下图（图 10-10）。

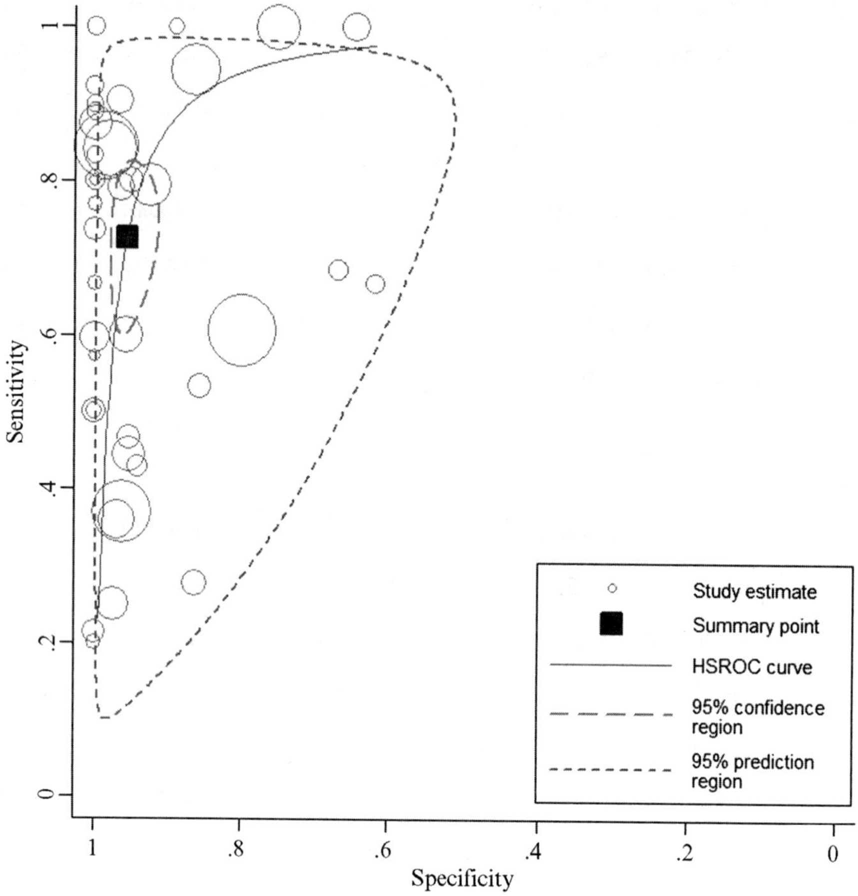

图 10-10　metandi 命令绘制的 HSROC 曲线

四、metandiplot 命令

除了 metandi，Stata 中 metandiplot 命令可绘制 SROC 曲线。但此命令只提供曲线绘制，不提供效应指标的合并。

语法结构如下：

metandiplot [tp fp fn tn] [if] [in] [weight] [，options]

上述命令中：option 选择项主要是 level 选择项，作用是对所有结果设置可信区间水平，默认为 95% 的可信区间；还有个选择项 prelevel，作用是对预测线设置可信区间水平。

本处绘制 SROC 命令如下：

metandiplot tp fp fn tn

其简写形式为：

metandiplot

但两者绘制的曲线有一定区别，后者没有提供研究效应（Study estimate）。绘制的曲线上述内容已给，这里就不再给出例图。

第四节　随机对照设计的诊断性试验 Meta 分析

基于随机对照试验的诊断性试验中，患者被随机分配到接受新或旧的诊断试验或策略。结果为阳性（检出病例）的患者被随机分配（或先前已随机化）给予当前最佳治疗（第二步治疗随机化图 10-1 中未显示）。研究者同时评估和比较两组患者的重要结局指标。因此，这种研究设计的 Meta 分析与治疗性的随机对照试验的 Meta 分析是一样的。

随机对照设计的诊断性试验 Meta 分析中，主要涉及的数据类型为二分类数据、连续型数据、效应量及其可信区间这三种。这几种数据的处理方法请分别见第三章与第四章，本节就不再一一展示。当提供效应量及其可信区间时，提供的效应量及 Meta 分析合并的效应量一般为 RR，这个只需要将第六章第三节图 6-3 中的 hr 选择为 rr，命令中的 hr 更换为 rr 即可。

参 考 文 献

[1] Bossuyt PM，Irwig L，Craig J，et al．Comparative accuracy：assessing new tests against existing diagnostic pathways．BMJ，2006，332（7549）：1089-1092.

[2] Schünemann HJ，Oxman AD，Brozek J，et al．Grading quality of evidence and strength of recommendations for diagnostic tests and strategies．BMJ，2008，336（7653）：1106-1110.

[3] Littenberg B，Moses LE．Estimating diagnostic accuracy from multiple conflicting reports：a new meta-analytic method．Med Decis Making，1993，13（4）：313-321.

[4] 邬兰，张永，曾宪涛．QUADAS-2 在诊断准确性研究的质量评价工具中的应用．湖北医药学院学报，2013，32（3）：201-208.

[5] 罗杰，冷卫东，主编．系统评价 /Meta 分析理论与实践．北京：军事医学科学出版社，2013.

[6] 曾宪涛，李胜，雷晋，等．Review Manager 5 软件在诊断准确性试验的 Meta 分析中的应用．湖北

医药学院学报，2013，32（1）：6-16.

[7] 曾宪涛，田国祥，张超，等．Meta 分析系列之十五：Meta 分析的进展与思考．中国循证心血管医学杂志，2013，5（6）：561-563，587.

[8] 曾宪涛，主编．应用 STATA 做 Meta 分析．北京：军事医学科学出版社，2014.

[9] 曾宪涛，何明武，主编．诊断准确性试验 Meta 分析软件一本通．北京：军事医学科学出版社，2015.

[10] 曾宪涛，张超，主编．R 与 Meta 分析．北京：军事医学科学出版社，2015.

[11] 田金徽，陈杰锋，主编．诊断试验系统评价 /Meta 分析指导手册．中国医药科技出版社，2015.

第十一章
剂量 - 反应关系研究的 Meta 分析

第一节　剂量 – 反应关系 Meta 分析简介

一、定义及产生背景

在流行病学研究中，如果某暴露因素随着剂量的变化，研究疾病的频率或联系强度亦发生相应变化，则认为这两者存在剂量 – 反应关系（dose-response relationship）。剂量 – 反应 Meta 分析（dose-response Meta-analysis），是对多个原始剂量 – 反应关系研究进行综合汇总，得出合并剂量 – 反应关系直线或曲线的一类 Meta 分析。暴露与结局存在剂量 – 反应关系是疾病因果推断的标准之一，高质量的剂量 – 反应 Meta 分析对探讨疾病因果具有非常重要的意义。

在探讨有序多分类暴露与结局关系的队列或病例 – 对照研究中，所得效应指标为相对危险度（relative risk，RR）或比值比（odds ratio，OR）。常规的 Meta 分析方法是只取各研究的最高剂量组相对于最低剂量组的 RR 值或 OR 值进行合并，而忽略各研究的最高剂与最低剂量之间的多个组别数据资料，同时各个研究中最高与最低的剂量标准也不尽一致。这种处理方式大大限制了 Meta 分析合并效应值的准确性。1992 年 Greenland S 和 Longnecker M 在美国流行病学上发表了一篇名为“Methods for trend estimation from summarized dose-response data，with applications to Meta-analysis”的文章，开始解决传统的观察性研究 Meta 分析中无法处理三个及以上组别效应量合并的问题，相比标准的二分类资料 Meta 分析，此类方法可同时处理三个及以上组别的数据，并直接估计暴露因素与疾病的剂量 – 反应关系。这篇文章的发表奠定了在观察性研究中进行剂量 – 反应 Meta 分析的理论基础。

此后研究者陆续开展对剂量 – 反应 Meta 分析的方法学研究并开发出各类软件程序：2006 年瑞典卡罗琳学院的 Orsini N 教授在 Stata Journal 杂志上发文并率先推出了 Stata 软件实现剂量 – 反应 Meta 分析的 glst 程序包；2010 年哈佛大学公共卫生学院的 Li R 和 Spiegelman D 教授发布了实现剂量 – 反应 Meta 分析 SAS 宏命令；2013 年瑞典卡罗琳学院的 Orsini N 教授的博士研究生 Crippa A 开发了基于 R 软件的剂量 – 反应 Meta 分析 dosresmeta 程序包。各类剂量 – 反应 Meta 分析程序包的开发直接推动了这一类 Meta 分析的迅猛发展，并逐步演化为一类新兴的 Meta 分析形式。

二、剂量 – 反应 Meta 分析的研究思路

剂量 – 反应 Meta 分析的研究思路大致是这样的：确定研究的目标后，一般先收集暴露与疾病的病例 – 对照和队列研究，在每个病例 – 对照或队列研究中挑选出最高剂量组相对于最低剂量组的 RR 或 OR 值的 95%CI（confidence interval）进行 Meta 分析合并，得到一个汇总的 RR 或 OR 合并值，如果这个合并 RR 或 OR 值是有统计学意义的，说明暴露与疾病

之间是有关联的，则再进一步进行剂量－反应 Meta 分析探讨这种关联是否存在剂量－反应趋势。

三、剂量－反应 Meta 分析中的两类回归模型

剂量－反应 Meta 分析的本质就是回归分析，一个重要的假设就是通过选择合适的关联函数，来定量评价暴露剂量与效应量的关系。如果线性回归函数能满足要求的话，就可以进行线性剂量－反应 Meta 分析，否则就为非线性剂量－反应的 Meta 分析。

（一）线性剂量－反应 Meta 分析

线性剂量－反应 Meta 分析使用的是方差加权最小二乘法（weighted least-squares，VWLS 法）和广义最小二乘趋势估计法（generalized least squares for trend，GLST 法）。当获得某项研究的剂量－反应关系的数据之后，往往能获得各组相对于自身参考组（一般以最低剂量组为参考组）的 RR 或 OR 值及其 95% CI。根据这些数据可以估算 lnRR 或 lnOR（RR 或 OR 的自然对数），以及 lnRR 或 lnOR 的标准误（standard error，SE）。然后以 lnRR 或 lnOR 为自变量，以各剂量组的平均剂量为自变量去做线性回归，同时采用倒方差法加权（就是以 SE 的倒数为权重），所得的回归系数（β）就是剂量－反应关系的自然对数效应量，即剂量每增加一个单位发生某类疾病风险增加 exp（β）倍，这就是 VWLS 法，但是这一方法假设同一研究各暴露组间的 lnRR 或 lnOR 是相互独立。Greenland 与 Longnecker 指出假设同一研究各暴露组间 lnRR 或 lnOR 的零相关会导致对趋势变异的有偏估计，于是，在 VWLS 法的基础上将同一研究不同暴露组效应量的协方差引入回归方程，对剂量－反应关系进行趋势估计，称为 GLST 法。

（二）非线性剂量－反应 Meta 分析

非线性剂量－反应 Meta 分析使用限制性立方样条（restricted cubic spline）回归模型来估算。回归样条（regression spline）是对自变量处理的一种方式，通过对自变量取不同的分段点，将自变量拆分为不同的小段然后用回归模型拟合，其本质是一个分段多项式回归，但它一般要求每个分段点上连续并且二阶可导。即：设自变量数据的范围在区间 [a，b]，并根据需要分成 k 个段 $a=t_0<t_1<\cdots<t_{k-1}<t_k=b$，在每个区间 $[t_{k-1}, t_i)$ 分别用一个多项 $S_i(x)$ 式表示，则回归样条 $f(x)=S_i(x)$ 当 $x \in [t_{k-1}, t_i)$，并且 $f_n(x)$ 在 [a，b] 存在连续。限制性立方样条是在回归样条的基础上附加要求：样条函数在自变量数据范围两端的两个区间 $[t_0, t_1)$ 和 $(t_{k-1}, t_k]$ 内是线性函数，满足上述性质的样条函数通常用 Rcs（x）表示。

四、剂量－反应 Meta 分析原始研究数据收集格式

进行剂量－反应 Meta 分析，要求原始研究对暴露的分组至少为三个组别，并能提供下表 11-1 中五类变量数据：

平均暴露水平（原始研究中能找到各组暴露水平大致区间或各组暴露水平中位数 / 平均数都可）；

• 各组病例数；

• 各组人数 / 人年数（病例－对照研究各组人数为每组病例数＋每组对照数）；

• 各组效应量；

• 各组效应量对应的置信区间。

这五类变量是进行剂量－反应 Meta 分析的最低要求，缺一不可。

表 11-1　剂量－反应 Meta 分析所需的基本数据信息

ID	暴露区间	平均暴露水平	病例数	对照数	人数 / 人年数	效应量	置信区间
1	≤ A1	D1	C1	T1	N1	1	–
1	A1–A2	D2	C2	T2	N2	RR_1	$RR_1 \pm Z_{\alpha/2} \times SE_2$
1	≥ A2	D3	C3	T3	N3	RR_2	$RR_1 \pm Z_{\alpha/2} \times SE_3$

第二节　单项研究剂量－反应趋势估计

经典的剂量－反应 Meta 分析，主要针对观察性的研究，包括：病例－对照研究、累计发病率队列研究和人年队列研究。并要求结局指标为二分类（如：发病、不发病；存活、死亡），相应的效应指标为 OR 值、RR 值或 HR 值。本节关于单项研究的剂量－反应趋势估计也只涉及此二类研究。

一、Stata 命令语法结构介绍

在 Stata 中用于实现单项研究剂量－反应趋势估计的命令主要有："vwls " 和 "glst" 两个命令。

（一）"vwls"（方差加权最小二乘法）命令

在 Stata 软件命令窗口输入 "help vwls" 可查看该命令详细使用说明和实例。"vwls" 的语法结构如下：

vwls depvar indepvars [if] [in] [weight] [，options]

上述命令的释义如下：

depvar 表示回归方程的因变量，在单项研究剂量－反应趋势估计中一般设定为效应量的自然对数值 lnRR；

Indepvars 表示回归方程的自变量，一般是原始研究各组别的平均暴露剂量 dose；

[if] 用于对回归分析的数据进行条件限制；

[in] 用于对回归分析的数据范围进行限制，如 in 1/10，表示对从第 1 到第 10 行数据进行分析；

[weight] 用于对回归分析中不同效应量在回归方程中的权重设定，在单项研究剂量－反应趋势估计中一般取研究中各组自然对数效应量标准误的倒数，具体格式为 sd（se）；

[options] 一般用于设定模型中其他需要注意的地方，在单项研究剂量－反应趋势估计中需要设定回归分析的截距为“0”，可以在此处录入“noconstant”选项。

关于“vwls”，需要注意的是：该命令进行回归分析的假设前提是单项研究中不同组别的效应量是独立的，而在单项研究剂量－反应趋势估计中，各组效应量之间有一种相关性存在，故此命令对于单项研究剂量－反应趋势估计是有偏的。

（二）“glst”（广义最小二乘趋势估计法）命令

该命令是由瑞典卡罗琳学院的 Nicola Orsini 教授开发的专门用于剂量－反应 Meta 分析的 Stata 程序包。相比“vwls”，其进行剂量－反应 Meta 分析时，考虑到了同一研究中不同暴露分组效应量的相关性。

在 Stata 软件命令窗口输入“help glst”可查看该命令详细使用说明和实例，“glst”的语法结构如下：

glst depvar dose [indepvars] [if] [in]，se（varname）cov（n cases）{cc | ir | ci} [options]

上述命令的释义如下：

depvar 表示剂量－反应 Meta 分析的因变量，在单项研究剂量－反应趋势估计中一般设定为效应量的自然对数值 lnRR；

dose 为原始研究各组别的平均暴露剂量；

[indepvars] 用于设定剂量－反应 Meta 分析中需要同时分析的其他自变量；

[if] 用于对纳入剂量－反应 Meta 分析的数据进行条件限制；

[in] 用于对纳入剂量－反应 Meta 分析的数据进行范围限制；

se（varname）用于指定剂量－反应 Meta 分析中自然对数效应量的标准误；

cov（n cases），对于指定剂量－反应 Meta 分析中协方差估算数据，包括每项研究中各暴露组的样本量和病例数；

{cc | ir | ci} 用于在单项研究剂量－反应趋势估计中，指定纳入剂量－反应 Meta 分析的原始研究的类型：cc 表示病例－对照研究、ir 表示累计发病率队列研究、ci 表示人年队列研究；若是多项研究时，采用 pfirst（id study）选项，“id”是指某一项研究，必须是数字，且

同一研究不同暴露组中必须采用同一数字，“study”是指研究类型，以“1”表示病例 – 对照研究，“2”表示累计发病率队列研究、“3”表示人年队列研究；

[options] 选项可以实现众多功能：①效应模型的选择：在单项研究中，glst 默认用固定效应模型合并不同效应量，若要使用随机效应模型添加“random”既可；在多项研究 Meta 分析中，用 ts（f）指定固定效应模型合并效应量，而用 ts（r）指定随机效应模型合并效应量。②求 RR 值：当需要对模型返回的回归系数取反自然对数时，可添加“eform”。

二、单项病例 – 对照研究剂量反应趋势估计

病例 – 对照研究的基本原理是以确诊的患有某类特定疾病的一组病人作为病例组，以不患有该病但具有可比性的一组个体作为对照组，通过搜集各种可能的危险因素暴露史，测量并比较病例组与对照组中各因素的暴露比例，判断其与结局是否有关联。当遇到暴露因素是多级有序资料的情况时，就可以进一步考虑暴露与结局是否存在剂量 – 反应关系。

（一）数据准备

引用文献：Webster L A，Wingo P A，Layde P M，et al．Alcohol consumption and risk of breast cancer．Lancet，1983，322（8352）：724–726.

表 11–2 是从以上论文中整理的一组数据，是一项饮酒与乳腺癌发病风险的病例 – 对照研究数据。Alcohol（g/day）是饮酒的数量（克 / 天），分为多个等级，以不饮酒为参照。dose 是根据论文中每日饮酒量区间估计的饮酒量平均值，adjrr 为多因素校正后的 RR 值。

注意：本例为病例 – 对照研究，按理应该使用 OR 值作为效应指标，但原文作者做统计分析时却采用了 RR 值，因肿瘤的发生率一般是比较低的，OR 值与 RR 值基本可以近似。

表 11-2　饮酒与乳腺癌发病风险的单项病例 – 对照研究数据

Alcohol（g/day）	dose	case	control	n	adjrr	lb	ub
Non-drinkers	0	165	172	337	1	1	1
<2.5	2	74	93	167	0.8	0.51	1.27
2.5–9.3	6	90	96	186	1.16	0.73	1.85
>9.3	11	122	90	212	1.57	0.99	2.51

（二）Stata 软件操作

将表 11-2 数据输入到 STATA 软件中（图 11-1）。

注意：在 Stata 软件中进行数据录入时一般先将表 11-2 数据复制并粘贴到软件数据录入

表格，再设定变量的名称，目的是让软件根据输入的数据格式自动判断数据变量类型。

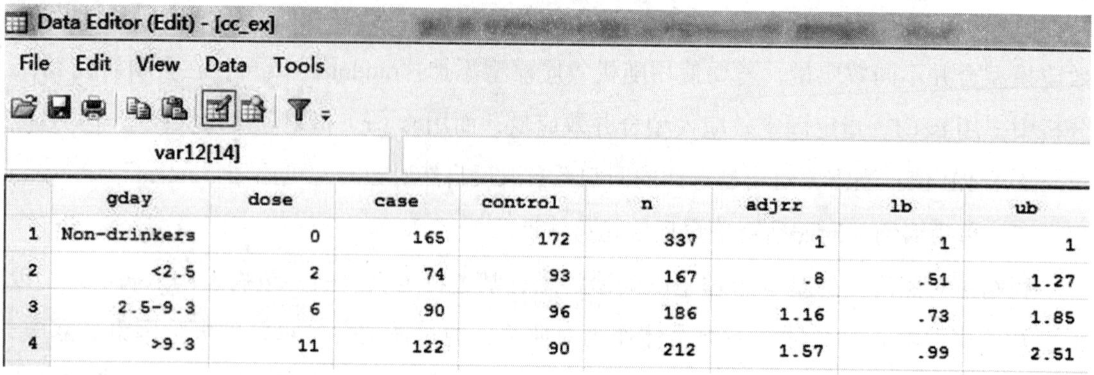

	gday	dose	case	control	n	adjrr	lb	ub
1	Non-drinkers	0	165	172	337	1	1	1
2	<2.5	2	74	93	167	.8	.51	1.27
3	2.5-9.3	6	90	96	186	1.16	.73	1.85
4	>9.3	11	122	90	212	1.57	.99	2.51

图 11-1　饮酒与乳腺癌发病风险单个病例 – 对照研究数据在 Stata 软件中的输入格式

将数据录入软件后，首先需要产生一些必需的中间变量 logrr、selogrr。具体命令如下：

gen logrr = ln（adjrr）

gen loglb = ln（lb）

gen logub = ln（ub）

gen se =（logub-loglb）/（2*invnorm（.975））

下面分别展示使用方差加权最小二乘法和广义最小二乘法两种方法进行单项研究剂量 - 反应趋势估计。

方法一：应用“vwls”命令

应用“vwls”命令进行方差加权最小二乘法回归的命令如下：

vwls logrr dose if logrr != 0，sd（se）noconstant

lincom dose，eform

lincom dose*10，eform

在 vwls 命令中：if logrr != 0 选项表示对输入的数据只选择 logrr 不等于 0 的非参照组数据进行分析，noconstant 选项表示拟合的方差加权最小二乘法回归方程不含常数项。

Lincom 命令表示根据 vwls 命令拟合的线性回归方程计算指定的剂量增量效应值 RR 的大小：dose 表示暴露剂量每增加 1 个单位（饮酒增加 1g/day）、dose*5 表示暴露剂量每增加 5 个单位（饮酒增加 5g/day）。

以上命令运行结果如图 11-2 所示。

```
.vwls logrr dose if logrr != 0, sd(se) noconstant

Variance-weighted least-squares regression      Number of obs    =      3
Goodness-of-fit chi2(2)   =     1.72            Model chi2(1)    =    3.20
Prob > chi2               =   0.4223            Prob > chi2      =  0.0737
```

logrr	Coef.	Std. Err.	z	P>|z|	[95% Conf.	Interval]
dose	.0334329	.0186934	1.79	0.074	-.0032054	.0700712

```
.lincom dose, eform
(1)   dose = 0
```

logrr	exp(b)	Std. Err.	z	P>|z|	[95% Conf.	Interval]
(1)	1.033998	.0193289	1.79	0.074	.9967997	1.072585

```
.lincom dose*10, eform
(1)   10*dose = 0
```

logrr	exp(b)	Std. Err.	z	P>|z|	[95% Conf.	Interval]
(1)	1.397003	.2611467	1.79	0.074	.9684541	2.015187

图 11-2　方差加权最小二乘法回归模型下饮酒与乳腺癌发病风险单项研究结果

从图 11-2 左上方的方差加权最小二乘法回归模型拟合优度结果：Goodness-of-fit chi2（2）= 1.72，Prob > chi2 = 0.4223 可以看出模型对数据的拟合情况较好，模型的回归系数为 0.033，95%CI 为（–0.003 ~ 0.070），对回归系数的统计学检验：Z=1.79，p=0.074。从统计学上看，饮酒与乳腺癌发病风险的关系的 P 值处于临界水平。可列出饮酒与乳腺癌发病风险的方差加权最小二乘法回归方程是：lnRR=0.033*dose。因为回归方程中无常数项，对回归方程的整体检验实际上也就是对方程中的唯一回归系数的统计学检验，这从图 11-2 右上方对整个模型检验的 P 值和回归系数的检验的 P 值对比可得到验证。

接下来展示的是相对于没有饮酒的人群，每日饮酒每增加 1g/day 乳腺癌发病的 RR 值 1.034（0.997 ~ 1.073）以及每日饮酒每增加 5g/day 乳腺癌发病的 RR 值 1.397（0.968 ~ 2.015）。

方法二：应用“glst”命令

应用“glst”命令使用广义最小二乘法对单项研究进行剂量 – 反应分析。具体命如下：

```
glst logrr dose, se(se) cov(n case) cc
lincom dose, eform
lincom dose*10, eform
```

"glst"命令与"vwls"命令参数选择类似，不同的是该命令通过 cov（n case）选项计算不同暴露组效应量之间的协方差矩阵，把不同暴露组效应量的相关性考虑到回归方程拟合中去。另外，还有一个选项用来指定原始研究的具体类型：本例中原始研究为病例 – 对照研究，用 cc 表示。接下来的 Lincom 命令与上面方差加权最小二乘法回归法的参数设定一致，不再赘述。

以上命令运行结果如图 11-3 所示。

.glst logrr dose，se（se）cov（n case）cc

Generalized least-squares regression　　Number of obs = 3

Goodness-of-fit chi2（2）= 1.93　　Model chi2（1）= 4.83

Prob > chi2 = 0.3816　　Prob > chi2 = 0.0737

logrr	Coef.	Std. Err.	z	P>|z|	[95% Conf.	Interval]
dose	.0454288	.0206639	2.20	0.028	.0049284	.0859293

.lincom dose，eform

（1） dose = 0

logrr	exp（b）	Std. Err.	z	P>|z|	[95% Conf.	Interval]
（1）	1.046477	.0216242	2.20	0.028	1.004941	1.089729

.lincom dose*10，eform

（1） 10*dose = 0

logrr	exp（b）	Std. Err.	z	P>|z|	[95% Conf.	Interval]
（1）	1.575052	.3254665	2.20	0.028	1.050519	2.36149

图 11-3　广义最小二乘法剂量 – 反应模型下饮酒与乳腺癌发病风险单项研究结结果

从图 11-3 左上方的方差加权最小二乘法回归模型拟合优度结果：Goodness-of-fit chi2（2）=1.93，Prob>chi2=0.3816 可以看出模型对数据的拟合情况较好，模型的回归系数为 0.045，95%CI 为（0.0049 ~ 0.0859），对回归系数的统计学检验：Z=2.20，p=0.028，具有统计学意义，表明广义最小二乘法剂量 – 反应模型把不同暴露组效应量之间的相关性考虑进去后，统计效能增强了，更易得出有统计学意义的结果。

从接下来展示的"增量"结果可以看出，相对于没有饮酒的人群而言，饮酒增加 1g/day 乳腺癌发病的 RR 值为：1.0464（1.0049 ~ 1.0897），也可以说每日饮酒增加 1g，乳腺癌发病的危险增加 4.6% {〔（1.0464-1）/1〕*100}。饮酒增加 5g/day 乳腺癌发病的 RR

值为：1.5751（1.0505～2.3615），也可以说每日饮酒每增加5g，乳腺癌发病的危险增加25.5%。

三、单项累计发病率队列研究剂量－反应趋势估计

队列研究的基本原理是选定暴露及未暴露于某因素的两组人群，随访一定的时间，比较两组人群发生某种疾病的结局（一般是发病或死亡），从而判断该因素与发病或死亡有无关联及关联大小的一种观察性研究方法。队列研究中的RR值是暴露组的发病率与非暴露组的发病率比值，在剂量－反应Meta分析中，根据暴露组与非暴露组发病率计算方法的不同区分为累计发病率队列研究和人年队列研究，累计发病率的计算方法是：当观察人群比较稳定时，不论观察时间长短，以开始观察时的人口数为分母，整个观察期内的发病数为分子，计算该观察期的累积发病率。

（一）数据准备

引用文献：Larsson SC，Bergkvist L，Wolk A．High-fat dairy food and conjugated linoleic acid intakes in relation to colorectal cancer incidence in the Swedish Mammography Cohort．Am J Clin Nutr，2005，82（4）：894–900.

表11-3是从以上论文中整理的一组数据，是一项关于日常高脂肪乳制品摄入与结直肠癌发病风险的队列研究，提取数据变量包括：每日高脂肪乳制品的摄入量分组（servings/day）、各分组的新发病例数（case）、各分组的初期观察人数（n）、各分组的效应量RR值及95%CI。

表11-3 高脂肪乳制品与结直肠癌发病风险的单个累计发病率队列研究数据

High-fat dairy（servings/day）	dose	case	n	adjrr	lb	ub
<1.0	0	110	8103	1		
1.0–<2.0	1.5	212	17538	0.75	0.60	0.96
2.0–<3.0	2.5	211	15304	0.74	0.58	0.95
3.0–<4.0	3.5	132	9078	0.68	0.52	0.90
≥4.0	6.5	133	10685	0.59	0.44	0.79

（二）Stata软件操作

将数据录入软件后，首先需要产生一些必需的中间变量logrr、selogrr。实现命令如下：

gen logrr = ln（adjrr）

gen loglb = ln（lb）

gen logub = ln（ub）

gen se =（logub-loglb）/（2*invnorm（.975））

利用方差加权最小二乘法回归模型拟合单项研究线性剂量 – 反应趋势，具体代码参数设置与单项病例 – 对照研究剂量 – 反应趋势估计相同，代码的含义不再赘述。命令如下：

vwls logrr dose if logrr != 0，sd（se）noconstant

lincom dose，eform

软件返回的结果如图 11-4 所示。从图 11-4 左上方的方差加权最小二乘法回归模型拟合优度结果：Goodness-of-fit chi2（2）= 2.20，Prob>chi2 = 0.5310 可以看出模型对数据的拟合情况较好，模型的回归系数为 –0.0977，95%CI 为（–0.1331 ~ –0.0623），对回归系数的统计学检验：Z = 5.42，p = 0.000，有统计学意义。每日高脂肪乳制品的摄入与结直肠癌发病风险呈负相关。对比每日摄入少于 1 份高脂肪乳制品的人群，每增加 1 份高脂肪乳制品的摄入，结直肠癌的发病风险降低 9.32%[（(1 – 0.9068）/1）*100]。

vwls logrr dose if logrr != 0，sd（se）noconstant

Variance-weighted least-squares regression		Number of obs =	4
Goodness-of-fit chi2（3） =	2.20	Model chi2（1）=	29.36
Prob > chi2 =	0.5310	Prob > chi2 =	0.0000

logrr	Coef.	Std. Err.	z	P>|z|	[95% Conf.	Interval]
dose	–.0977606	.0180428	–5.42	0.000	–.1331238	–.0623974

.lincom dose，eform

（1） dose = 0

logrr	exp（b）	Std. Err.	z	P>|z|	[95% Conf.	Interval]
（1）	.906866	.0163624	2.20	0.028	1.004941	1.089729

图 11-4　方差加权最小二乘法回归模型下高脂饮食与结直肠癌发病风险单项研究结果

再利用广义最小二乘法进行单项研究剂量 – 反应分析，具体代码参数设置与单项病例 – 对照研究剂量 – 反应趋势估计基本相同，只是将代表病例—对照研究的代码“cc”换为累积队列研究的“ci”即可。命令如下：

glst logrr dose，se（se）cov（n case）ci

lincom dose，eform

软件返回的结果如下图 11-5 所示，广义最小二乘法进行单项研究剂量－反应分析的结果与运用方差加权最小二乘法回归模型的结果基本一致，每日高脂肪乳制品的摄入是结直肠癌发病的保护因素，对比每日摄入少于 1 份高脂肪乳制品的人群，每增加 1 份高脂肪乳制品的摄入，结直肠癌的发病风险降低 7.10%[（(1 — 0.9290）/1）*100]。

.glst logrr dose，se（se）cov（n case）ci

Generalized least-squares regression Number of obs = 4

Goodness-of-fit chi2（3） = 2.56 Model chi2（1） = 11.84

Prob > chi2 = 0.4648 Prob > chi2 = 0.0006

logrr	Coef.	Std. Err.	z	P>|z|	[95% Conf.	Interval]
dose	–.073636	.0214036	–3.44	0.001	–.1155863	–.0316857

. lincom dose，eform

（1） dose = 0

logrr	exp（b）	Std. Err.	z	P>|z|	[95% Conf.	Interval]
（1）	.9290098	.0198842	–3.44	0.001	.8908437	.968811

图 11-5 广义最小二乘法剂量－反应模型下高脂饮食与结直肠癌发病风险单项研究结果

四、人年队列研究剂量－反应趋势估计

人年队列研究中暴露组与非暴露组发病率的计算方法与累计发病率队列研究不同，当观察人群不稳定，观察对象进入研究的时间先后不一，以及各种原因造成失访时，每个观察对象随访的时间不同，若用总人数为单位计算率是不合理的，此时可用人年为单位计算率，即以观察人数乘以观察时间。在队列研究的剂量－反应分析中，也考虑到了这种情况与上面累计发病率队列研究的差异，单列出来进行分析。

（一）数据准备

引用文献：Wolk A，Manson JE，M. J. Stampfer MJ，et al. Long-term intake of dietary fiber and decreased risk of coronary heart disease among women. JAMA，1999，281（21）：1998–2004.

表 11-4 是一项膳食纤维与冠心病发病风险的队列研究数据，根据每日膳食纤维摄入量的五分位数分为 5 个等级，fiber dose 数值是每个等级的中位数，以第一个五分位数等级为参照，case 是每个暴露组的新发病例数，n 是每个等级摄入组的随访人年，adjrr 为多因素校正后的 RR 值，lb 是多因素校正后的 RR 值的 95%CI 下限，ub 是多因素校正后的 RR 值的

95%CI 上限。

表 11-4 膳食纤维与冠心病发病风险的人年队列研究数据

Id	Quintile of fiber intake	dose	case	n	adjrr	lb	ub
1	Q1	11.5	148	134707	1	1	1
1	Q2	14.3	127	133824	0.98	0.77	1.24
1	Q3	16.4	114	130654	0.92	0.71	1.18
1	Q4	18.8	107	124522	0.87	0.66	1.15
1	Q5	22.9	95	117808	0.77	0.57	1.04

（二）Stata 软件操作

与之前的病例 – 对照研究和累积发病率研究不同的是，此次案例中的参照组剂量点值不为 0，而剂量 – 反应分析回归方程是没有截距的，也就是回归方程拟合的回归线必须要通过原点（lnRR=0，dose=0）。那么在进行正式的剂量 – 反应趋势估计前首先要对录入的数据进行一个预处理，对原始的 fiber dose 变量进行中心化处理：将 4 个暴露组摄入量均值与参照组（11.5）相减得到一个新的变量 doser，doser 变量中参照组剂量为 0。

将案例数据录入 Stata 软件后，运行如下代码，即可算出 doser 变量：

```
bysort id: gen doser = dose – dose[1]
```

接下来的命令与之前的类似，回归分析时使用 doser 变量替换原来的 dose，在 glst 命令中指定研究类型为人年队列“ir”，具体代码如下：

```
gen logrr = ln（adjrr）
gen loglb = ln（lb）
gen logub = ln（ub）
gen se =（logub – loglb）/（2*invnorm（.975））

vwls logrr doser if logrr != 0，sd（se）noconstant
lincom doser，eform

glst logrr doser，se（se）cov（n case）ir
lincom doser，eform
```

软件运行结果解释与以上两案例类似，不再赘述解释。

第三节　多项研究剂量－反应 Meta 分析

学习了单项研究的剂量－反应趋势估计后，本节将开始介绍如何把多个单项研究的剂量－反应趋势合并成一个总体的剂量－反应直线或曲线，也就是剂量－反应的 Meta 分析。在之前的单项研究的剂量－反应趋势估计中，对剂量－反应回归方程的拟合比较简单，只有线性回归一种情况，而在多项研究的剂量－反应 Meta 分析中，对数据的拟合包含线性回归和非线性回归两种方式，根据数据异质性情况，线性回归和非线性回归的拟合均包括随机效应和固定效应两种模型。

一、固定效应模型非线性＋固定效应 / 随机效应模型线性剂量－反应 Meta 分析的实现

（一）数据准备

引用文献：Cho E，Smith-Warner SA，Ritz J，et al．Alcohol intake and colorectal cancer：a pooled analysis of 8 cohort studies．Ann Intern Med，2004，140（8）：603–613.

表 11-5 是一项关于饮酒与结直肠癌发病风险的 8 项队列研究数据，来源于 2004 年 Cho 等人在 Annals of internal medicine 杂志发表的一篇 Meta 分析，数据格式如下：

id（研究编号，数值型，每项研究不同暴露组共用一个 id 号）；

study（研究名称，字符型，用作者姓氏表示且不同研究前三个字母不能相同）；

cat（研究内分组，数值型，用于表示研究中暴露剂量的分组）；

type（研究类型，数值型，分别用 1、2、3 表示病例－对照研究、人年队列研究和累计发病率队列研究）；

cases（病例数，数值型，各暴露组的病例数）；

peryears（人年数，数值型，各暴露组的随访人年数）；

logrr（效应量，数值型，通过对原始研究中的 RR 值取自然对数得出）；

se（效应量的标准误，数值型，通过原始研究 RR 值的 95%CI 进行换算得出：se=ln((UL)–ln(LL))/3.92，UL 为 RR 值 95%CI 上限，LL 为 RR 值 95%CI 下限）。

在此说明一点：表 11-5 中第三项研究的第二暴露层的 logrr 值为 0，即其效应量 RR 值为 1，而参照组的 logrr 值也为 0，此时若直接软件操作，程序将不能进行运行。因此，需要将这一数据进行更改，一般情况下，若其他暴露层的效应量为 1，则将其改为 1.00001 或 0.99999，转换为 log 值后即为 –4.34292E–06 或 4.34292E–06，此时再进行命令操作即可。

表 11-5 饮酒与结直肠癌发病风险的多项队列研究数据

ID	study	cat	type	dose	cases	peryears	logrr	se
1	atm	0	2	0.00	28.00	22185.73	0.00	NA
1	atm	1	2	1.83	38.00	43030.54	−0.42	0.25
1	atm	2	2	9.20	43.00	53088.96	−0.40	0.25
1	atm	3	2	22.86	32.00	45348.09	−0.49	0.26
1	atm	4	2	35.67	16.00	19790.79	−0.28	0.32
1	atm	5	2	58.43	27.00	19919.85	0.20	0.29
2	hpm	0	2	0.00	100.00	103002.30	0.00	NA
2	hpm	1	2	2.10	65.00	106825.50	−0.42	0.16
2	hpm	2	2	9.50	104.00	119845.60	−0.10	0.14
2	hpm	3	2	18.80	63.00	58034.23	0.09	0.17
2	hpm	4	2	36.70	46.00	33081.40	0.21	0.18
2	hpm	5	2	59.40	30.00	18454.93	0.34	0.22
3	io	0	2	0.00	446.00	224904.60	0.00	NA
3	io	1	2	1.70	199.00	105883.90	0.00	0.09
3	io	2	2	8.60	91.00	47328.44	0.03	0.12
3	io	3	2	17.10	29.00	16577.88	−0.05	0.20
3	io	4	2	37.80	25.00	10208.30	0.23	0.21
3	io	5	2	60.60	6.00	3542.36	−0.10	0.42
4	nl	0	2	0.00	80.00	180925.30	0.00	NA
4	nl	1	2	1.80	70.00	189462.40	−0.08	0.17
4	nl	2	2	10.20	50.00	125765.90	−0.06	0.19
4	nl	3	2	19.50	8.00	39168.85	−0.74	0.38
4	nl	4	2	35.80	8.00	21872.87	−0.20	0.38
4	nl	5	2	58.40	4.00	6735.47	0.31	0.53

续表

ID	study	cat	type	dose	cases	peryears	logrr	se
5	n2	0	2	0.00	151.00	234829.50	0.00	NA
5	n2	1	2	1.80	136.00	213956.20	0.04	0.12
5	n2	2	2	9.50	72.00	132975.20	−0.17	0.15
5	n2	3	2	19.50	27.00	44705.00	−0.13	0.21
5	n2	4	2	35.90	23.00	24415.61	0.20	0.23
5	n2	5	2	57.60	11.00	8612.84	0.51	0.32
6	nt	0	2	0.00	168.00	3480.21	0.00	NA
6	nt	1	2	1.53	155.00	4099.28	−0.18	0.13
6	nt	2	2	9.30	93.00	2032.90	−0.03	0.17
6	nt	3	2	21.05	44.00	966.80	−0.03	0.21
6	nt	4	2	33.26	15.00	294.62	0.41	0.34
6	nt	5	2	50.33	9.00	100.02	0.88	0.48
7	ntm	0	2	0.00	87.00	1598.62	0.00	NA
7	ntm	1	2	2.24	147.00	2144.73	0.26	0.17
7	ntm	2	2	9.43	138.00	2984.30	−0.17	0.17
7	ntm	3	2	22.26	151.00	2445.08	0.13	0.17
7	ntm	4	2	36.25	75.00	935.62	0.35	0.21
7	ntm	5	2	56.23	44.00	552.84	0.43	0.25
8	nym	0	2	0.00	62.00	22624.44	0.00	NA
8	nym	1	2	0.97	205.00	97699.76	−0.07	0.15
8	nym	2	2	11.40	109.00	46455.92	0.08	0.16
8	nym	3	2	22.80	69.00	27467.96	0.18	0.18
8	nym	4	2	34.20	18.00	10278.60	−0.14	0.27
8	nym	5	2	57.00	29.00	10783.53	0.36	0.23

（二）Stata 软件操作

将本例数据录入 Stata 软件后、首先要对剂量－反应回归方程是线性还是非线性作出判断，对此采用限制性立方样条函数进行非线性剂量－反应 Meta 分析。代码如下：

mkspline doses = dose，nk（4）cubic displayknots

上述命名中，“mkspline”是用于构建限制性立方样条，进行非线性剂量－反应 Meta 分析的命令，可以用于构建不同节点的限制性立方样条。具体的命令格式为：

mkspline stubname = oldvar [if] [in] [weight] ，cubic [nk（#）knots（numlist）displayknots]

上述命令的释义如下：

stubname 表示对各暴露组的剂量值进行节点化处理后新生成的变量名称；

oldvar 表示各暴露组的原始剂量值；

if] [in] [weight] 的用法和“glst”命令相同；

cubic 表示此节点的设置是用于限制性立方样条回归分析，后面括号内的 nk（#）和 knots（numlist）在使用时任选其一；

knots（numlist）用于指定节点的具体位置；

nk（#）用于指定节点的个数。

在本例中，“nk（4）”表示采用 4 个节点的限制性立方样条函数进行非线性剂量－反应分析，如果要换成 3 个节点，则将括号内数值更换为 3 即可，还可以取 5、6、7 等数值，但最好不要超过 4 个节点。

另外，节点的选取还要注意：若选择用 7 个节点进行分析，那么原始研究中暴露剂量的分组最大要有 7 个组。displayknots 是用于显示不同节点选择的具体剂量 cutoff 值。

在下图 11-6 中显示的是 4 个节点下，限制性立方样条命令对原始暴露剂量值取点的 cutoff 值。

.mkspline doses = dose，nk（4）cubic displayknots

	knot1	knot2	knot3	knot4
dose	0	8.69	22.851	57.6

图 11-6　4 个节点下暴露剂量值

接下来是用 4 个节点的样条数据进行非线性剂量－反应回归分析，对进行线性还是非线性剂量－反应 Meta 分析做出判断。代码如下：

```
glst logrr doses* , se（se） cov（peryears cases）  pfirst（study type）
testparm doses2 doses3
```

图 11-7 显示的是 4 个节点的限制性立方样条固定效应模型剂量－反应回归分析以及非线性卡方检验结果。图形左上方的回归分析模型拟合优度检验结果（相当于异质性检验的结果）：Goodness-of-fit chi2（2）= 42.64，Prob > chi2 = 0.2413，说明各项研究比较同质，使用图形上方的“Fixed-effects dose-response model”拟合是可行的；图形右上方对回归模型的整体检验：chi2（2）= 29.04，Prob > chi2 = 0.0000，表明回归方程整体是有统计学意义的。实际上在这里拟合非线性剂量－反应回归方程主要目的是为了对后续展示线性还是非线性剂量－反应 Meta 分析结果做出一个判断。我们看到回归方程中显示了 doses1、doses2、doscs3 三个回归系数的结果，这是因为之前选择的是 4 个节点的限制性立方样条函数，一般而言，若设定限制性立方样条分段点为 3 时，会产生 2 个回归系数，限制性立方样条分段点为 4 时，会产生 3 个回归系数，限制性立方样条分段点为 5 时，会产生 4 个回归系数，依此类推。

进行剂量－反应 Meta 分析进行线性和非线性判断时，当限制性立方样条节点为 3 时，对回归方程中的第 2 个回归系数 doses2 作是否为 0 的卡方检验，当节点数为 4 时，对回归方程中的第 2 个回归系数 doses2 和第三个回归系数 doses3 作是否同时为 0 的卡方检验，依此类推。如果 P>0.05，则为线性剂量－反应关系，反之则不能认为存在线性剂量－反应关系，这时可以考虑使用非线性的回归模型，如果 P 值刚好在临界值 0.05 附近，则同时拟合两种模型。

本例中非线性的检验结果：chi2（2）＝ 6.45，Prob > chi2 ＝ 0.0398，刚好处于统计学的临界水平，我们将同时展现线性和非线性剂量－反应 Meta 分析两个模型的结果。

```
.glst logrr doses* , se ( se )  cov ( peryears cases )    pfirst ( study type )
Fixed-effects dose-response model                    Number of studies  =      8
Generalized least-squares regression                 Number of obs      =     40
Goodness-of-fit chi2 ( 37 )  =    42.64              Model chi2 ( 3 )   =  29.04
Prob > chi2                  =   0.2413              Prob > chi2        = 0.0000
```

logrr	Coef.	Std. Err.	z	P>|z|	[95% Conf.	Interval]
doses1	-.0083178	.0070651	-1.18	0.239	-.022165	.0055295
doses2	.1154931	.0750596	1.54	0.124	-.031621	.2626073
doses3	-.1914692	.1379049	-1.39	0.165	-.4617578	.0788195

```
.testparm doses2 doses3
 ( 1 )    doses2 = 0
 ( 2 )    doses3 = 0
              chi2 (    2 )  =      6.45
              Prob > chi2   =    0.0398
```

图 11-7　线性与非线性剂量 – 反应 Meta 分析的判断

接着上面固定效应非线性剂量 – 反应回归方程展示非线性剂量 – 反应 Meta 分析的结果。命令如下：

predictnl logrrwithref = _b[doses1]*doses1 + _b[doses2]*doses2 + _b[doses3]*doses3，ci（lo hi）

gen rrwithref　= exp（logrrwithref）

gen lbwithref　= exp（lo）

gen ubwithref　= exp（hi）

levelsof dose，local（level）

xblc doses*，c（dose）at（'r（levels）'）ref（0）eform

图 11-8 显示的是非线性剂量 – 反应 Meta 分析结果，图中的 dose 是原始研究中各暴露组平均剂量，exp（xb）、95%CI 是根据拟合的非线性回归方程计算的各剂量组相对于“0”剂量的 RR 值和 95% 置信区间。

```
.xblc doses*, c (dose) at ( 'r (levels) ' ) ref (0) eform
```

Dose	exp（xb）	（95% CI）
0	1	（1.00-1.00）
0.97	0.99	（0.98-1.01）
1.53	0.99	（0.97-1.01）
1.7	0.99	（0.96-1.01）
1.8	0.99	（0.96-1.01）
1.83	0.99	（0.96-1.01）
2.0999999	0.98	（0.96-1.01）
2.24	0.98	（0.95-1.01）
8.6000004	0.95	（0.87-1.05）
9.1999998	0.95	（0.86-1.05）
9.3000002	0.95	（0.86-1.05）
9.4300003	0.95	（0.86-1.05）
9.5	0.95	（0.86-1.05）
10.2	0.95	（0.86-1.05）
11.4	0.96	（0.86-1.06）
17.1	1	（0.90-1.10）
18.799999	1.02	（0.92-1.12）
19.5	1.02	（0.93-1.13）
21.049999	1.04	（0.94-1.15）
22.26	1.06	（0.95-1.17）
22.799999	1.06	（0.96-1.18）
22.860001	1.06	（0.96-1.18）
33.259998	1.19	（1.05-1.35）
34.200001	1.2	（1.06-1.36）
35.669998	1.22	（1.08-1.38）
35.799999	1.22	（1.08-1.38）
35.900002	1.22	（1.08-1.38）
36.25	1.23	（1.09-1.39）
36.700001	1.23	（1.09-1.39）
37.799999	1.25	（1.11-1.41）
50.330002	1.41	（1.23-1.61）
56.23	1.49	（1.25-1.76）
57	1.5	（1.25-1.79）
57.599998	1.5	（1.25-1.80）
58.400002	1.52	（1.26-1.83）
58.43	1.52	（1.26-1.83）
59.400002	1.53	（1.26-1.86）
60.599998	1.55	（1.26-1.90）

图 11-8　固定效应模型非线性剂量－反应 Meta 分析结果

然后，再回到线性剂量 – 反应 Meta 分析上来，先展示固定效应模型结果。具体命令如下：

```
glst logrr dose , se ( se ) cov ( peryears cases ) pfirst ( study type ) ts ( f )
lincom dose , eform
lincom dose*12 , eform
```

命令运行后结果见图 11-9。图 11-9 的左上方的回归分析模型拟合优度检验结果（相当于异质性检验的结果）：Goodness-of-fit chi2（2）= 4.78，Prob > chi2 = 0.6868，说明各项研究比较同质，图形右上方对回归模型的整体检验：chi2（2）= 22.67，Prob > chi2 = 0.0000，表明回归方程整体是有统计学意义的。Lincom 命令返回的结果显示：dose 每增加 1g/day 的 RR 值是 1.0064，95%CI 是 1.0037 ~ 1.0091，虽然这个 RR 值是有统计学意义的，但是因为其很小，所以意义不大，这时我们不妨计算每天喝一杯酒，也就是 12g/day 的 RR 值及 95%CI：RR=1.0803，95%CI=1.0465 ~ 1.1152，这个效应量就比较大了，也具有较大的公共卫生学意义：对比不饮酒的人群，每天多喝一杯酒（12g），结直肠癌发病风险的发病风险增加 8.03%[((1.0803 — 1) /1) *100]。

.glst logrr dose , se (se) cov (peryears cases)　　pfirst (study type) ts (f)

Two-stage fixed-effects dose-response model		Number of studies =	8
Goodness-of-fit chi2 (7) =	4.69	Model chi2 (1) =	22.62
Prob > chi2 =	0.6977	Prob > chi2 =	0.0000

logrr	Coef.	Std. Err.	z	P>|z|	[95% Conf.	Interval]
dose	.0064132	.0013485	4.76	0.000	.0037702	.0090563

.lincom dose，eform

(1)　dose = 0

logrr	exp (b)	Std. Err.	z	P>|z|	[95% Conf.	Interval]
(1)	1.006434	.0013572	4.76	0.000	1.003777	1.009097

.lincom dose*12 , eform

(1)　12*dose = 0

logrr	exp (b)	Std. Err.	z	P>|z|	[95% Conf.	Interval]
(1)	1.079997	.0174767	4.76	0.000	1.046281	1.1148

图 11-9　固定效应模型线性剂量 – 反应 Meta 分析结果

最后，再进行随机效应模型的线性剂量 – 反应 Meta 分析，只需把固定效应模型命令后面的 ts（f）改为 ts（r）就行了。具体代码如下：

```
glst logrr dose , se ( se ) cov ( peryears cases ) pfirst ( study type ) ts ( r )
lincom dose , eform
lincom dose*12 , eform
```

从图 11-10 的结果来看，此案例数据的随机效应剂量－反应 Meta 分析和固定效应模型结果是一样的，其原因是因为此数据两模型拟合优度检验结果均为：Goodness-of-fit chi2（2）= 4.78，Prob > chi2 = 0.6868，表明各研究是同质的，这时候固定效应模型和随机效应模型的结果就是一样的。如果各研究是异质的，那么固定和随机的结果就会不一样了。

.glst logrr dose，se（se）cov（peryears cases） pfirst（study type）ts（r）

Two-stage random-effects dose-response model		Number of studies =	8
Gencralized least-squares regression		Number of obs =	8
Goodness-of-fit chi2（7）=	4.69	Model chi2（1）=	22.62
Prob > chi2 =	0.6977	Prob > chi2 =	0.0000

logrr	Coef.	Std. Err.	z	P>|z|	[95% Conf.	Interval]
dose	.0064132	.0013485	4.76	0.000	.0037702	.0090563

.lincom dose，eform

（1） dose = 0

logrr	exp（b）	Std. Err.	z	P>|z|	[95% Conf.	Interval]
（1）	1.006434	.0013572	4.76	0.000	1.003777	1.009097

.lincom dose*12，eform

（1） 12*dose = 0

logrr	exp（b）	Std. Err.	z	P>|z|	[95% Conf.	Interval]
（1）	1.079997	.0174767	4.76	0.000	1.046281	1.1148

图 11-10　随机效应模型线性剂量－反应 Meta 分析结果

二、随机效应模型非线性 + 固定效应 / 随机效应模型线性剂量－反应 Meta 分析的实现

（一）数据准备

引用文献：Bergström A，Hsieh C C，Lindblad P，et al. Obesity and renal cell cancer–a quantitative review. Br J Cancer，2001，85（7）：984–990.

表 11-6 是一项关于体重指数 BMI 与肾癌发病风险的病例－对照研究数据，来源于 Bergström A 等人在 2001 年发表的一篇 Meta 分析。将文中数据整理成如下格式：

id（研究编号，数值型，每项研究的不同暴露组共用一个 id）；

interval（原始研究的 BMI 分组，字符型）；

BMI（研究中各 BMI 区间的平均 BMI 水平，数值型，各研究的 BMI 平均值不完全相同）；

case（病例数，数值型，各暴露组的病例数）；

control（对照组，数值型，各暴露组的对照组人数）；

n（各组总人数，数值型，各组病例数和对照数之和）；

or（研究中各暴露组效应量，数值型）；

lb（研究中各暴露组效应量的 95%CI 下限，数值型）；

ub（研究中各暴露组效应量的 95%CI 上限，数值型）；

studyt（研究类型，数值型，分别用 1、2、3 表示病例 – 对照研究、人年队列研究和累计发病率队列研究）。

表 11-6　体重指数 BMI 与肾癌发病风险的多项病例 – 对照研究数据

Id	interval	BMI	case	control	n	or	lb	ub	studyt
1	<=23.6	21.6	80	102	182	1	1	1	1
1	23.7–25.6	24.6	66	115	181	0.9	0.6	1.4	1
1	25.6–28	26.8	74	112	186	0.9	0.6	1.4	1
1	28–32.9	30.5	90	97	187	1.5	1	2.4	1
2	<=21.6	19.7	35	74	109	1	1	1	1
2	21.7–23.5	22.55	37	72	109	1.1	0.6	2.1	1
2	23.5–26.2	24.85	48	65	113	1.5	0.8	2.8	1
2	26.2–31.7	29	58	54	112	2.1	1.2	3.9	1
3	<24	20	28	49	77	1	1	1	1
3	24–27	25.5	80	77	157	1.9	1.1	3.8	1
3	27–34	31	65	47	112	2.7	1.5	5.9	1
4	<24	20	30	37	67	1	1	1	1
4	24–27	25.5	13	20	33	0.8	0.3	1.8	1
4	27–34	31	28	14	42	2.4	1.2	6.9	1
5	<23.8	22	40	55	95	1	1	1	1
5	23.8–25.6	24.7	46	51	97	1.3	0.7	2.3	1
5	25.6–29.4	27.5	50	60	110	1.2	0.7	2.1	1
5	29.4–37	33.2	73	29	102	3.3	1.8	6.1	1

续表

Id	interval	BMI	case	control	n	or	lb	ub	studyt
6	<22.5	19.3	24	36	60	1	1	1	1
6	22.5–25.7	24.1	24	40	64	0.8	0.4	1.6	1
6	25.7–30.1	27.9	24	32	56	1.2	0.6	2.5	1
6	30.1–38.9	34.5	28	30	58	1.2	0.6	2.6	1
7	<22	20	62	112	174	1	1	1	1
7	22–23	22.5	152	179	331	1.7	1.1	2.5	1
7	24–25	24.5	200	229	429	1.6	1.1	2.4	1
7	26–27	26.5	129	128	257	2	1.3	3.1	1
7	28–29	28.5	107	79	186	2.7	1.7	4.3	1
7	30–32	31	131	57	188	4.6	2.9	7.5	1
8	<22	20	126	177	303	1	1	1	1
8	22–23	22.5	95	90	185	1.7	1.1	2.5	1
8	24–25	24.5	66	68	134	1.5	1	2.3	1
8	26–27	26.5	35	42	77	1.3	0.7	2.2	1
8	28–29	28.5	32	20	52	2.3	1.2	4.2	1

（二）Stata 软件操作

与本章第二节中单项人年队列研究剂量－反应趋势估计案例类似，本例数据各项研究的暴露组最低剂量都不为“0”，而拟合线性 / 非线性剂量－反应 Meta 分析回归方程在获取回归系数时，每项研究的参照组剂量都需为“0”。故在正式分析之前，首先需要对各项研究数据进行中心化的处理。

另外，本例中进行剂量－反应 Meta 分析的效应量 logor 以及效应量标准误 selogor 也需要事先生成，可在 Stata 软件中运行如下代码实现：

```
bysort id：gen bmic = bmi – bmi[1]
gen logor = ln（or）
gen loglb = ln（lb）
gen logub = ln（ub）
gen selogor =（logub – loglb）/（2*invnorm（.975））
```

这时软件会生成一个中心化的剂量 bmic。接下来的工作是判断数据适合非线性还是线性剂量－反应 Meta 分析，使用的是 3 个节点的限制性立方样条函数对中心化剂量和原始剂量进行处理。代码如下：

```
mkspline bmics = bmic，nk（3）cubic
mkspline bmis = bmi，nk（3）cubic
```

图 11-11 显示的是对各研究的中心化剂量 bmic 和原始剂量 bmi 进行 3 节点处理后结果。可以发现：在进行 3 节点处理后，原来的中心化剂量 bmic 变量变成了 bmics1 和 bmics2 两个变量，而原来的原始剂量 bmi 变成了 bmis1 和 bmis2 两个变量。

id	bmic	logor	loglb	logub	selogor	bmics1	bmics2	bmis1	bmis2
1	0	0	0	0	0	0	0	21.6	0.033851
1	3	−0.10536	−0.51083	0.336472	0.216151	3	0.223141	24.6	0.80443
1	5.199999	−0.10536	−0.51083	0.336472	0.216151	5.199999	1.162047	26.8	2.489004
1	8.9	0.405465	0	0.875469	0.223338	8.9	5.006696	30.5	6.901042
2	0	0	0	0	0	0	0	19.7	0
2	2.849998	0.09531	−0.51083	0.741937	0.319588	2.849998	0.191315	22.55	0.137036
2	5.15	0.405465	−0.22314	1.029619	0.319588	5.15	1.12885	24.85	0.942844
2	9.299999	0.741937	0.182322	1.360977	0.300683	9.299999	5.53688	29	4.968277
3	0	0	0	0	0	0	0	20	0
3	5.5	0.641854	0.09531	1.335001	0.316254	5.5	1.374334	25.5	1.370941
3	11	0.993252	0.405465	1.774952	0.349365	11	7.888863	31	7.561591
4	0	0	0	0	0	0	0	20	0
4	5.5	−0.22314	−1.20397	0.587787	0.45709	5.5	1.374334	25.5	1.370941
4	11	0.875469	0.182322	1.931521	0.446233	11	7.888863	31	7.561591
5	0	0	0	0	0	0	0	22	0.066116
5	2.700001	0.262364	−0.35668	0.832909	0.303471	2.700001	0.16267	24.7	0.858042
5	5.5	0.182322	−0.35668	0.741937	0.280263	5.5	1.374334	27.5	3.211483
5	11.2	1.193922	0.587787	1.808289	0.311358	11.2	8.169773	33.2	10.47159
6	0	0	0	0	0	0	0	19.3	0
6	4.800001	−0.22314	−0.91629	0.470004	0.353653	4.800001	0.913984	24.1	0.569595
6	8.6	0.182322	−0.51083	0.916291	0.364067	8.6	4.618532	27.9	3.655299
6	15.2	0.182322	−0.51083	0.955511	0.374072	15.2	13.78795	34.5	12.19114
7	0	0	0	0	0	0	0	20	0
7	2.5	0.530628	0.09531	0.916291	0.209438	2.5	0.129132	22.5	0.129132
7	4.5	0.470004	0.09531	0.875469	0.199024	4.5	0.753099	24.5	0.753099
7	6.5	0.693147	0.262364	1.131402	0.221697	6.5	2.231394	26.5	2.203226
7	8.5	0.993252	0.530628	1.458615	0.236736	8.5	4.49118	28.5	4.356609
7	11	1.526056	1.064711	2.014903	0.242401	11	7.888863	31	7.561591
8	0	0	0	0	0	0	0	20	0
8	2.5	0.530628	0.09531	0.916291	0.209438	2.5	0.129132	22.5	0.129132
8	4.5	0.405465	0	0.832909	0.212481	4.5	0.753099	24.5	0.753099
8	6.5	0.262364	−0.35668	0.788457	0.292131	6.5	2.231394	26.5	2.203226
8	8.5	0.832909	0.182322	1.435084	0.319588	8.5	4.49118	28.5	4.356609

图 11-11　对各研究原始剂量和中心化剂量进行 3 节点处理后结果

接下来利用 3 节点处理的中心化剂量 bmics1 和 bmics2 拟合随机效应非线性剂量－反应回归方程，对模型第二个回归系数进行卡方检验，对进行线性还是非线性剂量－反应 Meta 分析做出判断。代码如下：

```
mvmeta_make glst logor bmics1 bmics2, cov (n case) se (selogor) pfirst (id studyt) saving (ssest_spline) replace by (id) names (b V)
preserve
use ssest_spline, clear
mvmeta b V, mm    i2
testparm bbmics2
capture estimates save mvmeta,    replace
restore
```

注意：上面的“mvmeta_make”是进行多变量 Meta 分析时对数据进行预处理的函数，产生适合于非线性随机效应剂量－反应 Meta 分析的中间数据。具体的命令格式为：

mvmeta_make regression_command [if] [in] [weight]，by（by_variable）saving（savefile）

上述命令的释义如下：

regression_command 是指具体的回归命令，可以是 glst 命令，也可以是 vwls 命令；

[if] [in] [weight] 的用法和“glst”命令相同；

by（by_variable）表示指定同一原始研究的标识变量：id 值，此 id 值在同一研究不同暴露组中都是一样的；

saving（savefile）表示将 mvmeta_make 函数生成的数据储存在某一数据集中，供后面的函数调用。

“mvmeta”是进行多变量 Meta 分析的函数，它可以合并估计多个研究的多个相关参数，这些参数可以行多个结局或多个组间的比较。具体的命令格式为：

mvmeta b V [xvars] [if] [in]，reml ml mm fixed i2

“mvmeta”命令常和之前介绍的“mvmeta_make”命令联用。上述命令的释义如下：

命令中的 b 是之前 mvmeta_make 命令计算的单项研究剂量－反应趋势估计回归系数；

V 是 mvmeta_make 命令计算得到的单项研究之间协方差；

[if] 用于对纳入分析的数据进行条件限制；

[in] 用于对纳入分析的数据进行范围限制；

reml、ml、mm、fixed 是对用于合并效应量的具体方法进行选择，随机效应模型时则选择限制性最大似然估计（REML）、最大似然估计法（ML）、矩估计法（mm）、固定效应模型时选择 fixed；

i2 表示合并时显示不同研究的异质性大小。

软件返回的非线性检验卡方值等于 3.31，P 值为 0.0687，处于统计学临界水平，这时我们可拟合非线性和线性两类模型。利用上面的非线性回归方程的回归系数建立回归模型，将原始剂量 BMI 数据代入方程，即可生成非线性剂量 - 反应 Meta 分析结果。因本研究各暴露组剂量最低值是 19.3，故需先行指定。具体代码如下：

```
su bmis1 bmis2 if bmi == float（19.3）
```

接下来建立原始数据非线性剂量 - 反应回归方程，生成各研究暴露组非线性剂量 - 反应的效应量及 95%CI。代码如下：

```
predictnl logor_sp = _b[bbmics1]*（bmis1−19.3）+ _b[bbmics2]*bmis2 ，ci（los his）
gen ors = exp（logor_sp）
gen lbs = exp（los）
gen ubs = exp（his）
```

图 11–12 展示了命令返回的非线性剂量 - 反应 Meta 分析结果。软件自动生成了相对于所有研究 BMI 中最低值 19.3 情况下各暴露组平均 BMI 值的非线性 RR 值及 95%CI。

Id	bmi	ors	lbs	ubs
1	21.6	1.092114	0.977721	1.21989
1	24.6	1.275634	1.023273	1.590232
1	26.8	1.521358	1.177523	1.965594
1	30.5	2.233731	1.643267	3.036362
2	19.7	1.01511	0.995473	1.035135
2	22.55	1.138226	0.977754	1.325036
2	24.85	1.297596	1.034792	1.627144
2	29	1.896397	1.432596	2.510354
3	20	1.026592	0.992091	1.062294
3	25.5	1.361639	1.072212	1.729194
3	31	2.361157	1.717066	3.246853
4	20	1.026592	0.992091	1.062294
4	25.5	1.361639	1.072212	1.729194
4	31	2.361157	1.717066	3.246853
5	22	1.110607	0.976597	1.263005
5	24.7	1.284249	1.027692	1.604853
5	27.5	1.62584	1.249429	2.11565
5	33.2	3.014567	2.055965	4.420122
6	19.3	1	1	1
6	24.1	1.235701	1.004707	1.519803
6	27.9	1.691645	1.294725	2.210248
6	34.5	3.482735	2.270042	5.343268
7	20	1.026592	0.992091	1.062294
7	22.5	1.135595	0.977501	1.319259
7	24.5	1.267238	1.019098	1.575797
7	26.5	1.480625	1.149817	1.906607
7	28.5	1.798937	1.367727	2.366095
7	31	2.361157	1.717066	3.246853
8	20	1.026592	0.992091	1.062294
8	22.5	1.135595	0.977501	1.319259
8	24.5	1.267238	1.019098	1.575797
8	26.5	1.480625	1.149817	1.906607
8	28.5	1.798937	1.367727	2.366095

图 11-12　各项研究的非线性剂量 – 反应 RR 值及 95CI

接下来要展示的是进行随机效应模型的线性剂量－反应 Meta 分析。如需选择固定效应模型，只需将下面 glst 命令中 ts（r）选项改为 ts（f）命令既可，不再赘述解释代码含义。

glst logor bmic，cov（n case）se（selogor）pfirst（id studyt）ts（r）

lincom bmic，eform

图 11-13 展示的是随机效应模型的线性剂量－反应 Meta 分析结果。图的左上方的回归分析模型拟合优度检验结果（也就是异质性检验结果）：Goodness-of-fit chi2（2）= 13.94，Prob > chi2 = 0.0523；图的右上方对回归模型的整体检验：chi2（2）＝ 31.83，Prob > chi2 ＝ 0.0000，表明回归方程整体是有统计学意义的。回归方程下面显示 BMI 每增加 1 个单位的 RR 值是 1.07861，95%CI 是 1.0506 ~ 1.1073。

```
.glst logor bmic，cov（n case）se（selogor）pfirst（id studyt）ts（r）
Two-stage random-effects dose-response model      Number of studies  =   8
Generalized least-squares regression              Number of obs      =   8
Goodness-of-fit chi2（7）  =   13.94              Model chi2（1）    =   31.83
Prob > chi2               =   0.0523             Prob > chi2        =   0.0000
```

logor	Coef.	Std. Err.	z	P>|z|	[95% Conf.	Interval]
bmic	.0756731	.0134135	5.64	0.000	.0493832	.101963

Moment-based estimate of between-study variance of the slope：tau2 = 0.0006924

```
.lincom bmic，eform
（1）  bmic = 0
```

logor	exp（b）	Std. Err.	z	P>|z|	[95% Conf.	Interval]
（1）	1.07861	.0144679	5.64	0.000	1.050623	1.107343

图 11-13 多项研究的随机效应线性剂量－反应 Meta 分析

最后，根据上面的回归系数，建立原始数据的线性剂量－反应回归方程，生成各研究暴露组线性剂量－反应的效应量及 95%CI。代码如下：

```
predictnl logor_l  = _b[bmic]*（bmi−19.3），ci（lo hi）
gen orl  = exp（logor_l）
gen lbline = exp（lo）
gen ubline = exp（hi）
```

图 11-14 展示了命令返回的线性剂量－反应 Meta 分析的结果，对各项研究的每个暴露组都返回了一个 OR 值及 95%CI。

Id	bmi	orl	lbline	ubline
1	21.6	1.190113	1.120283	1.264295
1	24.6	1.493418	1.299177	1.716701
1	26.8	1.763937	1.448276	2.148399
1	30.5	2.333895	1.738619	3.132985
2	19.7	1.030732	1.01995	1.041628
2	22.55	1.27882	1.174092	1.392889
2	24.85	1.52194	1.315315	1.761023
2	29	2.083458	1.614486	2.688656
3	20	1.054399	1.035173	1.073983
3	25.5	1.598672	1.358221	1.881691
3	31	2.423894	1.782083	3.296851
4	20	1.054399	1.035173	1.073983
4	25.5	1.598672	1.358221	1.881691
4	31	2.423894	1.782083	3.296851
5	22	1.226687	1.142632	1.316926
5	24.7	1.504762	1.305608	1.734294
5	27.5	1.859894	1.499215	2.307344
5	33.2	2.86296	1.986603	4.12591
6	19.3	1	1	1
6	24.1	1.437968	1.267491	1.631374
6	27.9	1.917052	1.529124	2.403395
6	34.5	3.158923	2.118322	4.710709
7	20	1.054399	1.035173	1.073983
7	22.5	1.27399	1.171197	1.385806
7	24.5	1.482159	1.292777	1.699286
7	26.5	1.724343	1.426978	2.083677
7	28.5	2.0061	1.57511	2.55502
7	31	2.423894	1.782083	3.296851
8	20	1.054399	1.035173	1.073983
8	22.5	1.27399	1.171197	1.385806
8	24.5	1.482159	1.292777	1.699286
8	26.5	1.724343	1.426978	2.083677
8	28.5	2.0061	1.57511	2.55502

图 11-14　各项研究的线性剂量 – 反应 OR 值及 95CI

第四节　剂量－反应 Meta 分析图形绘制

图形是展示剂量－反应 Meta 分析结果非常重要的一环，在剂量－反应 Meta 分析中的图形主要有线性剂量－反应图和非线性剂量－反应图，以及同时将两种图形呈现在一幅图中的混合图。

这些图的实现有两种途径：

第一种就是在 Excel 软件中将 Stata 软件生成的结果数据用绘制线图的方式展现，这种方式较为简单，暂不赘述。

第二种就是在 Stata 软件中利用其内置的函数进行绘制。

本节将分别以第三节介绍的体重指数 BMI 与肾癌发病风险的病例－对照研究数据为例，当运行完第三节案例二中的所有代码后，软件将自动生成绘图所需的线性和非线性剂量－反应 Meta 分析 OR 值及 95%CI，绘制三种剂量－反应 Meta 分析图形。

一、线性和非线性剂量－反应 Meta 分析图

此图形是将线性剂量－反应 Meta 分析图和非线性剂量－反应 Meta 分析图同时绘制在一张图中。其中线性的图形只绘制方程拟合的 OR 值直线，而非线性图既绘制拟合的 OR 值曲线，也绘制非线性 OR 值曲线的 95%CI 线。

具体命令如下：

```
twoway (line orl bmi, sort  lc(black) lp(-)) (line ors lbs ubs bmi, sort lw(thick thick thick) lc(black black black) lp(l longdash longdash)), ytitle("Odds Ratio") xtitle("Body Mass Index") scheme(s1mono) xlabel(19(1)35) xmtick(19(.5)35) ymtick(1(1)5) ylabel(1 2 3 4 5,format(%3.2fc) angle(horiz)) legend(label(1 "Linear Model")  label(2 "Spline Model") order(1 2) ring(0) pos(11) col(1)) plotregion(style(none))
```

上述代码释义如下：

twoway（ ）是用于绘制二维图形的命令，后面的括号内是放置具体的绘图命令，可以是一个，也可以是多个。在本例中，twoway 后面跟了两个绘图命令：line orl bmi，sort　lc（black）lp（–）和 line ors lbs ubs bmi，sort lw（thick thick thick）；

line 是绘制线图的命令，后面依次是二维图的纵坐标数据 orl，横坐标数据 bmi，sort 表示对横坐标进行排序，在线图中必选；

lc（black）表示将图中的线图绘制成黑色；

lp（–）表示将图中的线图以短虚线的形式展现；

lw（thick thick thick）表示三条线的线宽为加粗形式；

ytitle（“Odds Ratio”）xtitle（“Body Mass Index”）表示为纵横坐标设置标题；

scheme（s1mono）是在 Stata 图形中用于指定图形整体格式的命令，可以控制 Stata 软件如何呈现图形的方方面面，如：图形的颜色、字体的大小、坐标轴的位置等。Stata 软件提供了 10 余种可供选择的图形格式，本例中的 s1mono 是前景为单色，背景为白色的单色简洁格式图形格式；

接下来的 xlabel（19（1）35）是定义横坐标轴取值范围是从 19 至 35，刻度是 1；xmtick（19（.5）35）则表示横坐标的微刻度是 0.5；

ylabel（1 2 3 4 5，format（%3.2fc）angle（horiz））表示以水平的方式显示纵坐标，并只标识 1、2、3、4、5 五个数值；

legend（label（1 “Linear Model”） label（2 “Spline Model”）order（1 2）ring（0）pos（11）col（1））命令的作用是设定图例，label（1 “Linear Model”） label（2 “Spline Model”）表示定义图中第一个图例是 Linear Model，第二个图例是 Spline Model；

order（1 2）表示设定第一个图例出现在第一位置上，第二个图例出现在第二个位置上；

ring（0）的作用是使图例显示在图形内部，pos（11）表示将图例显示在时钟的 11 点钟方向；

col（1）表示设定图例的颜色为黑色；

plotregion（style（none））设置绘图区背景为空白。

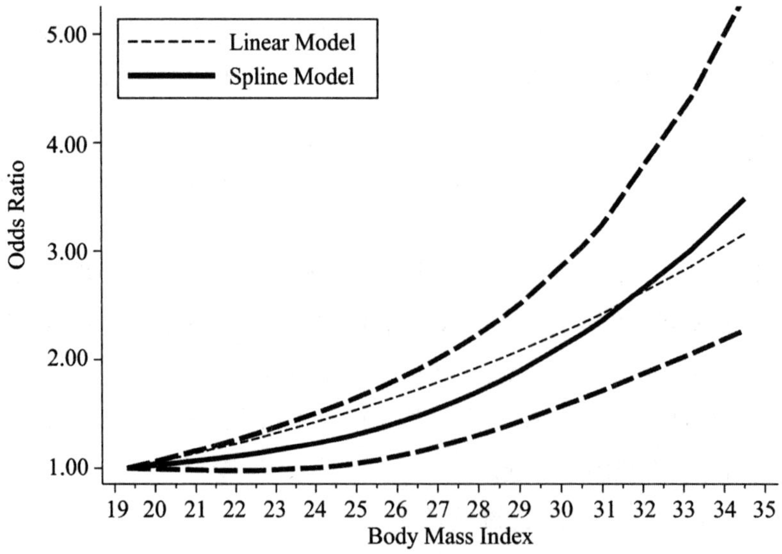

图 11-15 体重指数 BMI 与肾癌发病风险的非线性与线性剂量 – 反应 Meta 分析图

二、线性剂量－反应 Meta 分析图

在进行剂量－反应 Meta 分析时，有些数据只适合进行线性的剂量－反应 Meta 分析，这时展示非线性的剂量－反应 Meta 分析曲线既无必要，还有可能误导读者，故在此提供单独的线性剂量－反应 Meta 分析图绘制命令。具体如下：

twoway (line lbline ubline orl bmi，sort lp (shortdash shortdash l) lc (black black black)) (scatter or bmi , mcolor(red)), ytitle(“Odds Ratio”)xtitle(“Body Mass Index”)scheme(s1mono) xlabel (19 (1) 35) xmtick (19 (.5) 35) ymtick (1 (1) 5) ylabel (1 2 3 4 5 , format (%3.2fc) angle (horiz)) yline (1 , lcolor (black) lpattern (dash) lw (thick)) legend (off) plotregion (style (none))

线性剂量－反应 Meta 分析的命令与上面线性和非线性二合一剂量－反应 Meta 分析图大致相同，但有个别命令不一样，增加了一个散点图命令：scatter or bmi，mcolor（red）用于展示原始研究中不同 BMI 值所对应的效应值，并标识为红色。

另外，增加了一个纵坐标为 1 的水平线命令 yline（1，lcolor（black）lpattern（dash）lw（thick）。主要是便于展示拟合的剂量－反应线及 95%CI 线是否与之交叉，见图 11-16。

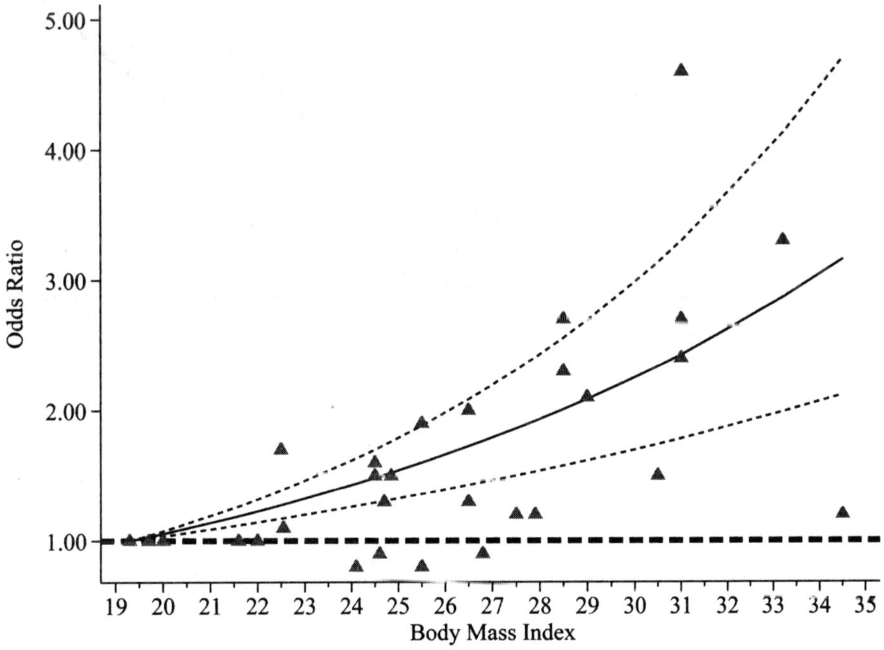

图 11-16　体重指数 BMI 与肾癌发病风险的线性剂量－反应 Meta 分析图

三、非线性剂量－反应 Meta 分析图

在进行剂量－反应 Meta 分析时，有些数据只适合进行非线性的剂量－反应 Meta 分析，

这时只需要展示非线性的剂量 – 反应图就可以了。绘制图形的命令如下：

twoway（line ors lbs ubs bmi，sort lw（thick thick thick）lc（black black black）lp（l longdash longdash））（scatter or bmi，mcolor（red）），ytitle（“Odds Ratio”）xtitle（“Body Mass Index”）scheme（s1mono）xlabel（19（1）35）xmtick（19（.5）35）ymtick（1（1）5）ylabel（1 2 3 4 5，format（%3.2fc）angle（horiz））yline（1，lcolor（black）lpattern（dash）lw（thick））legend（off）plotregion（style（none））

非线性剂量 – 反应 Meta 分析曲线图的命令与上面线性剂量 – 反应 Meta 分析直线图在格式上是一样的，只需把相应的效应量及 95%CI 变量数据进行替换即可，不再做命令的释义。命令执行的图形见图 11-17。

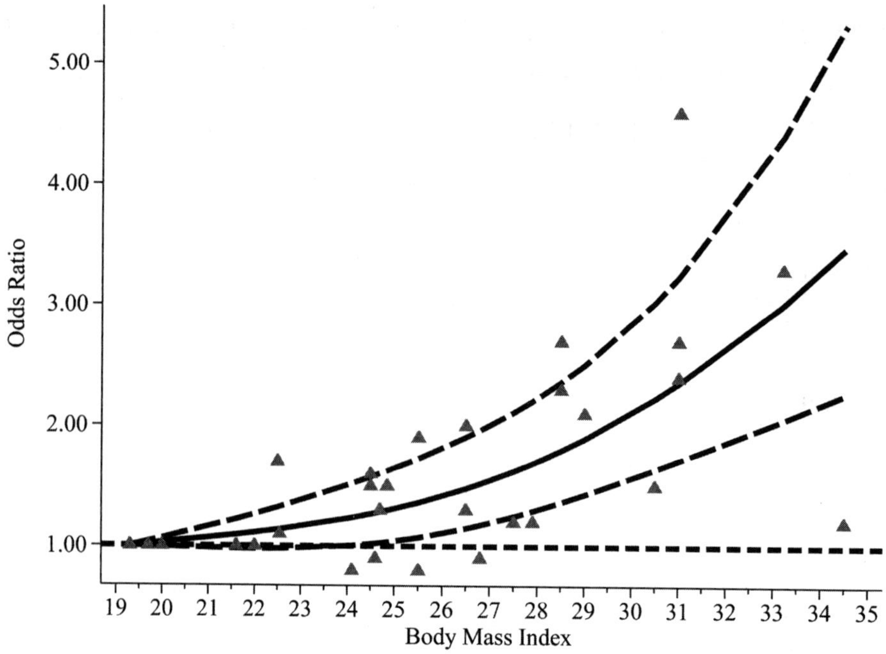

图 11-17 体重指数 BMI 与肾癌发病风险的非线性剂量 – 反应 Meta 分析图

第五节 剂量 – 反应 Meta 分析注意事项

一、剂量 – 反应 Meta 分析相关软件包安装问题

运用 Stata 软件进行 Meta 分析时，很多读者可能遇到软件提示不能找到程序包的问题。如在进行随机效应的非线性效量反应 Meta 分析时，软件提示：“file mvmeta.ster not found r（601）”，这表明 Stata 软件没有安装 mvmeta 程序包，需要在 Stata 中安装此程序包才行。

解决方法为在软件中输入“findit mvmeta”，找到在线的程序包安装即可。进行剂量－反应 Meta 分析需要单独安装的程序包还有 glst、xblc，这时通过 findit glst 和 findit xblc 在计算机联网的情况下找到最新的程序包安装即可解决。

二、暴露剂量如何确定的问题

在进行剂量－反应 Meta 分析所需的原始数据中，不同暴露组的平均暴露剂量是一个非常重要数据，但在大部分原始研究中提供的是不同暴露组的暴露剂量区间，这时候就需要用特定的方法估算其平均暴露剂量。

以 Rohan 发表的原始研究 Alcohol consumption and risk of breast cancer 为例，在文章表 2（见下图 11-18）提供的各暴露组数据（每日饮酒的剂量）仅呈现了区间段数值，这时需要进行平均暴露剂量的估算。

Table Ⅱ -ABSOLUTE DAILY TOTAL ALOHOL INTAKE：DISTRIBUTIO OF CASES AND CONTROLS IN THE TOTAL STUDY POPULATION.WITH ASSOCIATED UNADJUSTED AND ADJUSTED MATCHED RR AND 95%CI

Alcohol intake（g/day）	Number of cases	Number of controls	Unadjusted matched RR（95%CI）	adjusted matched RR（95%CI）
0	165	172	1.0 [1]	1.0 [1, 2]
<2.51	74	93	0.85（0.58-1.25）	0.80（0.51-1.27）
2.51-9.30	90	96	1.00（0.68-1.47）	1.16（0.73-1.85）
>9.30	122	90	1.46（1.00-2.13）	1.57（0.99-2.51）
P value for linear trend（on 1 d.f.）	-	-	0.057	0.038

[1]Reference category（non-drinkers）. Note：Matched RR cannot be calculated directly from the（unmatched）distribution of cases and controls.

[2]Adjusted for family history of breast cancer；history of benign breast disease；history of bilateral cophorectomy；age at first live birth；age at least menstrual period age at first live birth；age at last menstrual period；practice of breast self-examination；ever use of oral contraceptives；ever use of replacement estrogens；history of cigarette smoking；and years of education

图 11-18　每日饮酒量与女性乳腺癌发病风险的原始研究数据

根据不同暴露剂量区间的类型估算的方法也有所不同：

（一）闭合区间

对于闭合区间，如本例中的每日饮酒“2.51–9.30” g/day 组别，可取该区间的上限、下限的中点作为平均暴露水平：（2.51+9.30）÷ 2 = 5.61。

（二）下开放区间

对于下开放区间，如本例中的每日饮酒“< 2.51” g/day 组别，可将该区间端点值除以 0.5 或是 0.8 或是 1.2 或是 1.5 均可。

（三）上开放区间

对于上开放区间，如本例中的每日饮酒“>9.30” g/day 组别，可将该区间端点值乘以 1.2 或是 1.5 均可，或是将该区间端点值加上一个邻近闭合区间平均水平：9.30+（(9.30 −2.51）÷ 2）=14.91。

需要说明的是：对于开放区间的各种估算方法，在各大高影响因子的 SCI 收录期刊上发表的剂量 – 反应 Meta 分析论文都曾广泛使用，并没有一个完全统一的方法，为保险起见，最好对不同的估算方法做一个敏感性分析，观察其对结果的稳定性影响如何。

参 考 文 献

[1] Greenland S，Longnecker MP. Methods for trend estimation from summarized dose-response data, with applications to meta-analysis. Am J Epidemiol，1992，135（11）：1301-1309.

[2] Orsini N，Bellocco R，Greenland S. Generalized least squares for trend estimation of summarized dose-response data. Stata J，2006，6（1）：40.

[3] Rohan TE, McMichael AJ. Alcohol consumption and risk of breast cancer. Int J Cancer, 1988, 41（5）：695-699.

[4] Larsson SC，Bergkvist L，Wolk A. High-fat dairy food and conjugated linoleic acid intakes in relation to colorectal cancer incidence in the Swedish Mammography Cohort. Am J Clin Nutr，2005，82（4）：894-900.

[5] Wolk A，Manson JE，Stampfer MJ，et al. Long-term intake of dietary fiber and decreased risk of coronary heart disease among women. JAMA，1999，281（21）：1998-2004.

[6] Cho E，Smith-Warner SA，Ritz J，et al. Alcohol intake and colorectal cancer：a pooled analysis of 8 cohort studies. Ann Intern Med，2004，140（8）：603-13.

[7] Bergström A，Hsieh CC，Lindblad P，et al. Obesity and renal cell cancer—a quantitative review. Br J Cancer，2001，85（7）：984-90.

[8] 徐畅，张永刚，韩芳芳，等. 剂量 - 反应关系 Meta 分析的方法学简介. 中国循证医学杂志，2015，15（10）：1236-1239.

[9] 周权，郭鹏，张超，等. 应用 EXCEL 宏程序实现 Meta 分析中有序暴露与多结局资料研究效应量合并. 中国循证医学杂志，2016，16（8）：978-983.

[10] 周权，郭鹏，钟国超，等. 有序多分类剂量 - 反应资料 Meta 分析中原始研究参照组转换及软件

实现. 循证医学，2016，16（1）：60-64.

[11] 周权，李卉，罗美玲，等. 剂量 - 反应关系 Meta 分析在 R 软件中的实现. 现代预防医学，2015，42（5）：789-794.

[12] 周权，罗美玲，王冕，等. 应用 SAS 软件宏命令实现剂量 - 反应关系 Meta 分析. 循证医学，2015，15（1）：54-59.

[13] 曾宪涛，主编. 应用 STATA 做 Meta 分析. 北京：军事医学科学出版社，2014.

[14] 曾宪涛，张超，主编. R 与 Meta 分析. 北京：军事医学科学出版社，2015.

[15] 廉启国，主编. Stata 数据统计分析教程. 北京：机械工业出版社，2015.

[16] 张天嵩，董圣杰，周支瑞. 高级 Meta 分析方法 - 基于 Stata 实现. 上海：复旦大学出版社，2015.

第十二章
单组变量及有序变量的 Meta 分析

第一节　单组变量的 Meta 分析

一、单组变量的 Meta 分析

（一）单组变量与单臂研究

单臂研究（single-arm study; one-arm study）即单组研究，顾名思义就是仅有一个组的研究，无对照组。单臂研究没有对照组的原因有三：一是研究目标决定无法进行对照研究设计，如研究疾病的发病率（incidence rate）；二是处于探索阶段、罕见病、新发疾病及研究成本较高的研究，如研究新药上市后新的适应证等；三是有隐性的对照组，即与已有的或他人的研究进行比较，如历史对照或外部对照设计。

提及单臂研究，不得不涉及一个常见的词汇——“率”。在临床流行病学的研究中，常见的有：发病率（incidence rate）、患病率 / 现患率 / 流行率（prevalence rate）、累积发病率（cumulative incidence）/ 发病比（incidence proportion）、发病密度（incidence density）、死亡率（mortality rate）、治愈率（cure rate）、有效率（effective rate）、灵敏度（sensitivity）及特异度（specificity）等。

单臂研究的数据，是只提供了一组人群的总人数和事件发生人数。本书中单组变量指的是单臂研究的数据资料或因研究需要仅仅采用了双臂研究及多臂研究中的一臂，如要研究某个药物的不良事件发生数，可选取该药物随机对照试验中的与该药物有关的一臂。

（二）单组变量的 Meta 分析方法

当前，对各独立样本中效应量为单组变量的同类研究资料进行 Meta 分析并没有比较成熟的方法，较常用的有以下几种：

1. 加权计算　即根据每个独立研究的样本量大小，给予不同的权重，对各独立样本的效应量率进行合并。

2. 直接等权相加　即把各独立的结果事件直接等权相加，然后直接计算合并率，再用近似正态法计算其可信区间。

3. 调整后再等权相加　即对各个独立研究资料的率进行调整后再行等权相加，计算出合并率的大小。

（三）在 Stata 中的实现

Stata 实现单组变量的 Meta 分析，可有 3 种方法来实现，依托 metan 等多种命令，本书主要介绍最常用的 metan 命令实现方法。

二、基于比例及标准误进行合并

（一）数据来源

引用文献：Liu B，Wang T，Zhao HN，et al．The prevalence of hyperuricemia in China：a meta-analysis．BMC Public Health，2011，11：832.

例文为国内大陆地区高尿酸血症患病率的 Meta 分析，因原文纳入研究较多，我们仅截取了原文纳入研究中的 9 项研究进行演示（表 12-1）。

表 12-1 单组变量例文的实例数据

纳入研究	发表年份	患病例数	总样本例数
Miao	2006	435	2395
Du	1998	62	913
Huang	2006	493	4950
Li	2002	210	737
He	2003	552	1378
Shao	2003	668	3790
Wang	2004	192	1000
Yu	2005	1665	7330
Yu	2005	819	4106

（二）通过命令实现

将表 12-1 中数据输入完成后，计算各项研究的比例（p）及其标准误（se），再运行 metan 命令进行 Meta 合并。

基于随机效应模型的 Stata 命令如下：

```
gen p = r/n
gen se = sqrt（p*（1–p）/n）
metan p se，random label（namevar=study，yearvar=year）xlabel（0.2，0.43）texts（120）
```

上述命令中，前两行是计算 p 及其 se 的。第三行命令运行后，即可看到数据输入表格中已经计算出了各项研究的 p 及其 se、可信区间、权重值（图 12-1）。

同时，Meta 分析的结果（图 12-2）和森林图（图 12-3）也已经得到了。

由图 12-2 和 12-3 可知，本例异质性较大（I^2=99.2%，P<0.001），故选用随机效应模型。若同质性好，则改为固定效应模型即可，方法为将上述第三条命令中的“random”修改为

“fixed” 即可。

	study	year	r	n	p	se	_LCI	_UCI	_WT
1	Miao	2006	435	2395	.18162839	.00787797	.16618785	.19706893	11.171614
2	Du	1998	62	913	.067908	.00832635	.05158866	.08422733	11.1578
3	Huang	2006	493	4950	.09959596	.00425635	.09125367	.10793825	11.255902
4	Li	2002	210	737	.28493894	.01662699	.25235063	.31752725	10.777868
5	He	2003	552	1378	.40058055	.01320036	.37470832	.42645278	10.962056
6	Shao	2003	668	3790	.1762533	.00618936	.16412237	.18838422	11.217017
7	Wang	2004	192	1000	.192	.01245536	.16758794	.21641206	10.997201
8	Yu	2005	1665	7330	.2271487	.00489386	.21755692	.23674048	11.244641
9	Yu	2005	819	4106	.1994642	.0062361	.18724166	.21168674	11.215902

图 12-1　Stata 数据输入格式界面及 p、se 等结果

```
             Study       |     ES    [95% Conf. Interval]     % Weight
-------------------------+--------------------------------------------
Miao (2006)              |  0.182       0.166     0.197         11.17
Du (1998)                |  0.068       0.052     0.084         11.16
Huang (2006)             |  0.100       0.091     0.108         11.26
Li (2002)                |  0.285       0.252     0.318         10.78
He (2003)                |  0.401       0.375     0.426         10.96
Shao (2003)              |  0.176       0.164     0.188         11.22
Wang (2004)              |  0.192       0.168     0.216         11.00
Yu (2005)                |  0.227       0.218     0.237         11.24
Yu (2005)                |  0.199       0.187     0.212         11.22
-------------------------+--------------------------------------------
D+L pooled ES            |  0.202       0.152     0.253        100.00
-------------------------+--------------------------------------------

  Heterogeneity chi-squared = 941.86 (d.f. = 8) p = 0.000
  I-squared (variation in ES attributable to heterogeneity) =  99.2%
  Estimate of between-study variance Tau-squared =  0.0058

  Test of ES=0 : z=   7.91 p = 0.000
```

图 12-2　Meta 分析计算结果

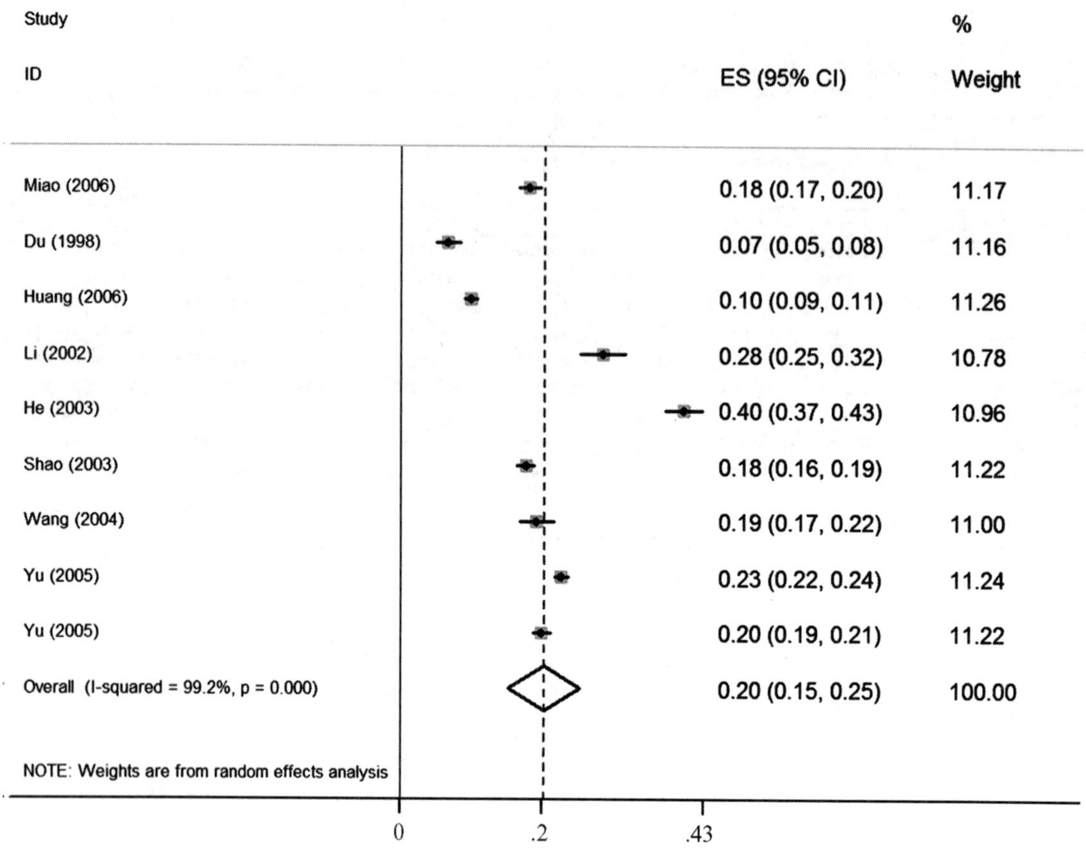

图 12-3　Meta 分析森林图

（三）通过命令结合菜单实现

此外，还可以使用上述命令的前两行计算出 p 及其 se 后，通过菜单操作实现 Meta 分析。

菜单操作的流程为依次“User → Meta-analysis → of Binary and Continuous（metan）”，弹出 metan 对话框，选择“Effect/SE”，在 Vars for Effects 栏选择“p se”，并选择其他相应选项，如图 12-4 所示。然后点击 Effect 栏，在 Pooling Model 中选择“Random（I-V heterogeneity）”，如图 12-5。然后点击“OK”即可得出结果。

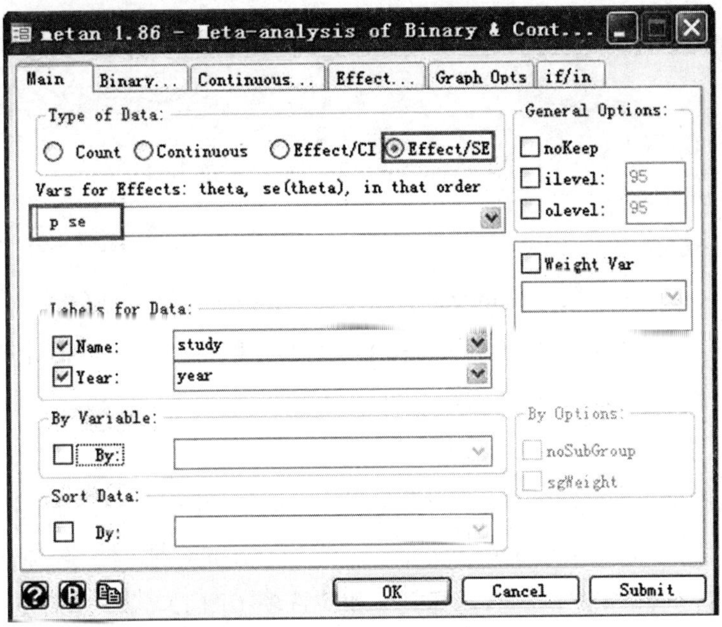

图 12-4　菜单实现的数据类型等选择界面（比例及标准误）

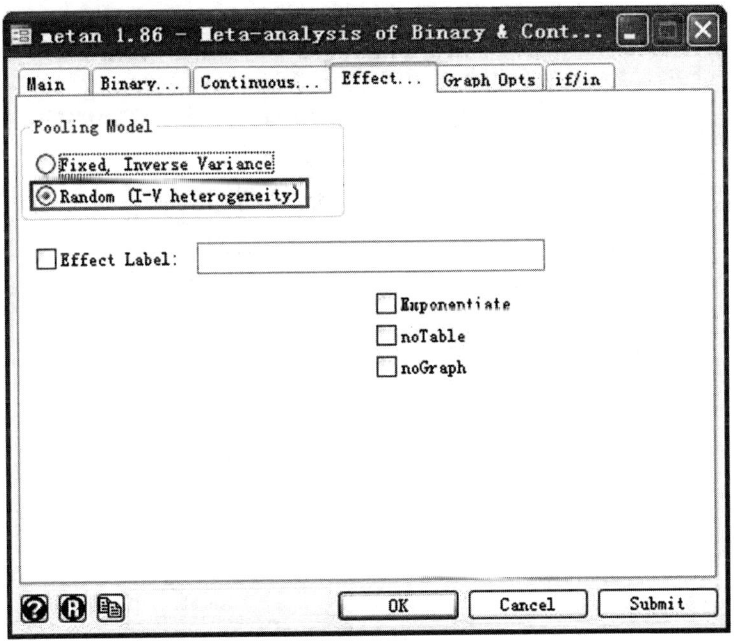

图 12-5　菜单实现的效应模型选择界面（比例及标准误）

三、基于比例及可信区间进行合并

除上述生成各项研究的 p 及其 se 外，还可以生成比例 p 及其 95%CI 的上、下限（ll 和

ul)，再将其合并实现。

Stata 命令如下：

```
gen p = r/n
gen se = sqrt（p*（1–p）/n）
gen ll = p–1.96*se
gen ul = p+1.96*se
metan p ll ul ,random label（namevar=study, yearvar=year）xlabel（0.2,0.43）texts（120）
```

上述命令中，前两行是计算 p 及其 se；第三行和第四行是基于 se 值计算 p 的 95%CI 的上下限。第五行命令运行后，即可得出结果与森林图。此处结果与方法一相同，故不重复展现，见图 12-1 至 12-3。

同样，此处产生 p、ll 及 ul 后也可行菜单操作（数值见图 12-1）。流程为“User → Meta-analysis → of Binary and Continuous（metan）”，弹出 metan 对话框，选择“Effect/CI”，在 Vars for Effects 栏选择“p ll ul”，并选择其他相应选项（图 12-6）。然后点击 Effect 栏，在 Pooling Model 中选择“Random（I-V heterogeneity）”，同图 12-5 所示。

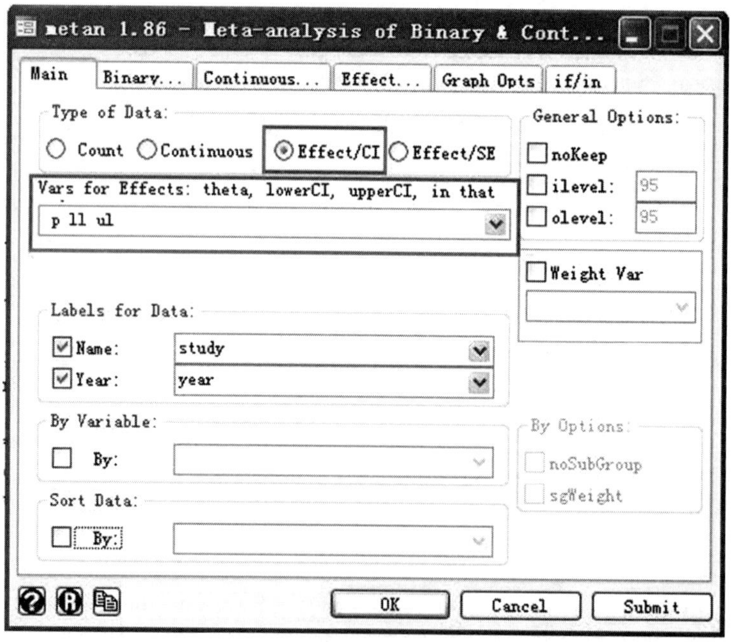

图 12-6　菜单实现的数据类型等选择界面（比例及可信区间）

四、基于比例进行合并

第三种方法为计算比例（proportion）后再行合并。需要指出的，当患病率类数据不满足正态分布时使用该方法。

Stata 命令如下：

gen t = n−r

gen pp = ln（r/t）

gen see = sqrt（1/r+1/t）

metan pp see ，random eform label（namevar=study，yearvar=year）xlabel（0.2，0.43）texts（150）

上述命名中，“t” 为未发病人数。命令运行后即可得到如图 12-7 所示结果，森林图也同步展现了（图 12-8）。

由图 12-7 可知，该方法与前两种方法所得结果稍微有所不同，该方法的可信区间比前述方法更保守。

```
              Study     |     ES    [95% Conf. Interval]     % Weight
---------------------+---------------------------------------------------
Miao (2006)          |  0.222       0.200     0.246          11.20
Du (1998)            |  0.073       0.056     0.094          10.56
Huang (2006)         |  0.111       0.101     0.121          11.22
Li (2002)            |  0.398       0.340     0.468          11.02
He (2003)            |  0.668       0.600     0.744          11.19
Shao (2003)          |  0.214       0.197     0.233          11.24
Wang (2004)          |  0.238       0.203     0.278          11.03
Yu (2005)            |  0.294       0.278     0.310          11.29
Yu (2005)            |  0.249       0.231     0.269          11.26
---------------------+---------------------------------------------------
D+L pooled ES        |  0.231       0.167     0.319         100.00
---------------------+---------------------------------------------------

  Heterogeneity chi-squared = 787.75 (d.f. = 8) p = 0.000
  I-squared (variation in ES attributable to heterogeneity) =  99.0%
  Estimate of between-study variance Tau-squared =  0.2387

  Test of ES=1 : z=   8.91 p = 0.000
```

图 12-7　方法三得出的 Meta 分析计算结果

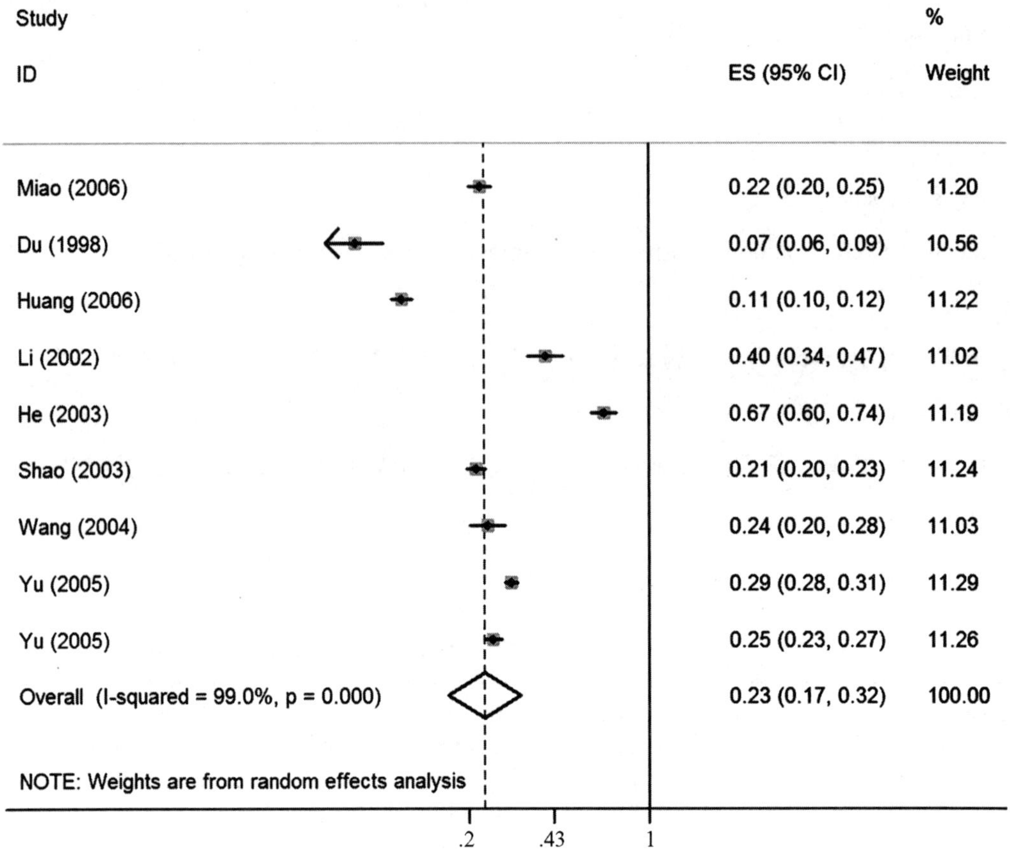

图 12-8　方法三得出的 Meta 分析森林图

第二节　有序变量的 Meta 分析

一、有序变量

(一) 概念

临床研究中我们经常会遇见这样的分类数据，如评价某种药物的临床疗效可分为无效、有效和显效，描述某种疾病严重程度为轻度、中度、重度，这样以某种属性的不同程度分类的数据资料称为有序数据或等级资料。

当前，对于这样的变量较多的做法是将其中两组合为一组，如将疗效中的“有效”和“显效”合并为“总有效”，然后与“无效”构成 2×2 表格，按照二分类数据的方法进行 Meta 分析。

实际上，这种有序数据可以直接进行 Meta 分析；与转化为 2×2 表格后的 Meta 分析相比，直接进行可以一次全部呈现各个等级的比较情况。

（二）数据结构

对于一个纳入了 k 项研究的 Meta 分析，且这 k 项研究为试验组 vs. 对照组的设计类型，假设结局变量分为 m 个等级（1，2，3…m），我们可以用一个 2×m 表格来整理数据，如表 12-2。

表 12-2 有序数据资料的数据结构

研究组	等级及样本					Total
	1	2	3	…	m	
试验组	n_{i1}	n_{i2}	n_{i3}	…	n_{im}	$\sum n_{im}$
对照组	n'_{i1}	n'_{i2}	n'_{i3}	…	n'_{im}	$\sum n'_{im}$

注：i 为 k 项研究中的第 i 项。

（三）效应指标

有序数据资料的效应指标（效应量）最常用的为 OR，但如果将有序数据资料按某一个分界点将其处理为二分类数据，则可以用二分类数据的常用效应指标。

二、软件包的加载

Stata 官方并未提供专门针对有序数据 Meta 分析的分析包，并且在本书前面章节讲到安装的 metan 命令也未提供相关功能。因此，需要另行联网加载。

命令如下：

```
ssc install oglm
ssc install gllamm
```

第一个命令提供的 oglm 命令是采用固定效应模型分析，适用于 Stata 11.0 及以上版本；Stata 11.0 以前的版本可以用 oglm9 命令，安装命令为"ssc install oglm9"。第二个安装命令提供的是在随机效应模型下的 Meta 分析。

三、软件实例操作

（一）数据来源及加载

引用文献：曾宪涛，金晶，向招燕，等．思密达与锡类散比较治疗小儿口腔溃疡的 Meta 分析．中国循证医学杂志，2012，12（3）：326-333.

本处以曾宪涛等发表的文献为例，数据来源于纳入的研究中能够提取有序数据的 16 项研究，数据资料见表 12-3，并按图 12-9 的格式输入。

表 12-3　有序数据纳入的研究及其数据

纳入研究	思密达组					锡类散组			
	显效	有效	无效	总数		显效	有效	无效	总数
韩　霞 1995	23	7	0	30		2	11	19	32
吴琴琴 1997	33	2	0	35		21	11	2	34
董美玲 2000	20	7	1	28		4	13	5	22
程敏芳 2001	26	4	0	30		7	6	2	15
李晓莺 2001	11	24	3	38		5	20	10	35
盛　瑛 2001	19	29	2	50		8	27	15	50
徐　峰 2002	15	4	1	20		3	7	6	16
洪秀萍 2002	17	5	2	24		8	6	10	24
梁香莲 2003	24	9	1	34		12	15	7	34
黎　军 2003	12	15	3	30		6	15	9	30
霍文凤 2004	26	9	1	36		5	13	6	24
蒋玉平 2004	20	5	1	26		4	8	3	15
范世慧 2005	14	18	3	35		5	13	10	28
王娅荣 2006	20	7	1	28		4	13	5	22
李仲明 2009	51	17	2	70		15	38	17	70
曹　彦 2010	14	16	3	33		9	14	10	33

图 12-9 中，id 为研究项，group 项 1、0 分别代表思密达和锡类散两种干预措施，即试验组和对照组；effect 项 1、2、3 分别代表无效、有效、显效；n 项为各等级观察例数。

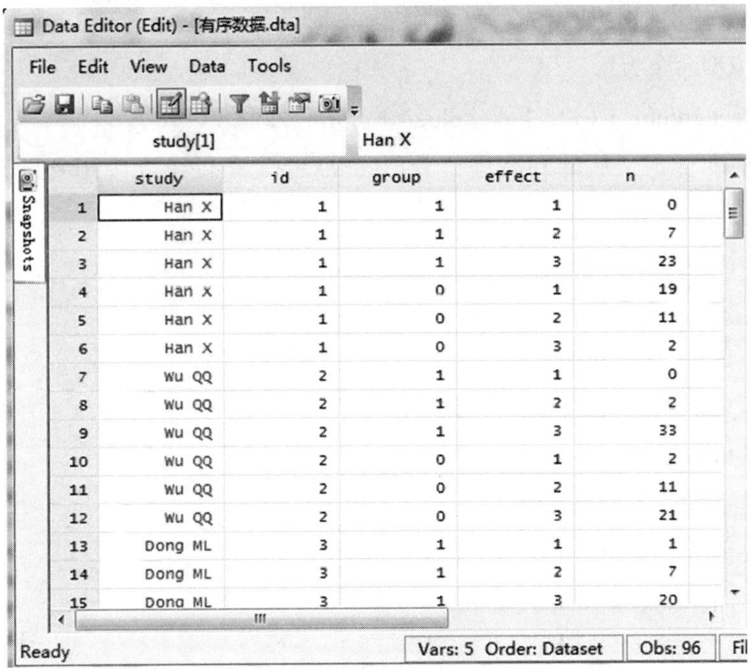

Data Editor (Edit) - [有序数据.dta]

File Edit View Data Tools

study[1] Han X

	study	id	group	effect	n
1	Han X	1	1	1	0
2	Han X	1	1	2	7
3	Han X	1	1	3	23
4	Han X	1	0	1	19
5	Han X	1	0	2	11
6	Han X	1	0	3	2
7	Wu QQ	2	1	1	0
8	Wu QQ	2	1	2	2
9	Wu QQ	2	1	3	33
10	Wu QQ	2	0	1	2
11	Wu QQ	2	0	2	11
12	Wu QQ	2	0	3	21
13	Dong ML	3	1	1	1
14	Dong ML	3	1	2	7
15	Dong ML	3	1	3	20

Ready　Vars: 5 Order: Dataset　Obs: 96

图 12-9　有序数据输入格式

（二）固定效应模型实现

固定效应模型（Stata11.0 以上的版本）实现的命令如下：

oglm effect group[fw=n]，link（logit）or

Stata11.0 以下的版本将命令 oglm 改为 oglm9 即可。命令运行后，结果见图 12-10 所示。

从图 12-10 中可以看到，p 值为 0.000<0.05，提示结果有统计学意义（OR=5.591096，95%CI=4.330581–7.218512），即在固定效应模型下，思密达治疗效果为锡类散的 5.6 倍。

Ordered Logistic Regression	Number of obs	=	1029
	LR chi2（1）	=	191.13
	Prob > chi2	=	0.0000
Log likelihood = -946.84565	Pseudo R2	=	0.0917

effect	Odds Ratio	Std. Err.	z	P>|z|	[95% Conf.	Interval]
group	5.591096	.7287774	13.20	0.000	4.330581	7.218512
/cut1	−1.04184	.0987136	−10.55	0.000	−1.235315	−.8483647
/cut2	1.176984	.1012576	11.62	0.000	.9785223	1.375445

图 12-10　固定效应模型实现的结果

（三）随机效应模型实现

随机效应模型命令为：

gllamm effect group，i（id）link（ologit）eform

其中 i 指定变量定义从低到高进行分层，link 指定条件密度中用到的链接，ologit 为 ordinal logit。

命令运行后结果如图 12-11 所示。

Iteration 0： log likelihood = -108.37356

Iteration 1： log likelihood = -105.91194

Iteration 2： log likelihood = -105.4743

Iteration 3： log likelihood = -105.46678

Iteration 4： log likelihood = -105.46678

number of level 1 units = 96

number of level 2 units = 16

Condition Number = 3.2004126

gllamm model

log likelihood = -105.46678

effect	exp（b）	Std. Err.	z	P>|z|	[95% Conf.	Interval]
effect						
group	1	.375	–0.00	1.000	.4795119	2.085454
_cut11						
_cons	–.6931472	.286411	–2.42	0.016	–1.254502	–.131792
_cut12						
_cons	.6931472	.286411	2.42	0.016	.131792	1.254502

Variances and covariances of random effects

***level 2（id）

var（1）：1.235e–19（1.318e–10）

图 12-11 随机效应模型实现的结果

四、零数据的处理

值得注意的是，本例数据中有 0 单元格，oglm、gllamm 命令对其处理是将 0 单元格自动加 0.5。

本处随机效应模型下的 OR=1，p=1.000，两组疗效却无统计学意义，与固定效应模型的结果有较大差别，因为随机效应模型下出的结果本身就较为保守，在我们实际操作过程中也会经常遇到这种情况，因此在下结论的时候务必谨慎。

参　考　文　献

[1] 罗杰，冷卫东，主编．系统评价 /Meta 分析理论与实践．北京：军事医学科学出版社，2013.

[2] 曾宪涛，主编．应用 STATA 做 Meta 分析．北京：军事医学科学出版社，2014.

[3] 曾宪涛，冷卫东，郭毅，等．Meta 分析系列之一：Meta 分析的类型．中国循证心血管医学杂志，2012，4（4）：3-5.

[4] 王佩鑫，李宏田，刘建蒙．无对照二分类资料的 Meta 分析方法及 Stata 实现．2012，12（1）：52-55，64.

[5] 曾宪涛，金晶，向招燕，等．思密达与锡类散比较治疗小儿口腔溃疡的 Meta 分析．中国循证医学杂志，2012，12（3）：326-333.

[6] 张天嵩，钟文昭，主编．循证医学方法学．湖南：实用循证医学方法学，2012.

[7] Liu B，Wang T，Zhao HN，et al．The prevalence of hyperuricemia in China：a meta-analysis．BMC Public Health，2011，11：832.

[8] Egger M，Smith GD，Altman DG．Chapter 18 Meta-Analysis in Stata．Systematic Reviews in Health Care：Meta-Analysis in Context，17 MAR 2008 359-361.

[9] Menning KM，Battles JJ，Benning TL．Quantifying change in distributions：a new departure index that detects，measures and describes change in distributions from population structures，size-classes and other ordered data．Oecologia，2007，154（1）：75-84.

第十三章
Stata 调用 WinBUGS 实现

第一节 贝叶斯 Meta 分析与 WinBUGS 软件

一、贝叶斯方法的起源与发展

英国数学家 Bayes 于 1763 年在《论有关机遇问题的求解》中提出了贝叶斯公式和一种归纳推理的理论（但可能因其认为该理论尚存在不完善的地方，在其生前并未发表），后被 Laplace 等一些统计学者发展为一种系统的统计推断方法，称为贝叶斯方法（Bayesian method；Bayesian approach）。

在 20 世纪 80 年代之前贝叶斯统计因高维函数的积分，无法给出恰当的解析解，求解这些积分成为其发展的障碍，因此一直停留在理论阶段。20 世纪 90 年代起"马尔科夫链—蒙特卡罗"（Markov chain Monte Carlo，MCMC）方法广泛应用于贝叶斯统计，成功地解决了限制贝叶斯统计发展的高维积分运算问题，为贝叶斯统计带来了革命性的突破，进而使贝叶斯统计在更多的领域得到应用。在医学领域，贝叶斯方法广泛应用于不同的数据类型统计分析中，如遗传数据、纵向数据、生存数据及缺少数据等；同时也应用于不同的研究方法，如临床试验实施、基于证据的循证医学等。

二、贝叶斯方法与传统 Meta 分析

传统的 Meta 分析是基于经典的频率学派统计理论，在固定效应模型或随机效应模型的选择上是基于统计量 Q 进行。经典的随机效应模型中可以通过 Q 检验获得研究间方差的矩估计，但是较难获得其 95% 可信区间（CI），且检验功效较低。再者，传统的 Meta 分析很难应对复杂的模型，如对于二分类资料的 Meta 分析选择效应量为 OR，经典方法是将 OR 对数化，然后假设 log（OR），并服从正态分布，相应的计算都是基于正态分布假设的前提下，因此在存在小样本资料时，如果不符合正态近似的条件，经典方法不能处理。此外当纳入的研究存在较多的极端值时，经典方法很难识别随机效应。

贝叶斯统计将参数 θ 作为一个随机变量，有一定的先验分布，在获得样本之后（给定的样本信息），θ 的后验分布 $\pi(\theta \mid x)$ 应包含 θ 的综合信息，可从 θ 的后验分布获得参数 θ 的贝叶斯估计。因此，可以很好地解决经典 Meta 分析存在的缺陷。Carlin 研究了 2×2 四格表的贝叶斯 Meta 分析，采用可交换先验分布，用随机模拟的方法得到参数的后验分布。Warn 和 Thompson 等给出了二分类变量绝对风险差（absolute risk difference，ARD）及相对危险度（RR）随机效应模型贝叶斯估计方法。

总的来说，两者只是在执行 Meta 分析统计方法上不同，在 Meta 分析的其他步骤及报告规范上仍是相同的。

三、WinBUGS 软件简介

BUGS（Bayesian inference using gibbs sampling）软件最初于 1989 年由位于英国剑桥的

生物统计学研究所（Biostatistics the Medical Research Council，Cambridge，United Kingdom）研制的，现在由这个研究所和位于伦敦的 S.t Mary's 皇家学院医学分院（the Imperial College School of Medicine）共同开发。BUGS 的运行以 MCMC 方法为基础，它将所有未知参数都看做随机变量，然后对此种类型的概率模型进行求解。它所使用的编程语言非常容易理解，允许使用者直接对研究的概率模型做出说明。WinBUGS 是在 BUGS 基础上开发面向对象交互式的 Windows 软件版本，提供了图形界面，允许用鼠标的点击直接建立研究模型。WinBUGS 使用 MCMC 技术从复杂模型的后验分布中产生样本，提供了一个有效的方法估计贝叶斯模型。

WinBUGS 可以从 http：//www.mrc-bsu.cam.ac.uk/software/bugs/the-bugs-project-winbugs/ 免费下载，最新版本为 WinBUGS1.4.3，该版本不会再行更新。下载完成后，双击 WinBUGS14.exe，按提示进行安装。有关 WinBUGS1.4.3 在 Vista 系统、Windows 64 位系统上安装的相关问题，详见上述下载网址页面说明。

安装完成后，若要使用软件的全部功能，可从 http：//www.mrc-bsu.cam.ac.uk/wp-content/uploads/WinBUGS14_immortality_key.txt 下载注册码进行注册。

注册方法如下：

1. 运行 WinBUGS14。

2. 点击 File → Open → 选择 txt 文件后找到下载的 WinBUGS14_immortality_key.txt，然后点击打开，或者 File → New 新建一个窗口，将 WinBUGS14_immortality_key.txt 中的注册码复制粘贴到新建的窗口。

3. 点击 Tool → Decode，然后出现 Decode 对话框，点击右上角 Decode All 安装注册码。

4. 如果安装成功，在 WinBUGS 安装目录下 \WinBUGS14\Bugs\Code 文件夹中会存在 Keys.ocf 文件。

5. 退出 WinBUGS 后重新启动便可使用其全部功能。

四、模型的构建及 WinBUGS 代码

本节以二分类变量为例简单介绍 WinBUGS 软件实现贝叶斯 Meta 分析中模型的构建代码。

对于二分类资料模型构建可以基于率的 logit 转换，实验组及对照组的率的 logit 转化的差值服从正态分布。设共纳入 n 个研究，nt、rt、nc、rc 分别为治疗组和对照组总人数及事件发生例数；设治疗组事件数 rt，对照组事件发生数为 rc，则 rt、rc 均服从二项分布，即：

$$rt_i \sim binomal\ (pt_i,\ nt_i),\ rc_i \sim binomal\ (pc_i,\ nc_i)$$

其中 pt_i、pc_i 分别为治疗组和对照组事件发生率。率的 logit 转换为：

$$\log it(pc)=\log\left(\frac{pc}{1-pc}\right)=\mu,\log it(pt)=\log\left(\frac{pt}{1-pt}\right)=\mu+d,$$

$$\log(OR)=\log\left[\left(\frac{pt}{1-pt}\right)\times\left(\frac{1-pc}{pc}\right)\right]=\log it(pt)-\log it(pc)=d。$$

故该方法可以按照率的 logit 转换的差值来进行估计，相应固定效应模型及随机效应模型如图 13-1。

固定效应模型	随机效应模型
$rt_i \sim binomal\ (pt_i,\ nt_i)$ $rc_i \sim binomal\ (pc_i,\ nc_i)$ $\mu_i = logit\ (pc_i)$ $logit\ (pt_i)\ =\mu_i+\delta$	$rt_i \sim binomal\ (pt_i,\ nt_i)$ $rc_i \sim binomal\ (pc_i,\ nc_i)$ $\mu_i = logit\ (pc_i)$ $logit\ (pt_i)\ =\mu_i+\delta$ $\delta_i \sim Nomal\ (\theta,\ \tau^2)$

WinBUGS 代码

固定效应模型：

```
model
{
      for（i in 1：n）{
        rc[i] ~ dbin（pc[i]，nc[i]）
        rt[i] ~ dbin（pt[i]，nt[i]）
        logit（pc[i] <– mu[i]
        logit（pt[i] <– mu[i] + delta
        mu[i] ~ dnorm（0.0，1.0E–0.5）
      }
      delta ~ dnorm（0.0，1.0E–0.5）
      OR<–exp（theta）
}
list（delta=0）
```

随机效应模型：

```
model
{
      for（i in 1：n）{
        rc[i] ~ dbin（pc[i]，nc[i]）
        rt[i] ~ dbin（pt[i]，nt[i]）
        logit（pc[i] <– mu[i]
        logit（pt[i] <– mu[i] + delta
        mu[i] ~ dnorm（0.0，1.0E–0.5）
        delta[i] ~ dnorm（theta，tau）
      }
      sigma ~ dunlf（0，10）   # 先验分布
      theta ~ dnorm（0.0，1.0E–0.5）
      tau<–1/sigma^2
      OR<–exp（theta）
}
list（delta=0，tau=1）     # 初始值
```

```
# 数据：
list（rt=c（4，6，3，62，33，180，8，505，29，17，186，5，27），
nt=c（123，306，231，13598，5069，1541，2545，88391，7499，1716，50634，2498，16913），
rc=c（11，29，11，248，47，372，10，499，45，65，141，3，29），
nc=c（139，303，220，12867，5808，1451，629，88391，7277，1665，27338，2341，17854），
n=13）
```

图 13-1　WinBUGS 软件实现贝叶斯 Meta 分析模型构建代码

五、WinBUGS 分析流程

WinBUGS 分析的基本流程如图 13-2 所示，主要分为 5 大步。

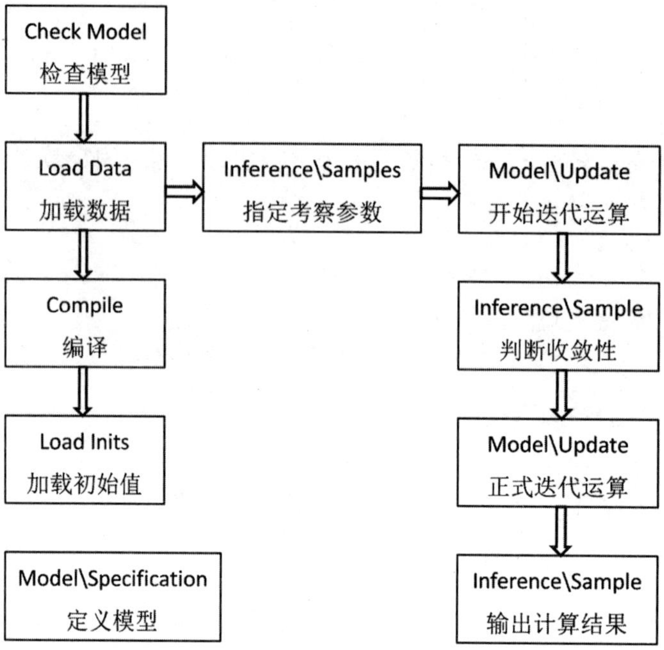

图 13-2　WinBUGS 操作一般流程图

（一）构建模型及数据输入

以固定效应模型为例，构建模型及数据输入的方法见图 13-3。

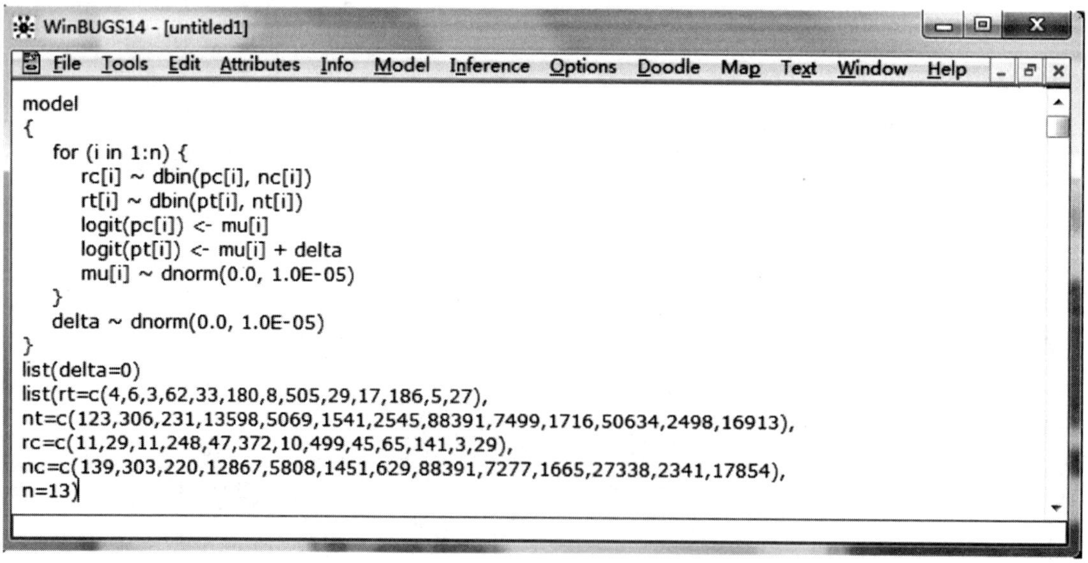

图 13-3　模型的建立及数据输入

（二）模型的确定

模型的确定方法为：选择 Model 下拉菜单中的 Specification 选项，会跳出一个 Specification Tool 对话框（图 13-4）。

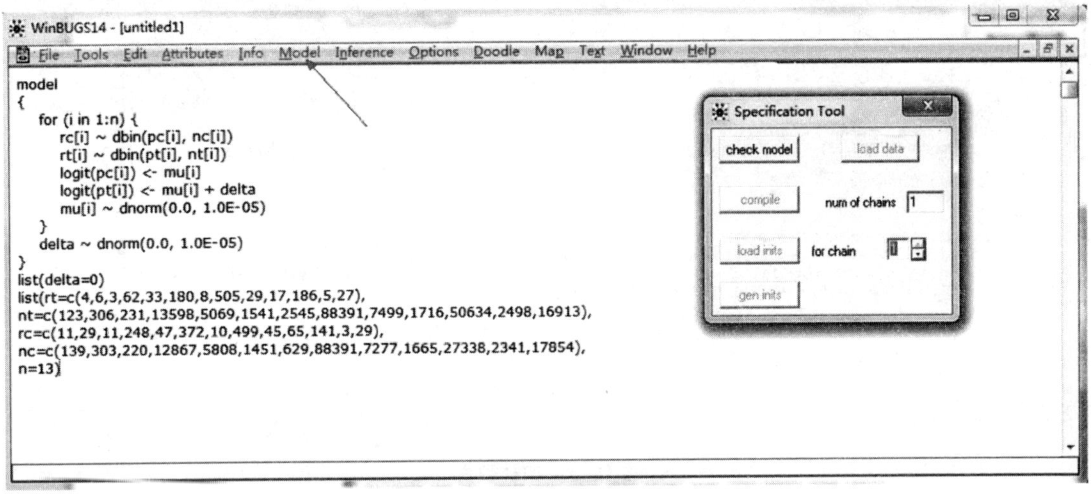

图 13-4　选择 Model 对话框

模型的确定分以下 4 步：

1. 模型的检查（Check model） 将光标移到描述统计模型的语句 model 处，选中 model 字样，再点击 Specification Tool 对话框的 check model 处，若对模型描述的语法正确的话，则窗口底部左下角会提示 Model is syntactically correct，见图 13-5。

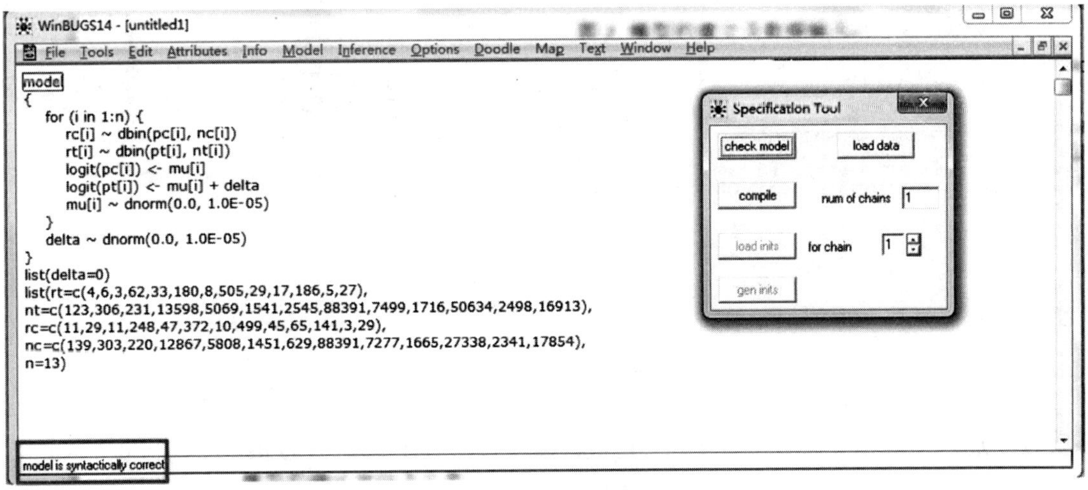

图 13-5　检查模型

2. 加载数据（Load data） 将光标移到数据的语句前面的 list 处，选中 list 字样，再点击 Specification Tool 对话框的 load data，若对模型描述的语法正确的话，则窗口底部左下角会提示 data loaded，见图 13-6。

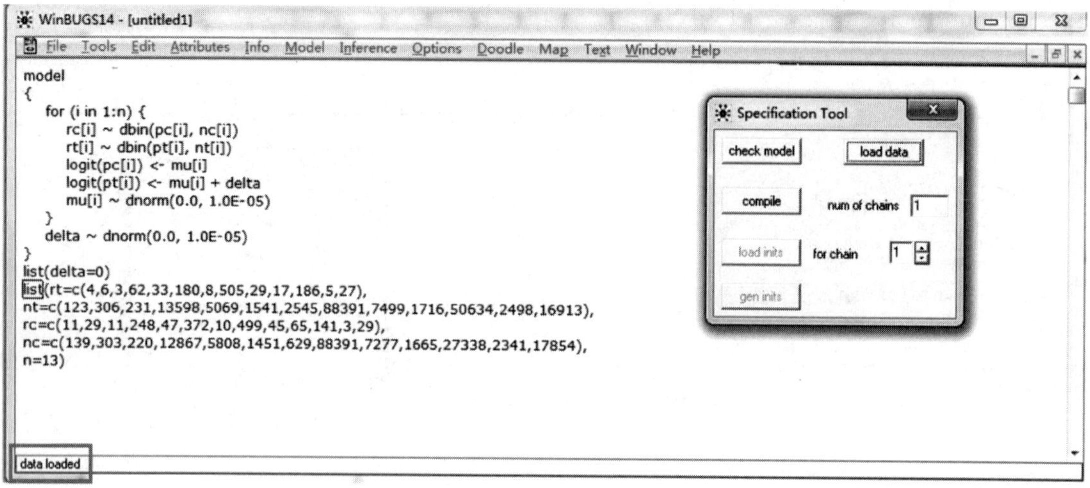

图 13-6 加载数据

3．编译（Compile） 点击 Specification Tool 对话框的 compile，编译成功后，窗口底部左下角会提示 model compiled，同时也激活了初始值的按钮，见图 13-7。

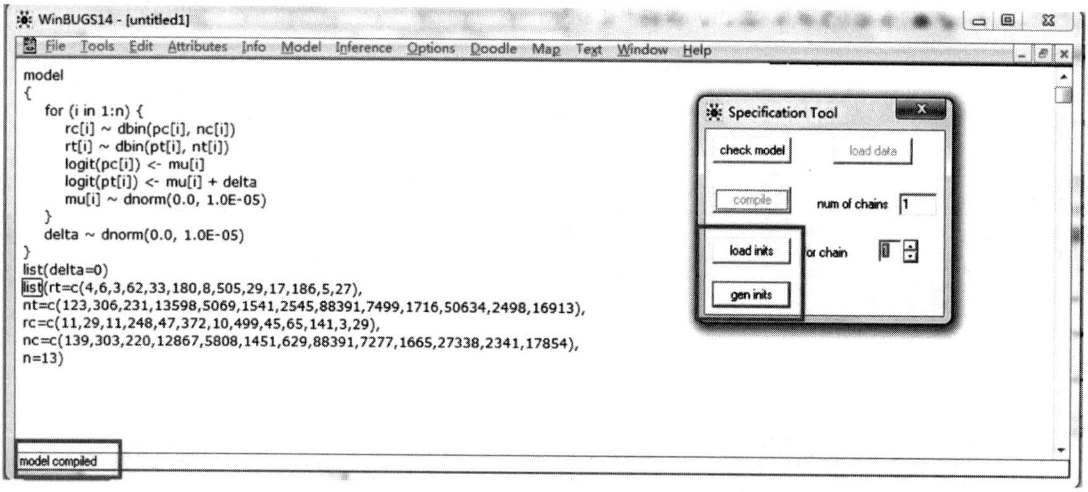

图 13-7 模型的编译

4．加载初始值（Load inits） 与加载数据类似，选定初始值的 list，点击 Specification Tool 对话框的 load inits，加载成功后，窗口底部左下角会提示 model is initialized，见图 13-8。

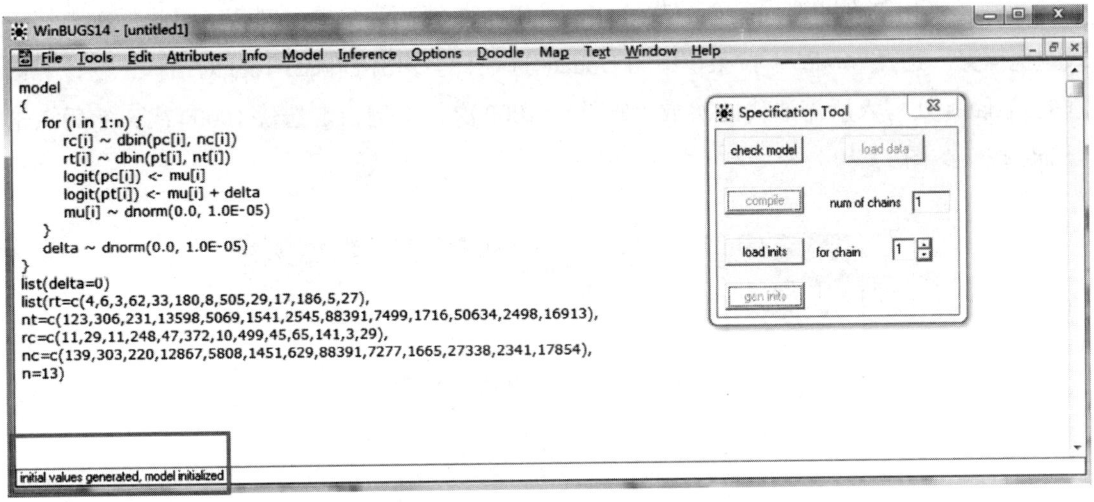

图 13-8 加载初始值，成功建立模型

在定义模型的过程中，可以根据实际定义 Markov 链数，在定义一条以上链时，当各条链都收敛到差不多的后验量时，可以认为迭代收敛，结果是正确的。有时在定义多条链时或者有遗漏的初始值，可以点击 gen inits 来生成初始值。

（三）指定要考察的参数

指定要考察的参数的方法为：从 Inference 下拉菜单中选中 Samples 选项，出现 Sample Monitor Tool 对话框（图 13-9）。

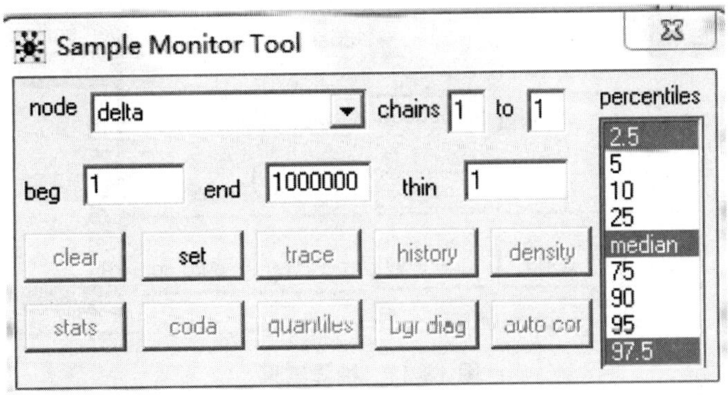

图 13-9 参数设定

于 node 后的输入框中依次输出 delta，而后点击 set 按钮。beg 处可以输入相应数字，如输入 1000 则表示前 1000 次退火用以消除初始值的影响，从 1001 次后开始抽样。本例题只是演示故未设置。其他参数采用默认值即可，也可根据实际需要设定（在此不作详述）。

（四）迭代运算

迭代运算用来判断迭代运算的收敛性，可以从总的运算结果中判断，因此再次直接正式迭代运算。选择 Model 下拉菜单中的 Update 选项，会弹出 Update Tool 对话框，在该对话框的 updates 处写入所需迭代的次数，默认为 1000 次，本例指定迭代 10000 次，然后点击 update 按钮（图 13-10）。

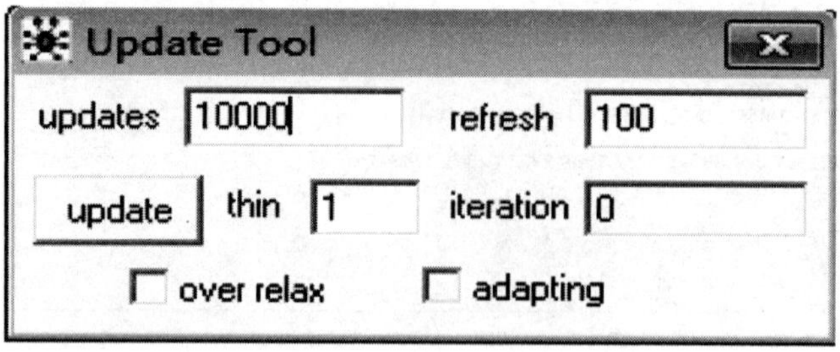

图 13-10　模型迭代设置

（五）输出迭代计算结果

从 Inference 下拉菜单中选中 Samples 选项，出现 Sample Monitor Tool 对话框，然后于 node 后的输入框中输入“*”（“*”代表指定的所有参量）。可以获得相应的后验分布的相关统计量以及迭代是否收敛，如点击 trace 给出 Gibbs 动态抽样图，点击 stats 会给出参数的计算结果（图 13-11）。

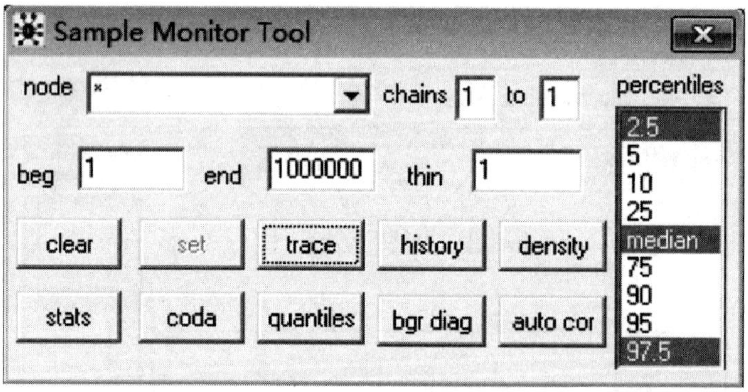

图 13-11　抽样结果

六、计算结果及图形绘制

于 WinBUGS 软件中迭代 10000 次，前 1000 次退火用于初始值的影响，得到参数的后验分布估计如表 13-1。

表 13-1　计算结果

node	mean	sd	MC error	2.50%	median	97.50%	start	sample
Fixed-Effect Model								
OR	0.6198	0.02568	4.18E-04	0.5714	0.6192	0.6721	1000	9001
delta	−0.4792	0.04138	6.76E-04	−0.5597	−0.4793	−0.3974	1000	9001
Random-Effect Model								
OR	0.4776	0.09946	0.001461	0.3044	0.4695	0.6987	1000	9001
sigma	0.6342	0.1814	0.002924	0.3687	0.6055	1.076	1000	9001
theta	−0.7604	0.2076	0.003058	−1.189	−0.7561	−0.3586	1000	9001

由表 13-1 可知：固定效应模型计算结果 OR=0.6198，95%CI 为（0.5714，0.6721）；随机效应模型的 OR=0.4776，95%CI 为（0.3044，0.6987）；参数的 Gibbs 动态图（图 13-12）提示迭代基本收敛（图 13-13）。

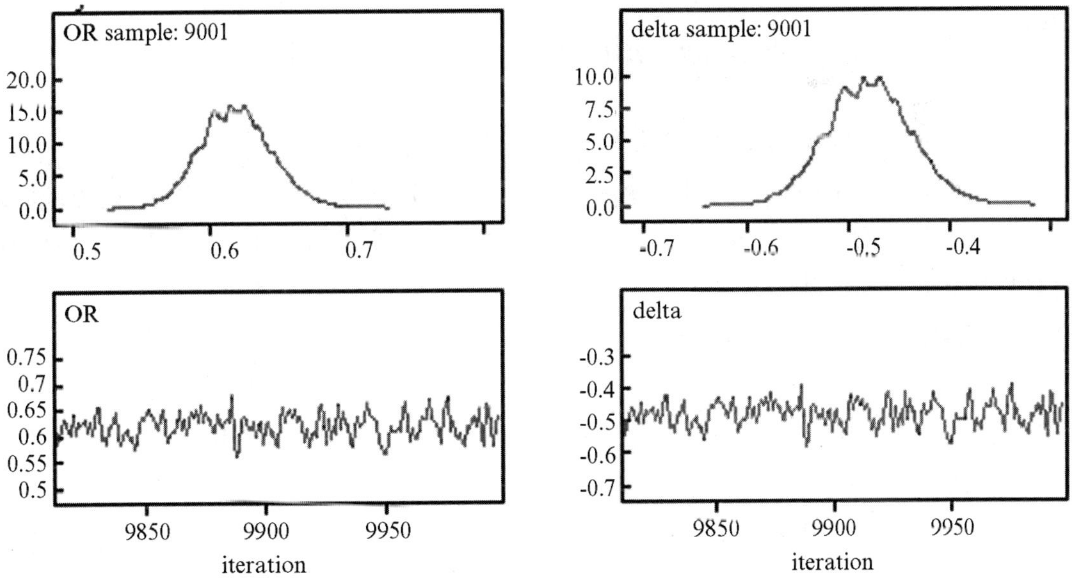

图 13-12　后验分布核密度估计图及 Gibbs 抽样动态踪迹图

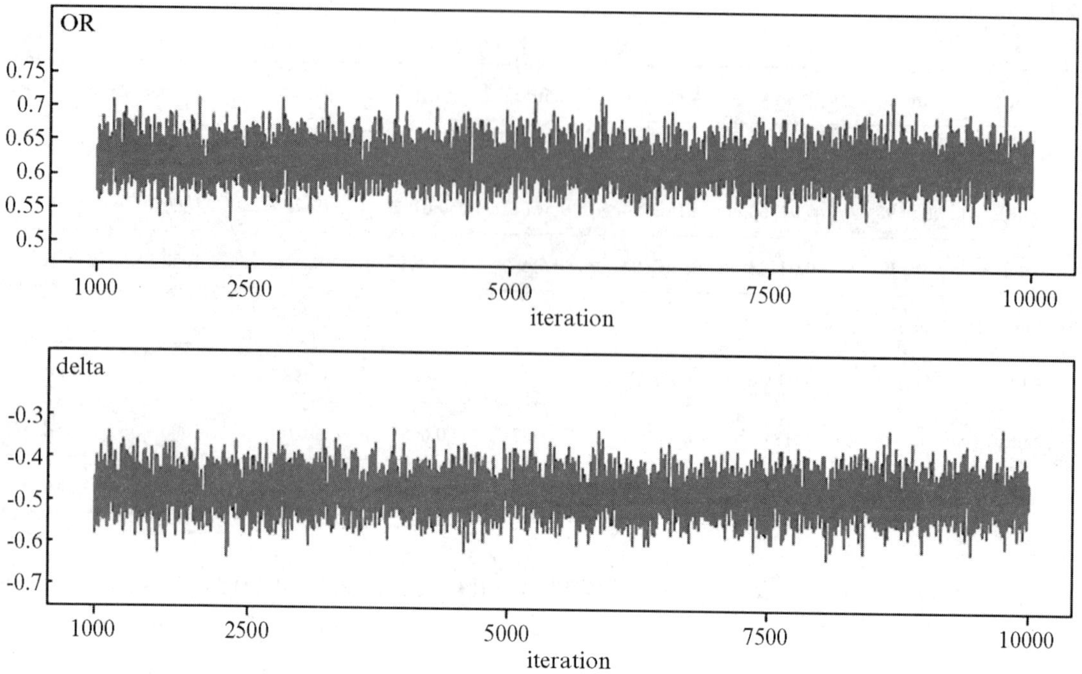

图 13-13 迭代历史图

第二节 WinBUGS 与 Stata 软件

一、Stata 对 WinBUGS 调用的实现

WinBUGS 和 Stata 软件各有自身的语言及语法结构，且两款软件并无相关调用接口。目前有两种途径可以实现 Stata 对 WinBUGS 的调用。Stata 调用 WinBUGS 能否实现各种不同类型的 Meta 分析，其关键在于 WinBUGS 能实现哪些资料类型的 Meta 分析，脚本文件的建立和调用的命令实际上大同小异，主要的是 WinBUGS 软件的建模。

在这个过程中，Stata 只是扮演启动、输入数据、用命令使 WinBUGS 自动运算、返回数据结果的角色，实质性的运算是由 WinBUGS 来完成；当然，Stata 还有个重要的角色，即图形绘制，这是 WinBUGS 无法进行的。

（一）利用 R 软件作为中介实现调用

因 R 软件与 WinBUGS 以及 Stata 有相关调用接口，可以先通过 Stata 调用出 R 软件，再利用 R 调出 WinBUGS 进行相关运算。这种方法较为复杂，且实用性不大，R 和 WinBUGS 配合使用已经具备强大功能实现绝大部分统计学分析要求，在本章上述 WinBUGS 官网可找到其详细介绍，这里不做过多叙述。

（二）使用 winbugsfromstata 加载包调用

这种调用方法需要人工编写一个 winbugsfromstata 加载包。这一程序是由英国赖斯特大学 John Thompson 教授编写，加载后即可运用 Stata 直接调用 WinBUGS，可以实现 Stata 与 WinBUGS 的完美结合。本节介绍这种方法。

二、软件安装与加载

在进行 Stata 调用 WinBUGS 之前，必须保证电脑安装有 Stata 和 WinBUGS 这两款软件。本文所用软件版本为 Stata12.0 和 WinBUGS 1.4.3。

由于 Stata 本身没有附带进行贝叶斯分析的 WinBUGS 包，无法识别相关指令，需要加载 winbugsfromstata 安装包。该程序包可从 http：//www2.le.ac.uk/departments/health-sciences/research/gen-epi/Progs/winbugs-from-stata 上免费下载，并按其给出的指令进行安装。也可在网站将包含的六个文件复制后放在 C：\stata12.0\ado\base 文件夹里（注：电脑安装盘可自行选择，本处安装在 C 盘）。完成此步后，在 Stata 命令窗口输入 help winbugs 指令，若弹出 help 窗口，提示加载成功。

三、相关指令介绍

基于操作 WinBUGS 的 Stata 命令有多种（详见 help 窗口），这里将主要命令进行说明，见表 13-2。

表 13-2 Stata 调用 WinBUGS 时所用到的关键命令

命令名称	功能作用
help winbugs	帮助功能，在 Stata 命令窗口输入后，提供常见命令的作用，语法结构，实例等
Wbarray	以 WinBUGS 的排列方式在 Stata 中写入数据
Wbdata	在 Stata 中写入混合数据（标量，矢量以及结构）作为 WinBUGS 数据列表，即引入初始值（list）
Wbscalar	在 Stata 中写入混合数据（标量，矢量以及结构）作为 WinBUGS 数据列表，即引入初始值（list）
Wbstructure	在 Stata 中写入数据作为 WinBUGS 结构
Wbvector	在 Stata 中写入 WinBUGS 矢量
Wbcoda	从 WinBUGS coda 中读取文件并将所读数据返回至 Stata
Wbdecode	从 WinBUGS coda 中读取文件并将所读数据返回至 Stata
Wbrun	在 Stata 中运行提前准备的 WinBUGS 脚本文件（在下文具体介绍）
Wbscript	在 Stata 中写入并且运行 WinBUGS 脚本文件

第三节　实现二分类变量的 Meta 分析

一、数据的写入

（一）数据来源

本例是采用某项对链激酶与心肌梗死死亡率的研究，数据见表 7-1。其中 rc，nc 分别表示对照组和试验组死亡人数，rt，nt 分别表示对照组和试验组的总人数，对其进行 Meta 分析。

（二）模块写入

运用 WinBUGS 进行贝叶斯分析，首先是建模，即构建似然函数。同样，在运用 Stata 调用 WinBUGS 时，第一步也是建模，有两种方法：

1. 第一种是利用 Stata 强大的编程功能直接在 Stata 中写入 WinBUGS 结构的模块。相关 Stata 功能指令为 program，这需要对 Stata 编程功能有一定程度的掌握。

2. 第二种为间接写入。创建一个 txt 格式的文本，并将建好的 WinBUGS 模块放在这个文本里，命名为“dbinmodel.txt”，前缀“dbin”表示二分类，然后通过 Stata 命令从这个文本里读入数据，模块如下：

```
model
{
for（i in 1 : 22）{
rc[i] ~ dbin（pc[i], nc[i]）
rt[i] ~ dbin（pt[i], nt[i]）
logit（pc[i]）<–mu[i]
logit（pt[i]）<–mu[i]+delta[i]
mu[i] ~ dnorm（0.0, 1.0E–5）
delta[i] ~ dnorm（d, tau）
}
d ~ dnorm（0.0, 1.0E–6）
tau<–1/（sigma*sigma）
sigma ~ dunif（0, 10）
delta.new ~ dnorm（d, tau）
}
```

上述命令中 model 为模块指示语，for 表示循环语句，dnorm 表示正态分布，dunif 表示均匀分布。模块建好后放入 dbinmodel.txt 文本中，以备 stata 读取。运用 stata 的 program 指令进行直接录入的方法，由于篇幅限制，将在本系列文章陆续做详细介绍，本篇不做过多说明。相关命令程序和符号作用可参阅 Stata 手册及 WinBUGS 手册。

（三）数据输入

模块建立后，即进行数据写入和初始值设定，完成后将写入的数据保存为 dbinlist.txt 文本。写入方法有两种，即在 Stata 中直接写入和在文本中写入再由 Stata 读取，按 WinBUGS 格式在文本写入时，可按矩阵格式也可按数据格式。数据写入如下：

list（rt=c（1，4，20，22，19，69，13，26，7，11，6，48，4，37，1，63，5，25，25，54，628，791），

nt=c（12，21，83，219，164，373，102，264，53，49，6，302，14，352，13，249，32，112，156，859，5860，8592），

rc=c（4，7，15，17，18，94，29，32，3，9，52，52，1，65，3，51，5，31，50，63，758，1029），

nc=c（11，21，84，207，157，357，104，253，54，42，53，293，9，376，11，234，26，118，159，882，5852，8595））

采用 Stata 命令窗口直接写入时，需要用到 wbarray 这一指令，它允许我们在 Stata 中按 WinBUGS 格式写入数据，但写入之前必须先定义上文四个变量名（rt、rc、nt、nc、），这里不做详细说明。

（四）初始值设置

初始值的设置有两种方法：

1．按照 WinBUGS 格式直接写入，设置完成后保存到文件名为 dbinInits.txt 的文本下，描述如下：

list（d=0，delta.new=0，tau=1，mu=c（0，0，0，0，0，0，0，0，0，0，0，0，0，0，0，0，0，0，0，0，0，0），

delta=c（0，0，0，0，0，0，0，0，0，0，0，0，0，0，0，0，0，0，0，0，0，0））

2．运用 Stata 中 wbdata 和 wbvector 命令写入，不需要人工保存，相关命令项可参照上文的命令描述和 Stata 手册，内有详细说明。命令程序如下：

```
clear
# 设置初始值
set obs 120
scalar d=0
scalar delta.new=0
```

```
scalar tau=1
 gen mu=0
 gen delta=0
 wbdata，c（wbscalar，sc（d tau）f（%5.1f）
wbvector mu，f（%4.1f））
save  d：\example\dbininits.txt，replace
```

上述两种设置初始值方法，操作者可依据自身操作习惯而定，电脑存贮磁盘可自由选择，本处保存在 D 盘。

（五）迭代运算次数的设定

建立一个“dbinOutIndex.txt”的文本，设定迭代运算次数，本文设定运行次数是 500 次，即每个变量名中数据经过 500 次迭代，命令如下：

```
d        1       500
delta    501     1000
sigma    1001    1500
tau      1501    2000
```

完成上述模块、数据写入、初始值和迭代次数设定后，需要将这几个 txt 文件一起放入同一文件夹中，本文放置在 D：/example 文件夹下（注：电脑存贮磁盘可自由选择）。

（六）Stata 脚本指令

要实现在 Stata 中读取并运行以上文件和程序，需要一系列 Stata 脚本命令，同样以 dbinscript.txt 文本格式将其保存到 D：/example 文件中：

```
display（‘log’）
check（‘d：/example/dbinmodel.txt’）
data（‘d：/example/dbinlist.txt’）
#data（‘d：/example/dbin.txt’）
compile（1）
inits（1，‘d：/example/dbinInits.txt’）
#gen.inits（）
update（500）
set（delta）
set（d）
set（sigma）
set（tau）
```

update（5000）

coda（*，‘d：/example/dbinout’）

quit（）

上述命令释义如下：

第一个指令，display（‘log’）指令可以打开一个 Winbugs log 窗口，从中我们可以得知脚本程序的运行状态，如运行出现错误，也会显示在这个 log 窗口中。

第二个指令，即 check（‘d：/example/dbinmodel.txt’），可指示 WinBUGS 检测上述模块是否正确，如模块建立正确，则会在下行显示“model description is syntactially correct”。

第三、四指令负责读取 dbinlist.txt 及 dbin.txt 中保存的数据，如果使用的是 WinBUGS 矩阵输入格式，需要将再建立个 dbin.txt 脚本文件，用于写入数据，因为这种格式是首行为 list，第二行以后为一维数组，要将第一行与后面的数据分别建立一个脚本文件。

第五个指令将数据及模块读入到程序中用以统计学分析，括号里的数值表示运行（）条马尔可夫链。

第六个指令表示读取初始值，括号内左边的数值表示读取第（）条马尔可大链。

第七个指令为我们在文件夹中自动生成一个运算后的初始值文件，直接获取初始值，这个建议不用。

第八条指令设定链的长度。

几个 set 指令设定储存变量，用以产出结果。第二个 updata 指令表示下一条链的长度，coda 指令可将运算的变量结果保存在自动生成的 d：/example/dbinout 文件中，而 quit（）指令表示进行以上运算后退出 WinBUGS，如果删去这一指令，可帮助我们找到出错步骤。

二、Stata 启动 WinBUGS 的指令

Stata 启动 WinBUGS 主要由 wbrun 命令来完成，相关 wbrun 的功能可参照上文或帮助窗口，语法结构及选择项描述见表 13-3。

Wbrun，script（string）winbugs（string）[Batch]

表 13-3　wbrun 语法结构中各选择项及其描述

选择项	描述
script（string）	script 脚本程序的完整路径
winbugs（string）	WinBUGS 程序完整路径
batch	后台运行并将空间返回到 Stata 中

本文实例调用程序为：

wbrun，script（D：/example/dbinscript.txt）winbugs（F：\WinBUGS14\WinBUGS14.exe）

事实上，在运行完这一步后，WinBUGS 已经将结果统计出来了，但这时结果还在 WinBUGS 里，并不在 Stata 中。

三、数据提取及统计

在 WIinBUGS 统计出结果后，仍需要相关命令将其结果调出并返回到 Stata 中，这时就要 wbcoda 和 sum 指令来完成。wbcoda 指令不仅可以将数据返回到 Stata 中，而且可以按需求读取某特定链或多条链，sum 指令可对多个变量值进行求和，语法结构为：

wbcoda ，root（string）clear

sum varlist

实例：

从 d：/example/dbinout.txt 中读取单条链：

wbcoda ，root（d：/example/dbinout）clear chain（i）

sum d tau sigma

从以上文件中读取多条链：

wbcoda ，root（d：/example/dbinout）clear chain（n）multichain

sum d tau sigma

说明：在读取单条链的实例中，chain（i）表示具体的第几条，如果只读取第一条，可以省略；读取多条链的实例中，n 表示总链数，本例命令为“wbcoda ，root（d：/example/dbinout）clear”。运行后，WinBUGS 统计出来的数据就被调入到了 Stata 软件中。

本实例运行结果如图 13-14 所示。

.sum d tau sigma

Variable	Obs	Mean	Std. Dev.	Min	Max
d	5000	−.2490222	.0700257	−.553	.1366
tau	5000	60869.05	580312.3	1.814	1.45e+07
sigma	5000	.1528364	.1136059	.0002622	.7426.

图 13-14　二分类数据实例计算结果

四、Stata 进行作图及结果分析

Stata 具有强大的作图功能，在数据导入 Stata 中后，输入下列命令即可做出相关图形，然后我们可根据图形进行结果分析，较常用的是 wbac 和 wbtrace 这两个命令，wbac 命令在 Stata 命令窗口输入，可作出某一或多个变量自相关图，wbtrace 命令的作用是在 MCMC 运行时，做出其跟踪图，相关图见图 13-15 和图 13-16。

语法结构为：

wbac varlist

wbtrace varlist

此外，还有许多其他作图命令，如 wbgeweke 命令，wbintervals 命令等，其作用如下：

#wbbgr：在 stata 命令窗口输入，可做出 Brooks–Gelman–Rubin 图。

#wbgeweke：在 stata 命令窗口输入，检测同一马尔科大链中两部分的均值。

#wbintervals：在 stata 命令窗口输入，可做出一条马尔科夫链截面区间图。

#wbsection：在 stata 命令窗口输入，可做出一条马尔科夫链某一段的密度图。

#wbdensity：平滑后验密度估计。

#wbdic：从 Winbugs log 文件中读入 DIC（Deviance Information Criterion）。

#wbhull：做出多参数轮廓图。

#wbstats：从 MCMC 链中概括统计量。

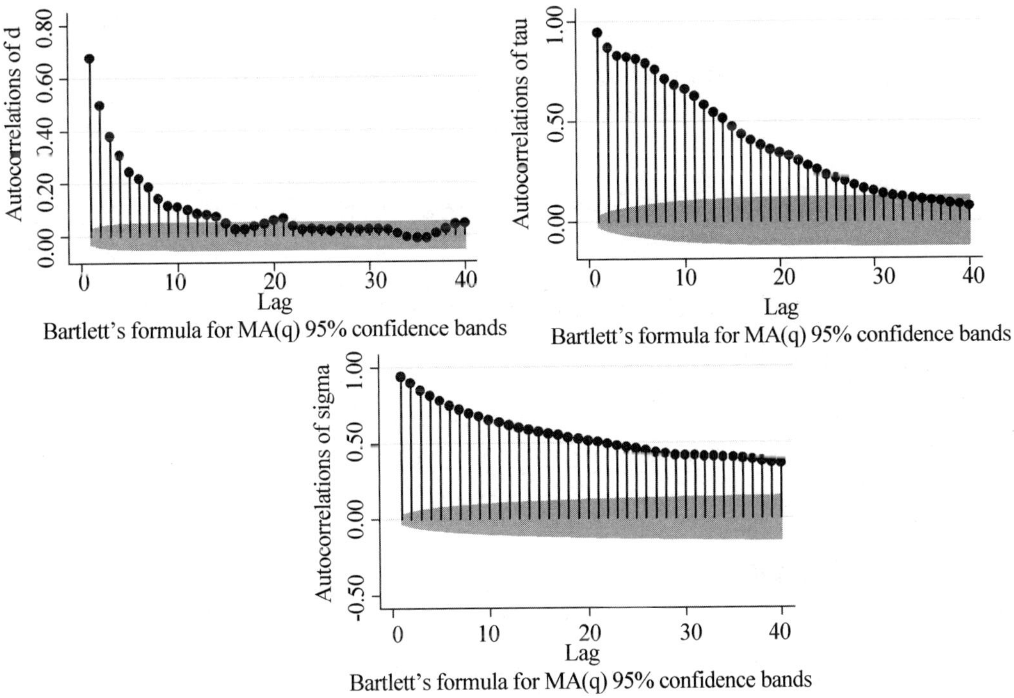

图 13-15 变量 d，sigma，tau 的自相关图

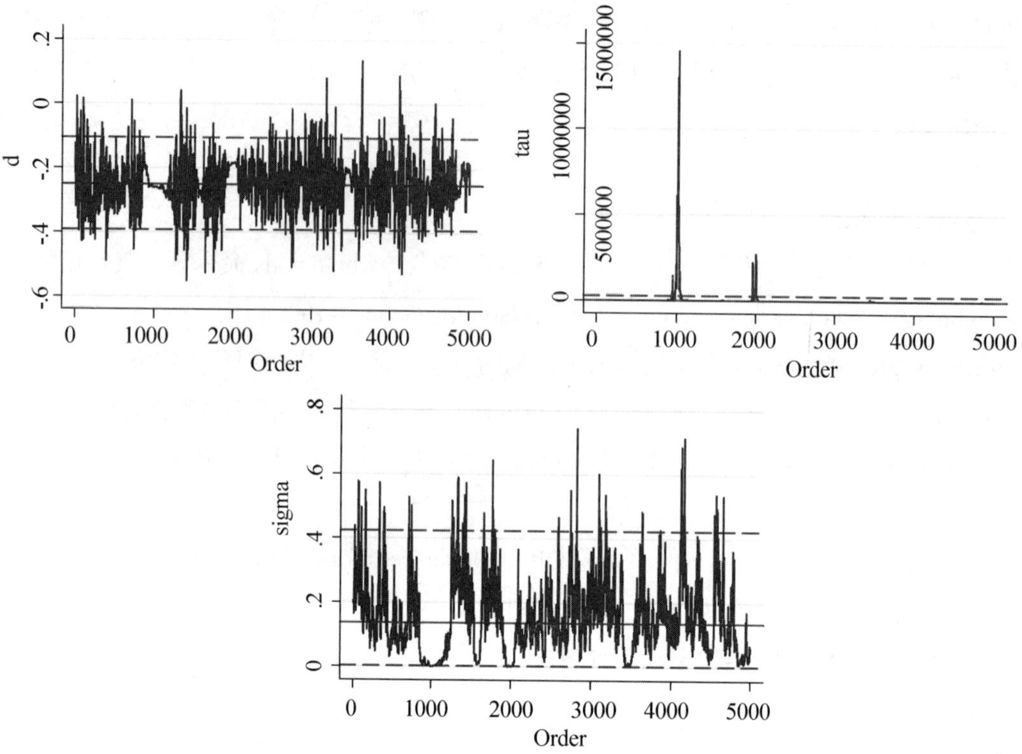

图 13-16　变量 d，delta，sigma 的跟踪图

第四节　实现连续型变量的 Meta 分析

在此，简要介绍通过 Stata 调用 WinBUGS 实现连续型数据的 Meta 分析。

一、建立调用脚本文件

与二分类数据的调用脚本一样，也需要建立 6 个“.txt”格式脚本文件，下面依然以第一节中例子的数据进行说明，本处所用为固定效应模型下的模块。WinBUGS 建模请参阅本章前述内容。

（一）模块文件的建立

与二分类数据中的调用一样，先创建一个“.txt”格式的文本，并将建好的 WinBUGS 模块放在这个文本里，命名为 conmodel.txt，然后通过 Stata 命令从这个文本里读入数据，模块如下：

```
model {
  for（i in 1 : r）
    {
      d[i]<–x1[i]–x2[i]
      v[i]<–s1[i]*s1[i]/n1[i]+s2[i]*s2[i]/n2[i]
      t[i]<–1/v[i]
      d[i] ~ dnorm（delta，t[i]）
    }
  delta ~ dnorm（0，1.0E–4）
}
```

（二）数据文件的建立

先创建一个空白“.txt”文件，然后放入数据写入代码，保存为“conlist.txt”文件，数据写入代码如下：

```
list（n1=c（11，128，63，22，16，39，21，13，194），
x1=c（0.273，0.932，0.73，0.35，0.422，0.256，2.831，2.687，0.49），
s1=c（0.786，0.593，0.745，1.139，2.209，1.666，1.753，1.607，0.895），
n2=c（16，136，64，22，15，41，21，8，193），
x2=c（–1.088，0.81，0.578，0.339，–0.017，0.537，1.396，1.625，0.264），
s2=c（0.834，0.556，0.773，0.744，1.374，1.614，1.285，2.089，0.828），r=9）
```

（三）初始值文件的建立

建立“conInits.txt”文本，其功能用于初始值设置，该文件内代码为：

```
list（delta=0）
```

（四）迭代文件的建立

建立一个“OutIndex.txt”的文本，设定迭代运算次数，本处设定运行次数是 500 次，即每个变量名中数据经过 500 次迭代，如下：

```
delta          1      500
```

完成上述模块、数据写入、初始值和迭代次数设定后，保存。

（五）script.txt 脚本文件的建立

该脚本文件与二分类数据调用中的一样，但在迭代次数设置的代码，需要与本处一致，因 model 中只有 delta 这一个参量，本处只需要对 delta 进行迭代，因此在 script 脚本文件中，也只需设置该参量即可，如下：

```
display（‘log’）
check（‘d：/example/conmodel.txt’）
```

data（‘d：/example/conlist.txt’）

compile（1）

inits（1,’ d：/example/conInits.txt’）

update（500）

set（delta）

update（500）

coda（*，‘d：/example/conout’）

quit（）

再次强调，上述所建的文件最好放在同一文件夹下，以方便操作，如图 13-17。之后，即可以用 Stata 进行调用了。调用的命令在本章第三节也有说明，只需要将文件名和路径更改为现在建立的文件名和路径即可。

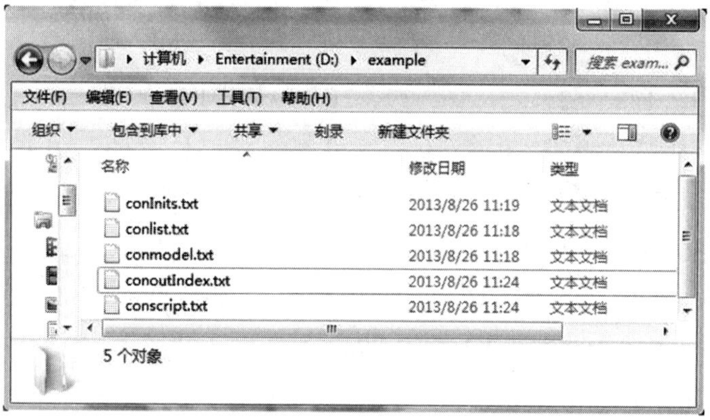

图 13-17　5 个脚本文件放入同一文件夹

二、Stata 实现调用

本例调用命令如下：

wbrun，script（D：/example/conscript.txt）winbugs（F：/WinBUGS14/WinBUGS14.exe）

wbcoda，root（d：/example/conOut）clear

sum

细心的读者会发现在上面的 script 脚本文件代码里，倒数第二行程序——coda（*,’ d：/example/conout’），文件路径“conout”中“out”的“o”为小写，而在本处调用数据读取命令——wbcoda，root（d：/example/conOut）clear 中为“conOut”，是大写。前面提到 Stata 软件要严格区分大小写，这里为什么又可以不区分呢？其实，这里的“conout”只是文件夹的名称，文件夹命名不区分大小写，如果将“example”文件夹改为“Example”，然后仍然用以上命令，Stata 依然可以识别并计算出结果。

本例结果如图 13-18 所示。结果中可以看出 SMD 值（delta）为 0.194（95%CI= 0.028–0.327），与上述 Stata 直接计算的 SMD 值（0.261）有一定差别，这是因为调用实质上是运用的贝叶斯统计学方法，而第一节中所用的是频率统计学方法，结果的差异是由基于统计学理论不同所导致的。

.aum

Variable	Obs	Mean	Std. Dev.	Min	Max
order	500	750.5	114.4818	501	1000
delta	500	.1944784	.0488358	.02839	.3271

图 13-18　调用的连续型数据计算结果

第五节　实现有序变量的 Meta 分析

本节演示的数据见表 12-3。

前面二分类数据、连续型数据在 R/S–PLUS 输入形式下（WinBUGS 输入格式的一种）只需建 5 个“.txt”文件（当然如果是矩阵输入的话也要建 6 个），因为在 WinBUGS 里，这两类数据的数据较简单，输入部分可以在 list 后面的括号直接输入。而有序数据较多且复杂，在 WinBUGS 数据写入的格式常用矩阵格式，因此需要多建 个文件名为 ord.txt 以写入数据，当然文件可以自己随意命名，这里用“ord”表示有序数据。如图 13-19。

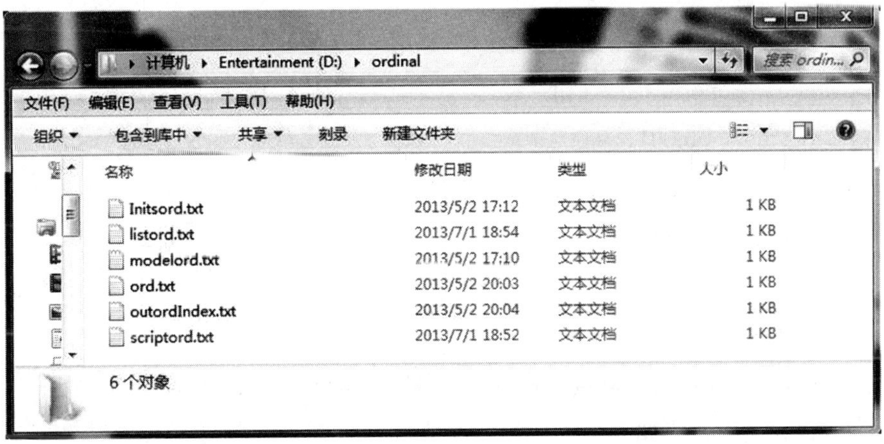

图 13-19　有序数据调用的“.txt”文件的建立（本处统一存放在 d：/ordinal 文件夹下）

此处仅对 ord.txt 和 listord.txt 两个文件的建立进行详细说明，其余的四个文件的建立方法见本章前述内容。

一、模块文件的建立

写入 modelord.txt 的代码如下：

```
model
{
  for （i  in  1：r）
  {
      for （j  in  n[i]+1：n[i+1]）
      {
            y[j，1：3] ~ dmulti（p[j，  ]，ni[j]）
            p[j，1]<–Q[j，1]
            p[j，2]<–Q[j，2]–Q[j，1]
            p[j，3]<–1–Q[j，2]
         for （k  in  1：2）
            {
              logit（Q[j，k]）<–a[i，k]+beta1[i]*x1[j]
            }
      }
    beta1[i] ~ dnorm（gamma1，t）
    a[i，1] ~ dnorm（0，1.0E–4）
    a[i，2] ~ dnorm（0，1.0E–4）
  }
    gamma1 ~ dnorm（0，1.0E–4）
    t ~ dgamma（0.001，0.001）
    tausq<–1/t
    OR<–exp（gamma1）
}
```

二、数据文件的建立

本处使用两个文件来对数据进行储存，分别为 listord.txt 及 ord.txt。

1. listord.txt 文件代码如下：

```
list（r=16，n=c（0，2，4，6，8，10，12，14，16，18，20，22，24，26，28，30，32），
```

x1=c（1，0，1，0，1，0，1，0，1，0，1，0，1，0，1，0，1，0，1，0，1，0，1，0，1，0，1，0，1，0，1，0），

ni=c（28，22，30，15，38，35，50，50，24，24，34，34，36，24，26，15，35，28，28，22，70，70，20，16，33，33，30，30，35，34，30，32））

2．ord.txt 文件代码如下：

y[，1]	y[，2]	y[，3]
20	7	1
4	13	5
26	4	0
7	6	2
11	24	3
5	20	10
19	29	2
8	27	15
17	5	2
8	6	10
24	9	1
12	15	7
26	9	1
5	13	6
20	5	1
4	8	3
14	18	3
5	13	10
20	7	1
4	13	5
51	17	2
15	38	17
15	4	1
3	7	6
14	16	3
9	14	10

12	15	3
6	15	9
33	2	0
21	11	2
23	7	0
2	11	19

END

需要注意的是，在文件里按此格式输入时，END 之后需要空一格，否则 Stata 会提示错误。

三、初始值文件的建立

建立 Initsord.txt 文件，其代码如下：

list（gamma1=0，t=1，beta1=c

（0，0，0，0，0，0，0，0，0，0，0，0，0，0，0，0），

a=structure（.Data=c

（0，1，0，1，0，1，0，1，0，1，0，1，0，1，0，1，0，1，0，1，0，1，0，1，0，1，0，1，0，1，0，1），.Dim=c（16，2）））

四、迭代文件的建立

建立 OutordIndex.txt 文件，此文件是进行迭代次数运算，设置如下：

gamma1	1	500
t	501	1000
tausq	1001	1500
OR	1501	2000

五、scriptord.txt 文件的建立

Stata 调用关键 script 脚本文件中代码如下：

display（'log'）

check（'d：/ordinal/modelord.txt'）

data（'d：/ ordinal/listord.txt'）

data（'d：/ ordinal/ord.txt'）

compile（1）

inits（1，'d：/ ordinal/Initsord.txt'）

gen.inits（）

update（500）

set（gamma1）

```
set（t）
set（tausq）
set（OR）
update（500）
coda（*，‘d：/ordinal/outord’）
quit（）
```

完成以上文件的建立后，即可进行调用了，调用代码与前几节一样，也只需要更改文件路径为上面建立的文件路径即可，命令如下：

```
wbrun，script（D：/ordinal/scriptord.txt）  winbugs（F：\WinBUGS14\WinBUGS14.exe）
wbcoda，root（d：/ordinal/outord）clear
sum
```

值得注意的是，第二步调用命令中的文件名路径（d：/ordinal/outord）一定要与 script 脚本文件倒数第二条代码一致，否则无法读取数据。本例结果如图 13-20 所示。

Variable	Obs	Mean	Std. Dev.	Min	Max
order	5000	3000.5	1443.52	501	5500
OR	5000	7.418488	1.474046	3.334	32.65
gamma1	5000	1.986026	.1876337	1.204	3.486
t	5000	67.85925	196.0954	.23	3612
tausq	5000	.2201256	.2746312	.0002769	4.348

图 13-20　有序数据调用的结果

可以看到，用调用计算出的 OR 值为 7.42（95%CI=3.33–32.56），与图 12-10 种固定效应模型结果（OR=5.59）有一定差别，可能是因为调用 WinBUGS 的方法使用的是贝叶斯统计学方法，而后者为频率学统计方法，由于涉及复杂的统计学运算方面的差别，这里不再过多分析。

第六节　实现网状 Meta 分析

Stata 软件自身制作网状 Meta 分析仅仅基于传统频率学派来完成，而当前网状 Meta 分析制作通常建议采用贝叶斯方法，为此，软件开发人员开始尝试在 Stata 软件平台上基于调用 WinBUGS 软件的形式来执行网状 Meta 分析运算。

一、示例数据

所用的数据与表 9-1 和表 9-2 一致，在调用过程中，数据排列可能存在一定差异。表 9-1 中二分类数据排列后见表 13-4，表 9-2 中的连续型数据排列后见表 13-5。

表 13-4　13 种抗抑郁药治疗抑郁症有效性的数据

t[, 1]	t[, 2]	t[, 3]	r[, 1]	r[, 2]	r[, 3]	n[, 1]	n[, 2]	n[, 3]	na[ ]
1	2	7	73	76	83	152	150	154	3
1	2	12	66	78	66	124	122	118	3
1	2	12	55	77	79	121	120	119	3
1	4	NA	40	205	NA	161	324	NA	2
1	4	NA	39	52	NA	122	125	NA	2
1	4	NA	48	142	NA	126	249	NA	2
1	4	NA	36	46	NA	121	123	NA	2
1	4	5	61	132	74	164	315	159	3
1	5	NA	54	55	NA	141	141	NA	2
1	5	NA	49	64	NA	139	128	NA	2
1	5	NA	26	54	NA	122	123	NA	2
1	5	6	44	117	112	137	273	274	3
1	5	7	24	32	15	70	70	33	3
1	5	11	51	129	59	99	196	97	3
1	5	11	41	126	63	93	188	86	3
1	7	NA	18	132	NA	78	285	NA	2
1	7	11	10	31	32	19	54	55	3
1	7	14	37	45	51	102	104	102	3
1	7	14	41	52	54	98	103	100	3
1	8	NA	5	9	NA	18	18	NA	2
1	10	NA	15	25	NA	42	39	NA	2
1	10	NA	14	41	NA	45	90	NA	2
1	11	NA	12	24	NA	56	55	NA	2
1	12	NA	45	70	NA	129	129	NA	2
1	12	NA	16	19	NA	49	49	NA	2

续表

t[, 1]	t[, 2]	t[, 3]	r[, 1]	r[, 2]	r[, 3]	n[, 1]	n[, 2]	n[, 3]	na[ ]
1	12	NA	49	77	NA	150	149	NA	2
1	12	NA	43	65	NA	129	132	NA	2
1	12	NA	13	26	NA	116	111	NA	2
1	14	NA	29	53	NA	102	95	NA	2
2	7	NA	37	35	NA	61	62	NA	2
2	12	NA	81	93	NA	122	126	NA	2
2	13	NA	33	21	NA	63	61	NA	2
3	6	NA	87	83	NA	120	120	NA	2
3	8	NA	33	31	NA	108	109	NA	2
5	6	NA	66	83	NA	138	140	NA	2
5	6	NA	81	94	NA	151	144	NA	2
5	11	NA	144	157	NA	238	240	NA	2
6	7	NA	94	89	NA	123	117	NA	2
6	11	NA	175	146	NA	232	227	NA	2
6	12	NA	75	74	NA	107	108	NA	2
6	14	NA	59	47	NA	98	100	NA	2
7	9	NA	30	35	NA	66	66	NA	2
7	10	NA	27	29	NA	61	64	NA	2
7	11	NA	67	67	NA	101	102	NA	2
7	11	NA	27	30	NA	45	45	NA	2
7	11	NA	26	25	NA	50	50	NA	2
7	11	12	57	64	70	92	96	96	3
7	12	NA	35	48	NA	120	118	NA	2
7	12	NA	63	73	NA	144	142	NA	2
7	14	NA	31	36	NA	54	55	NA	2
7	14	NA	35	35	NA	47	40	NA	2
7	14	NA	98	81	NA	170	171	NA	2

续表

t[, 1]	t[, 2]	t[, 3]	r[, 1]	r[, 2]	r[, 3]	n[, 1]	n[, 2]	n[, 3]	na[ ]
7	14	NA	153	170	NA	186	196	NA	2
7	14	NA	95	107	NA	161	153	NA	2
7	14	NA	34	48	NA	73	73	NA	2
9	11	NA	74	66	NA	139	136	NA	2
9	13	NA	61	51	NA	100	100	NA	2
10	11	NA	11	16	NA	20	20	NA	2
10	12	NA	42	41	NA	78	82	NA	2
11	13	NA	48	48	NA	53	55	NA	2
12	13	NA	37	46	NA	60	62	NA	2
12	14	NA	41	49	NA	72	75	NA	2
12	14	NA	56	56	NA	79	84	NA	2
12	14	NA	45	49	NA	82	78	NA	2

注：t，抗抑郁药物（包括安慰剂）；r，阳性结果样本量；n，总样本量；na，研究的臂数；[，1]、[，2]、[，3]，研究的三个臂；1，placebo；2，bupropion；3，citalopram；4，desvenlafaxine；5，duloxetine；6，escitalopram；7，fluoxetine；8，fluvoxamine；9，mirtazapine；10，nefazodone；11，paroxetine；12，sertraline；13，trazodone；14，velafaxine；NA，Not Applicable，表示没有相关数据。

表 13-5　6 种降糖口服药物与安慰剂改善 HbA1c 疗效数据

t[, 1]	t[, 2]	mean[, 1]	sd[, 1]	n[, 1]	mean[, 2]	sd[, 2]	n[, 2]
1	3	0.13	0.93	175	−0.69	0.95	186
2	3	−0.53	0.65	1072	−0.44	0.67	1118
1	3	0.17	1.19	117	−0.66	1.2	119
1	3	−0.1	1.02	104	−0.6	1.45	210
1	2	0.1	1.1	121	−1	1.56	242
1	5	0.1	1.1	121	−1	1.56	242
2	5	−1	1.56	242	−1	1.56	242
3	4	−0.6	1.14	295	−0.6	1.07	281
2	4	−0.86	1.02	288	−0.78	1.01	285

续表

t[, 1]	t[, 2]	mean[, 1]	sd[, 1]	n[, 1]	mean[, 2]	sd[, 2]	n[, 2]
2	4	−1	0.67	25	−1.19	0.55	25
1	3	0	1.22	92	−1	1.49	95
1	3	−0.22	0.67	88	−0.73	0.66	91
1	4	−0.22	0.67	88	−0.79	0.64	87
3	4	−0.73	0.66	91	−0.79	0.64	87
1	3	0.2	1.14	130	−0.9	1.2	143
2	3	−0.66	0.78	411	−0.64	0.72	382
1	3	−0.02	0.95	224	−0.67	1.09	453
1	5	0.1	1.06	113	−0.8	1.06	113
1	2	−0.18	0.78	61	−0.65	0.78	61
1	4	0.3	1.49	34	−1.2	1.84	36
1	2	0.07	1.21	75	−0.74	0.97	147
1	6	0.22	1.17	75	−0.21	1.13	76
1	6	0.2	1.3	70	−0.7	1.2	59
1	7	−0.33	1.25	27	−1.41	1.2	27

注：t，降糖口服药物（包括安慰剂）；mean，HbA1c 下降均数差，sd，对应 HbA1c 下降均数差的标准均数差，n，组别样本量，1=Placebo，2=Sulfonylurea，3= Dipeptidyl peptidase-4 [DPP-4] inhibitor，4=Thiazolidinedione，5= Glucagon-like peptide-1 [GLP-1] analog，6= Alpa-glucosidase inhibitors [AGI]，7=Glinine。

二、程序文件的下载与加载

首先需要加载由 Anna Chaimani 等编写的专用于网状 Meta 分析的程序文件，可在 www.mtm.uoi.gr/STATA.html 网页下载。下载后，将此程序文件复制后粘贴在 Stata 软件根目录下（仍为 F：\STATA12.0\ado\base）即可。由于二分类数据与连续型数据操作基本一致，因此，本处以二分类网状数据操作为实例进行演示。

三、建立脚本文件

启动 Stata 软件，在调用前，需要创建几个“.txt”格式的脚本文件，分别为模块文件（netmodel.txt）、数据写入文件（netlist.txt）、数据文件（net.txt）、初始值设定文件（netInits.txt）、迭代次数设定文件（netOutIndex.txt）及 Stata 调用关键 script 脚本文件（netscript.txt）。

这几个文件是使 Stata 软件命令 WinBUGS 软件按照 WinBUGS 软件操作过程来进行运算并保存数据，与 WinBUGS 软件进行贝叶斯 Meta 分析的步骤实际上是一样的。创建完成后，建议把这几个脚本文件放入同一文件夹中（图 13-21）。

模块文件、数据写入文件、初始值设定文件、迭代次数设定文件、数据文件内容与 WinBUGS 软件中所建模块一致，只需将建好的 WinBUGS 软件模块按 model、list 等（图 13-21）一一拆分然后粘贴到各个脚本文件下即可。WinBUGS 软件中进行网状 Meta 分析多种建模方式都可以实现，此处以二分类网状模块为例展示。

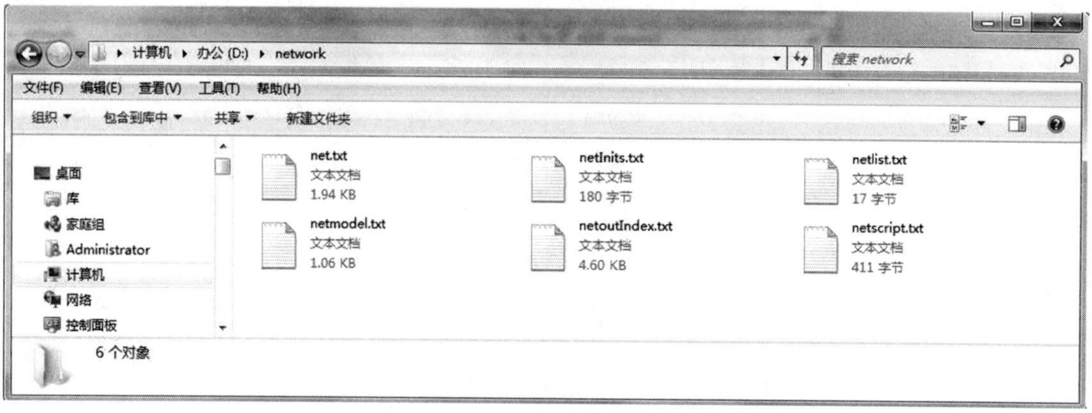

图 13-21　Stata 软件实现网状 Meta 分析的脚本文件

（一）创建模块文件

先创建一个名为 netmodel.txt 的空白文件，然后需要在这个文件里写入 WinBUGS 软件代码并保存。与 WinBUGS 软件一样，目的也是构建似然函数，区别在于这里需要 Stata 软件调用这一文件并将它输入到 WinBUGS 软件中。

模块代码如下：

```
model
{
for（i in 1 : ns）
  {
    w[i，1]<-0
    delta[i，1]<-0
    mu[i] ~ dnorm（0，0.0001）
      for（k in 1 : na[i]）
          {
```

```
            r[i, k] ~ dbin (p[i, k], n[i, k])
            logit (p[i, k]) <-mu[i]+delta[i, k]
            rhat[i, k]<-p[i, k]*n[i, k]
            dev[i, k]<-2* (r[i, k]* (log (r[i, k]) -log (rhat[i, k])) + (n[i, k]-
              r[i, k]) * (log (n[i, k]-r[i, k]) -log (n[i, k]-rhat[i, k])))
          }
      resdev[i]<-sum (dev[i, 1 : na[i]])
        for (k in 2 : na[i])
          {
            delta[i, k] ~ dnorm (md[i, k], taud[i, k])
            md[i, k]<-d[t[i, k]]-d[t[i, 1]]+sw[i, k]
            taud[i, k]<-tau*2* (k-1) /k
            w[i, k]<- (delta[i, k]-d[t[i, k]]+d[t[i, 1]])
            sw[i, k]<-sum (w[i, 1 : k-1]) / (k-1)
          }
  }
totresdev<-sum (resdev[])
d[1]<-0
for (k in 2 : nt)
  {
    d[k] ~ dnorm (0, 0.0001)
  }
sd ~ dunif (0, 5)
tau<-pow (sd, -2)
for (c in 1 : (nt-1))
  {
        for (k in (c+1) : nt)
          {
            or[c, k]<-exp (d[k]-d[c])
            lor[c, k]<- (d[k]-d[c])
          }
}
```

```
for（k in 1：nt）
  {
    rk[k]<-nt+1-rank（d[]，k）
    best[k]<-equals（rk[k]，1）
  }
}
```

全部重新进行具体编程过程需掌握 WinBUGS 软件的使用以及深厚的计算机语言编程能力。然而，这些代码一般可以在部分文献中获取，并可按照自己的意愿进行部分修改即可使用。

（二）创建数据写入文件和文本文件

模块建立后，即进行数据写入，完成后保存为 netlist.txt 文本。写入方法有两种，即在 Stata 软件中直接写入和在文本中写入再由 Stata 软件读取，为了前后统一，此处只给出按 WinBUGS 软件格式在文本写入的方法。

netlist.txt 内容如下：

list（ns=64，nt=14）

其中 ns 代表试验数，nt 指干预措施数。

net.txt 文本文件（数据写入文件）的内容如下：

t[，1]	t[，2]	t[，3]	r[，1]	r[，2]	r[，3]	n[，1]	n[，2]	n[，3]	na[ ]
1	2	7	73	76	83	152	150	154	3
1	2	12	66	78	66	124	122	118	3
1	2	12	55	77	79	121	120	119	3
1	4	NA	40	205	NA	161	324	NA	2
1	4	NA	39	52	NA	122	125	NA	2
				…………					
				…………					
11	13	NA	48	48	NA	53	55	NA	2
12	13	NA	37	46	NA	60	62	NA	2
12	14	NA	41	49	NA	72	75	NA	2
12	14	NA	56	56	NA	79	84	NA	2
12	14	NA	45	49	NA	82	78	NA	2

END

此处 t[，1]、t[，2] 和 t[，3] 分别表示每项研究中的治疗措施，双臂试验的 t[，3] 则以 NA 缺失值来代替，r[，] 和 n[，] 指每种干预措施有效人数和总人数；na[] 标注研究的臂数，比如第一项研究为三臂，则对应 na[] 值为 3。

需要注意的是，在数据输完之后，要与 END 之间空一行，并且 END 后也需要空一行，不然 Stata 软件的调用 log 会提示错误。

（三）创建 Inits.txt 文本文件

类似于 WinBUGS 软件的步骤，输入完数据后，需要设定初始值，完成后保存为 netInits.txt 文本文件，初始值设定如下：

list（d=c（NA，0，0，0，0，0，0，0，0，0，0，0，0，0），sd=1，mu=c（0，0，0，0，0，0，0，0，0，0，0，0，0，0，0，0，0，0，0，0，0，0，0，0，0，0，0，0，0，0，0，0，0，0，0，0，0，0，0，0，0，0，0，0，0，0，0，0，0，0，0，0，0，0，0，0，0，0，0，0，0，0，0，0，0，0））

（四）创建迭代次数设定文件

建立一个 netoutIndex.txt 的文本，设定迭代运算次数。因本例数据过大，为了提高计算机的运算速度，设定运行次数是 500 次，即每个变量名中数据经过 500 次迭代（建议设定为 50000 次），迭代分布如下：

or[1，2]	1	500
or[1，3]	501	1000
or[1，4]	1001	1500
or[1，5]	1501	2000
or[1，6]	2001	2500
or[1，7]	2501	3000
……………		
……………		
or[10，13]	41501	42000
or[10，14]	42001	42500
or[11，12]	42501	43000
or[11，13]	43001	43500
or[11，14]	43501	44000
or[12，13]	44001	44500

or[12, 14]	44501	44000
or[13, 14]	45001	45500
tau	45501	46000
sd	46001	46500

本例数据量较大，故省略中间部分，Stata 软件中运算需要等待一定时间。

（五）创建调用脚本文件

要实现在 Stata 软件中读取并运行以上文件和程序，需要一系列 Stata 软件脚本指令，并保存为 netscript.txt 文件。

Stata 软件调用关键 script 脚本文件中代码如下：

```
display（'log'）
check（'D：/network/netmodel.txt'）
data（'D：/network/netlist.txt'）
data（'D：/network/net.txt'）
compile（1）
inits（1，'D：/network/netInits.txt'）
gen.inits（）
update（500）
set（or）
set（tau）
set（sd）
update（500）
coda（*，'D：/network/netout'）
quit（）
```

最后一项 quit（）可省去，但省去后在调用 log 中会显示运算进程及运行出现的错误。

四、程序调用及运算

在完成上述准备后，即可进行网状 Meta 分析了。Stata 软件调用 WinBUGS 软件命令如下：

```
wbrun，script（D：/network/netscript.txt）winbugs（E：\WinBUGS14\WinBUGS14.exe）
wbcoda，root（D：/network/netout）clear
sum
```

上述命令释义如下：wbrun 命令的作用是在 Stata 软件中启动 WinBUGS 软件程序并进行

相关统计学运算，此时运算结果并没返回在 Stata 软件中，但网状 Meta 分析的迭代运算已经完成了，因此，需要通过 wbcoda 命令，将所有数据返回至 Stata 软件中。sum 命令则是将各迭代运算后的变量值相当于进行敛收，其后面的变量可以省略（本处因变量太多，故行省略），省略后表示收敛所有的变量。

执行完以上命令后，本例结果与 WinBUGS 软件运算出的结果一样（图 13-22），如需要请参阅曾宪涛团队发表于中国循证医学杂志的系列关于 WinBUGS 软件实现网状 Meta 的文章。另外，对于上述具体详细调用 WinBUGS 软件的过程在 http://www2.le.ac.uk/departments/health-sciences/research/gen-epi/Progs/winbugs-from-STATA 网站上有相关全部的讲解，有兴趣的读者可前往参阅。

值得注意的是，script 脚本文件路径名必须与计算机中路径名一样，要仔细检查；并且应该仔细核对 WinBUGS 软件建模是否正确。

Variable	Obs	Mean	Std. Dev.	Min	Max
order	40000	30000.5	11547.15	10001	50000
lor_1_2	40000	0.5845222	0.1614278	−0.08072	1.313
lor_1_3	40000	1.040312	0.3761942	−0.7149	2.735
lor_1_4	40000	0.6874131	0.1498609	0.04404	1.357
……			……		
lor_12_13	40000	−0.217176	0.2635942	−1.372	0.829
lor_12_14	40000	0.0833988	0.1417621	−0.5127	0.6802
lor_13_14	40000	0.3005743	0.2820104	−0.8939	1.412
or_1_2	40000	1.817709	0.29636	0.9225	3.718
or_1_3	40000	3.037085	1.181177	0.4893	15.41
or_1_4	40000	2.011027	0.3033081	1.045	3.886
……			……		
or_12_13	40000	0.8332469	0.2238519	0.2535	2.291
or_12_14	40000	1.097972	0.1569072	0.5988	1.974
or_13_14	40000	1.405521	0.4059823	0.409	4.105

图 13-22　二分类数据的网状 Meta 分析结果（部分）

第七节　实现间接比较的 Meta 分析

Stata 软件执行贝叶斯间接比较同样可以采用本章第六节网状模型来予以实现，但前提是所有数据均为“单路径”传递，方能获取纯粹的间接比较结果。本处将以表 9-9 中数据为例，运用本章第六节网状模型介绍实现间接比较的操作。

一、软件操作

（一）indmodel.txt 文件的建立

说明：前缀或后缀“ind”表示间接比较，本书中所有有关调用的章节中，脚本文件的命令都使用了相应类型 Meta 分析的英文前缀。

建立 model 文件的代码可见网状代码。

（二）indlist.txt 文件的建立

该文件内需要写入的 list 代码如下：

list（ns=5，nt=3）

（三）ind.txt 文件的建立

ind.txt 是进行数据输入，内容如下：

t[，1]	t[，2]	r[，1]	r[，2]	n[，1]	n[，2]	na[ ]
1	2	148	122	1005	1022	2
1	2	294	261	2218	2214	2
1	2	1	3	45	46	2
1	2	38	45	332	500	2
1	2	37	19	841	792	2
1	3	5	3	35	39	2
1	3	3	2	24	25	2
1	3	6	3	46	45	2
1	3	6	5	20	20	2
1	3	16	20	89	92	2
1	3	12	14	89	93	2
1	3	1	1	14	14	2

END

注：t 为药物编号，其中 1 为 Placebo，2 为 Alendronate，3 为 Etidronate；r 为干预组与对照组发生数；n 为干预组与对照组发生总数；na 为研究臂数。

（四）indInits.txt 文件的建立

上一步已经输入了数据，indInits.txt 文件的功能是使数据初始化，代码如下：

list（d=c（NA，0，0），sd=1，mu=c（0，0，0，0，0，0，0，0，0，0，0，0））

（五）indoutIndex.txt 文件夹的建立

迭代次数设置代码如下：

or[1，3]	1	500
or[2，3]	501	1000
or[1，2]	1001	1500
tau	1501	2000
sd	2001	2500

（六）script.txt 文件夹的建立

Stata 软件指挥 WinBUGS 软件关键文件代码如下（因为此处只需建立 5 个脚本文件，没有建立 ind.txt 文件，因此必须删掉一行代码—data（‘d：/indirect/ind.txt’），在下述代码前面加“#”即表示 Stata 软件不执行此步骤），请观察与上述的网状 Meta 分析 script 脚本文件内容的区别：

```
display（‘log’）
check（‘d：/indirect/indmodel.txt’）
data（‘d：/indirect/indlist.txt’）
data（‘d：/indirect/ind.txt’）
compile（1）
inits（1，‘d：/indirect/indInits.txt’）
gen.inits（）
update（500）
set（or）
set（tau）
set（sd）
update（500）
coda（*，‘d：/indirect/indout’）
quit（）
```

（七）调用代码

实际上，Stata 软件调用 WinBUGS 软件代码都一样，只需要将文件名及路径改为当前文件名及路径即可。调用代码如下：

```
wbrun，script（D：/indirect/indscript.txt）winbugs（F：\WinBUGS14\WinBUGS14.exe）
wbcoda，root（d：/indirect/indOut）clear
sum
```

二、结果展示

在完成上述所有操作后，即可运算出间接比较结果，见图 13-23。

Variable	Obs	Mean	Std. Dev.	Min	Max
order	40000	30000.5	11547.15	10001	50000
lor_1_2	40000	0.2223478	0.1376994	−1.487	1.613
lor_1_3	40000	0.066962	0.2536624	−1.375	1.744
lor_2_3	40000	−0.155386	0.2873281	−2.059	1.876
or_1_2	40000	1.261059	0.1814558	0.226	5.017
or_1_3	40000	1.104481	0.2900208	0.2528	5.717
or_2_3	40000	0.8929643	0.2766962	0.1275	6.53

图 13-23　间接比较数据的 Meta 分析结果

图 13-23 中，采用贝叶斯间接比较 Alendronate vs Etidronate 结果为 −0.155（−2.059，1.876）与采用传统频率学派结果为 −0.147（−0.611，0.318）的效应量较为相似，但 95% 可信区间稍有差距。

参 考 文 献

[1] 曾宪涛，Joey S.W. Kwong，田国祥，等. Meta 分析系列之二：Meta 分析的软件. 中国循证心血管医学杂志，2012，4（2）：89-91.

[2] 董圣杰，冷卫东，田家祥，等. Meta 分析系列之五：贝叶斯 Meta 分析与 WinBUGS 软件. 中国循证心血管医学杂志，2012，4（5）：395-398.

[3] 曾宪涛，曹世义，孙凤，等. Meta 分析系列之六：间接比较及网状分析. 中国循证心血管医学杂志，2012，4（5）：399-402.

[4] 曾宪涛，田国祥，张超，等. Meta 分析系列之十五：Meta 分析的进展与思考. 中国循证心血管医学杂志，2013，5（6）：561-563，587.

[5] 曾宪涛，张超，李胜，等．WinBUGS 软件实现 Meta 分析的 Doodle 模型图的构建．中国循证医学杂志，2014，14（1）：101-109.

[6] 曾宪涛，张超，邝心颖，等．基于使用的网状 Meta 分析软件的比较研究与选择．中国循证医学杂志，2014，14（10）：1270-1275.

[7] 罗杰，主编．系统评价与 Meta 分析理论与实战．北京：军事医学科学出版社，2013.

[8] 曾宪涛，主编．应用 STATA 做 Meta 分析．北京：军事医学科学出版社，2014.

[9] 张尧庭，陈汉峰，主编．贝叶斯统计推断．北京：科学出版社，1991.

[10] 茆诗松，主编．贝叶斯统计．北京：中国统计出版社，1999.

[11] 曾宪涛，张超，郭毅．R 软件 R2WinBUGS 程序包在网状 Meta 分析中的应用．中国循证医学杂志，2013，13（9）：1137-1144.

[12] 曾宪涛，徐畅，张超，等．网状 Meta 分析在 STATA 软件中的实现．中国循证医学杂志，2013，13（11）：1387-1391.

[13] Bayes T．An essay towards solving a problem in the doctrine of chances．Phil Trans，1763，53：370-418.

[14] Spiegelhalter DJ，Freedman LS，Parmar MKB．Bayesian Approaches to Randomized Trials．J R Statist Soc，1994，157（3）：357-416.

[15] Smith TC，Spiegelhalter DJ，Thomas A．Bayesian approaches to random-effects meta-analysis：a comparative study．Stat Med，1995，14（24）：2685-99.

[16] Warn DE，Thompson SG，Spiegelhalter DJ．Bayesian random effects meta-analysis of trials with binary outcomes：methods for the absolute risk difference and relative risk scales．Stat Med，2002，21（11）：1601-1623.

[17] Carlin JB．Meta-analysis for 2 x 2 tables：a Bayesian approach．Stat Med，1992，11（2）：141-158.

[18] Colditz GA，Brewer TF，Berkey CS，et al．Efficacy of BCG vaccine in the prevention of tuberculosis．Meta-analysis of the published literature．JAMA，1994，271（9）：698-702.

第十四章
Stata 相关图形的编辑

在 Stata 中，森林图、漏斗图等图形可以通过 Stata 自带的图形编辑功能进行图形的编辑，本章以 Colditz 等发表的探讨 BBG 预防结核病的疗效 Meta 分析（见第三章）为例，主要介绍如何利用 Stata 常用自带编辑功能编辑森林图和漏斗图这两种最常用的图形。

第一节　森林图的编辑

首先绘制出 BCG 疫苗对肺结核发病率的疗效森林图，如图 14-1。然后将鼠标放置在图中任意处并单击右键，选择“Start Graph Editor”（图 14-2），即可开始图形的编辑。

在 Object Browser 窗口中单击 plotregional1 后，出现如图 14-3 所示的选项，有“reference line”、“plot1-28”等，然后选择相应的项目编辑。

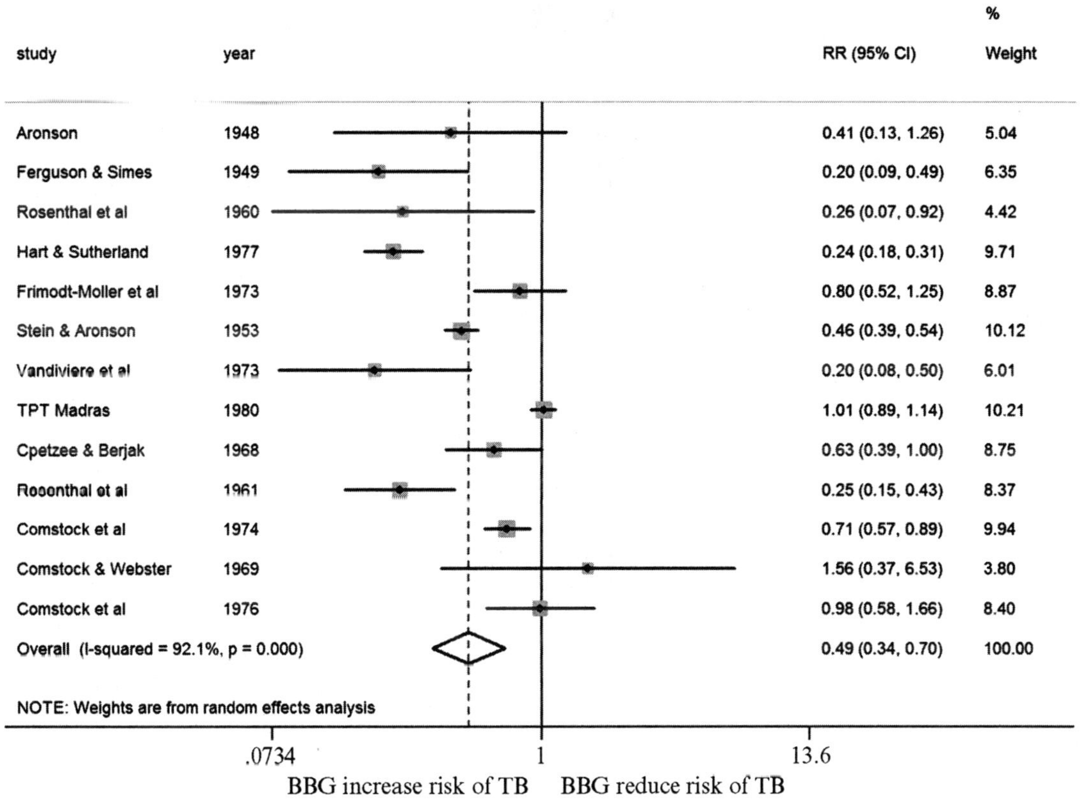

图 14-1　BCG 疫苗对肺结核发病率的疗效森林图（未编辑）

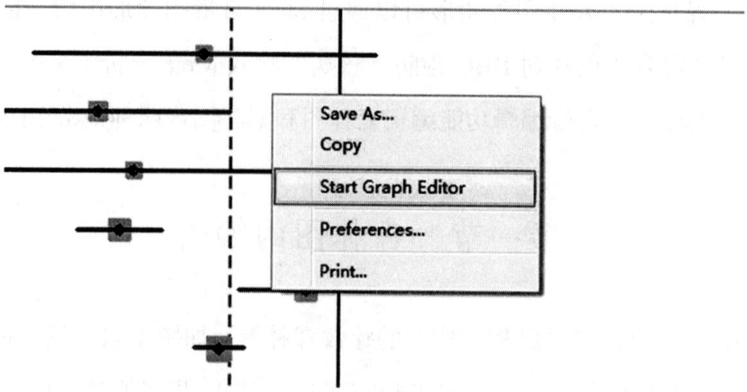

图 14-2　启动编辑器的方法

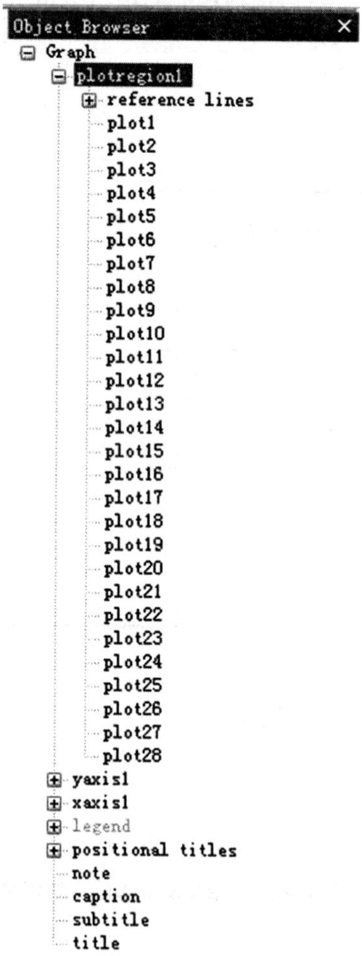

图 14-3　森林图 Object Browser 窗口

一、plot1

双击 plot1 后弹出 scatter properties 对话框（图 14-4），该项是编辑森林图中左下角“NOTE：Weights are from random effects analysis”前面的标记物，Symbol 为定义标记物的形状，Size 为定义选择标记物的大小，Color 为定义所选标记物的颜色，Different outline color 勾选后，可定义标记物外圈的颜色宽度。

本例选择 Symbol 为“circle”、Size 为“Medium”、Color 为“Black”、Outline color 为“Yellow”、Outline width 为“Medium”，点击“OK”或“Apply”后（点击“OK”后得出结果森林图且对话框消失，而点击“Apply”后得出结果森林图但对话框不消失），得出森林图如图 14-5 所示。

此外，除了双击 plot1 外，也可单击 plot1，随后在“NOTE：Weights are from random effects analysis”前面出现如图 14-6 所示的红色“田”字形方框，然后双击该红色方框后，也可弹出 scatter properties 对话框。所有与图形有关的编辑都可以用这两种方法进行。

需要提醒读者的是：“NOTE：Weights are from random effects analysis”提示该 Meta 分析结果是采用随机效应模型；若采用的是固定效应模型，则不出现该提示，也就不必进行该项编辑，该项编辑在于加强提示本 Meta 分析结果采用的是随机效应模型。

若选择了 scatter properties 对话框中的“Hide plot”项，则会隐藏“NOTE：Weights are from random effects analysis”这项提示。

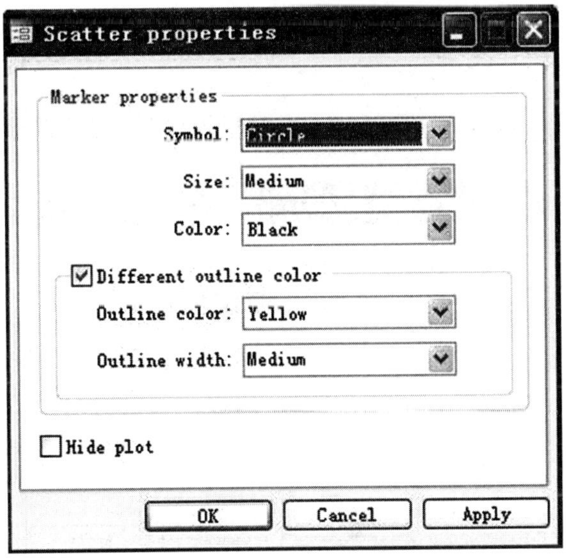

图 14-4　scatter properties 对话框

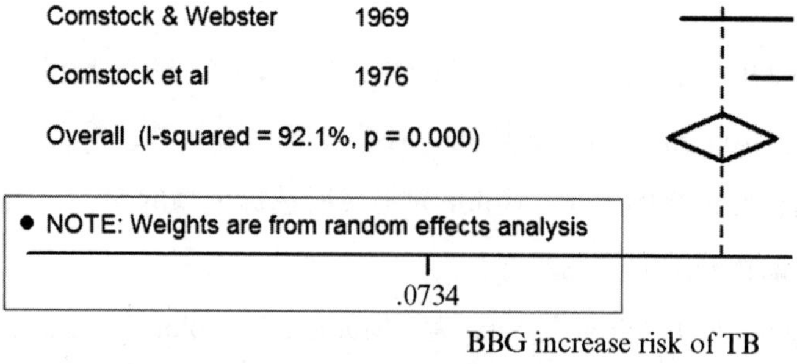

图 14-5　plot1 的编辑结果

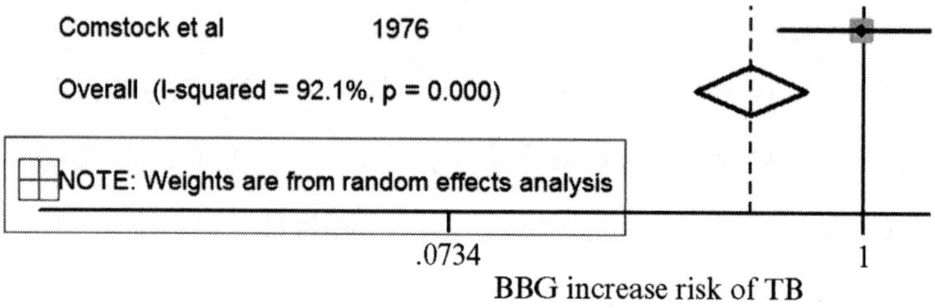

图 14-6　单击 plot1 时的效果

二、plot2

双击 plot2 后弹出 Spike properties 对话框（图 14-7），该项是编辑合并效应量的结果线条（森林图中的虚线）。

Color 是编辑该线的颜色，Width 是编辑该线的宽度，Pattern 是编辑该线的形态，本例选择 Color“Black”、Width 为“Thin”、Pattern 为“Dash”，然后点击“OK”或“Apply”后得到结果如图 14-8 所示。

该对话框也有 Hide plot 项，选择该项后，结果森林图中就会隐藏该线。

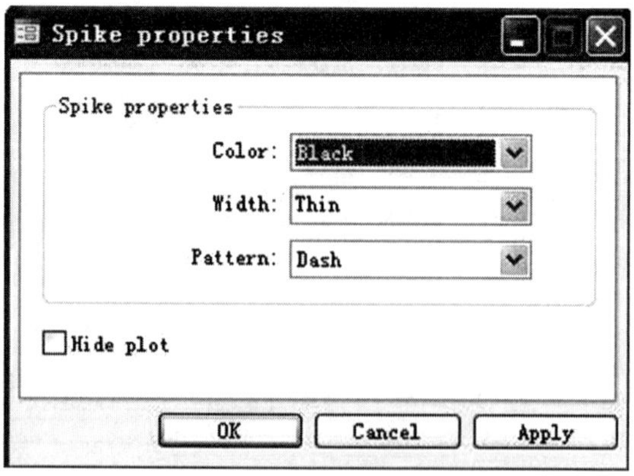

图 14-7　plot2 Spike properties 对话框

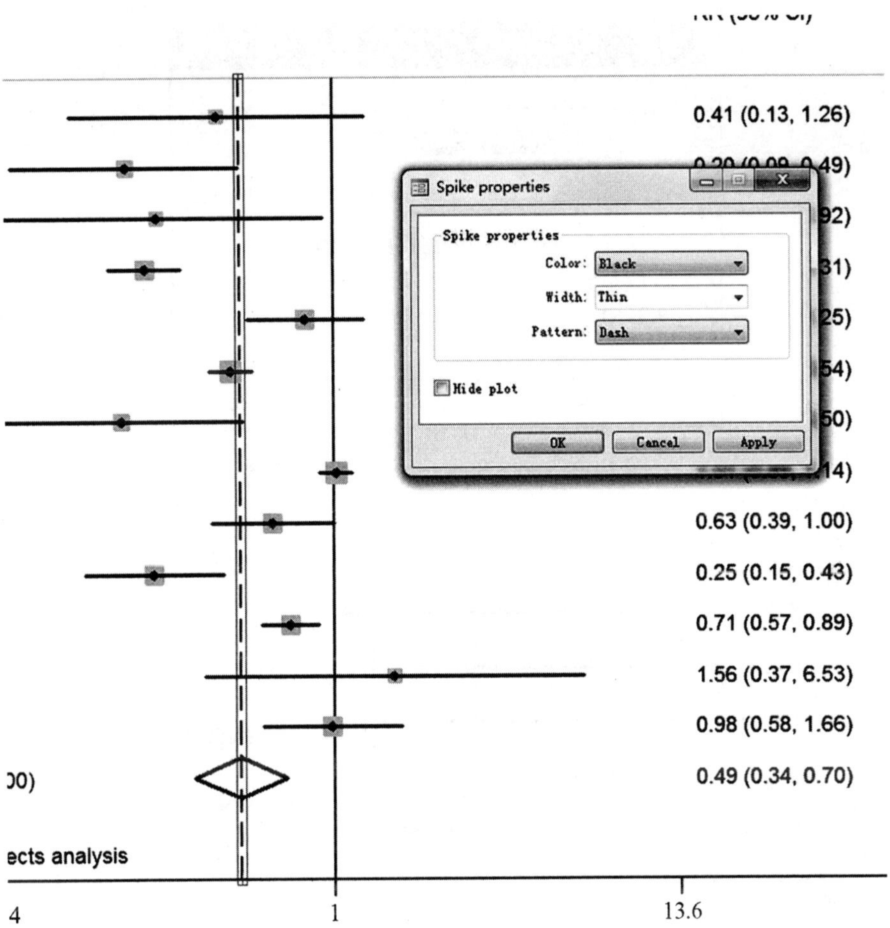

图 14-8　plot2 编辑结果

三、plot3

双击 plot3 后也弹出 Spike properties 对话框（图 14-9），与 plot2 不同的是，该项编辑的是等效线（亦称无效线）。

Color 是编辑该线的颜色，Width 是编辑该线的宽度，Pattern 是编辑该线的形态，本例选择 Color 为“Green”、Width 为“Thin”、Pattern 为“Solid”，然后点击“OK”或“Apply”后得到结果如图 14-10 所示。

若选择该对话框内的 Hide plot 项，该会隐藏该线。

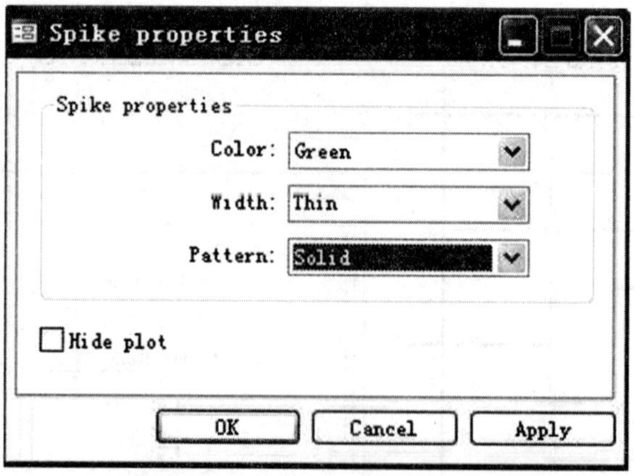

图 14-9　plot3 Spike properties 对话框

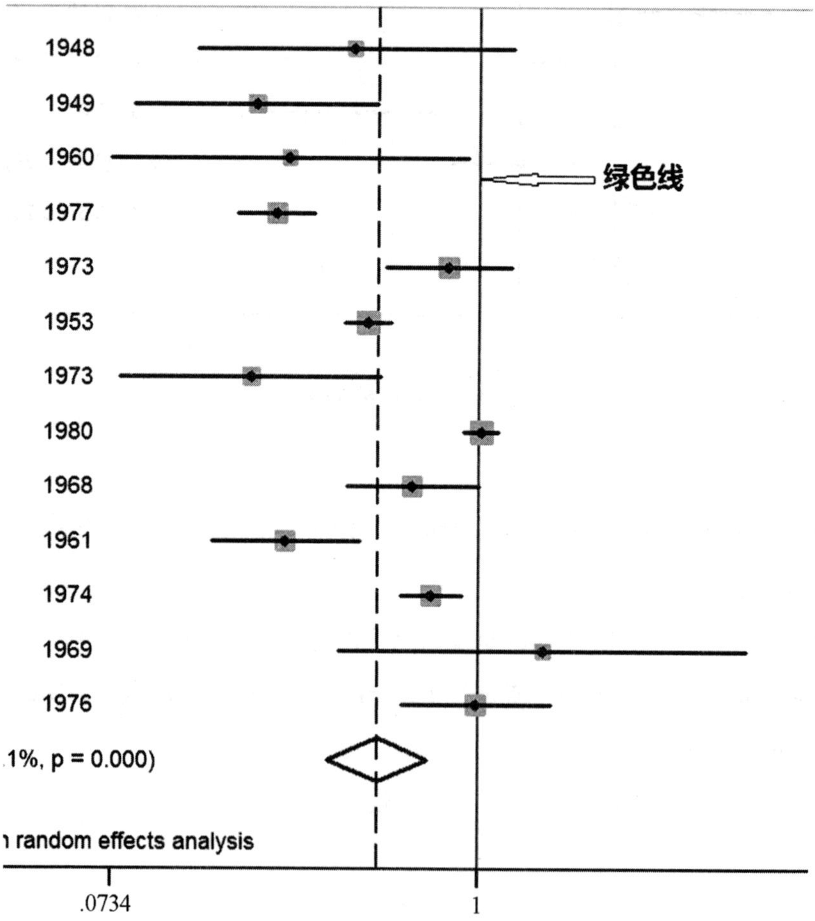

图 14-10　plot3 编辑结果

四、plot4

双击 plot4 后弹出 scatter properties 对话框（图 14-11），该项是编辑每项研究的效应量点。

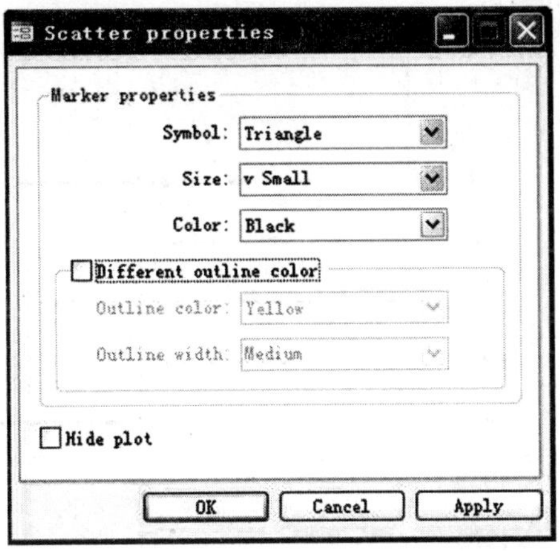

图 14-11　plot4 scatter properties 对话框

Symblol 是编辑每项研究效应量点的形状，Size 是编辑每项研究效应量点的大小，Color 是编辑每项研究效应量点的颜色。本例选择 Symbol 为“Triangle”、Size 为“v Small”、Color 为“Black”，点击“OK”或“Apply”后得到森林图如图 14-12。

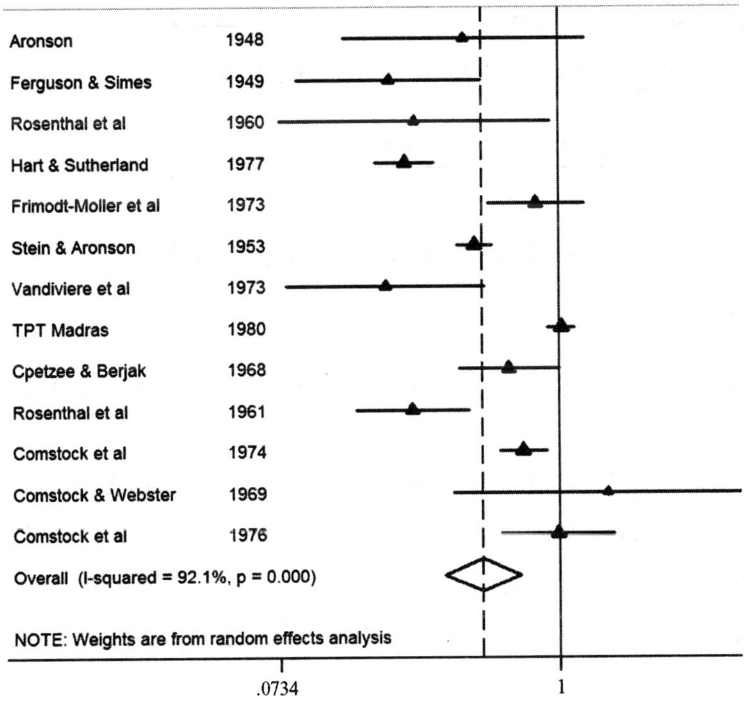

图 14-12　plot4 编辑结果

若选择了 Hide plot 项，则每项研究效应量就全部是一个黑点（图 14-13）。

在此需要注意一点：若在此对话框中选择了 Different outline color 项，那前面三项的编辑功能就会被该项的选择所取代。

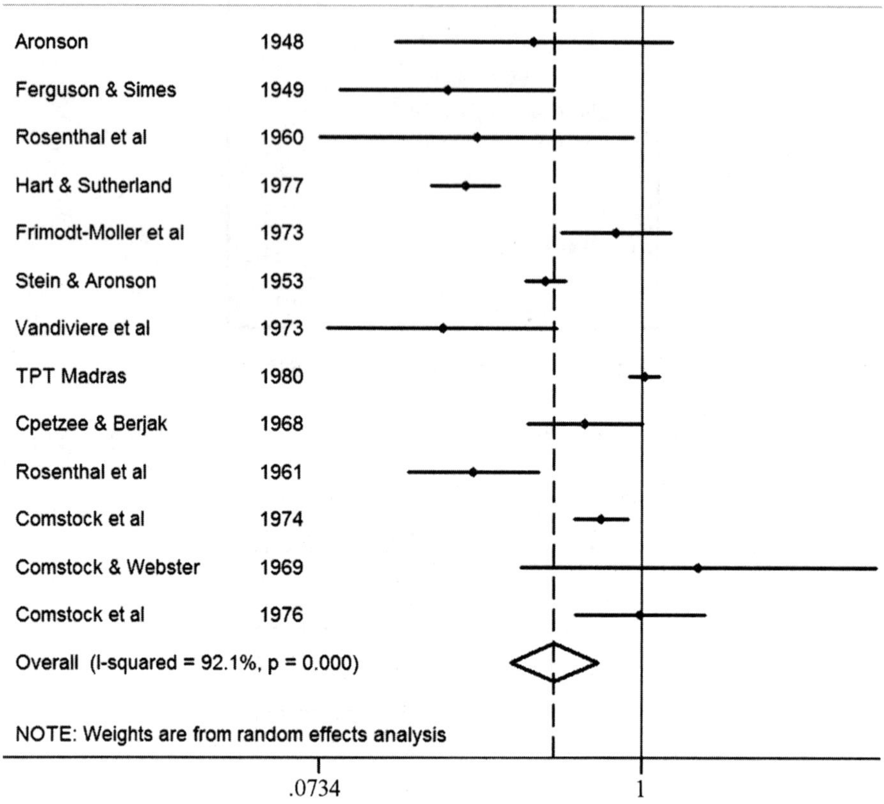

图 14-13　plot4 选择 Hide plot 后的结果

五、plot5

双击 plot5 后弹出 Spike properties 对话框（图 14-14），该项编辑的是代表每项研究效应量的可信区间的线条。

Color 是编辑该线的颜色，Width 是编辑该线的宽度，Pattern 是编辑该线的形态，本例选择 Color 为“Custom”、Width 为“Medium”、Pattern 为“Solid”，然后点击“OK”或“Apply”后得到结果如图 14-15 所示。

选择 Hide plot 后，代表每项研究可信区间的线段会隐藏，只剩下代表每项研究结果效应量的点（图 14-16）。

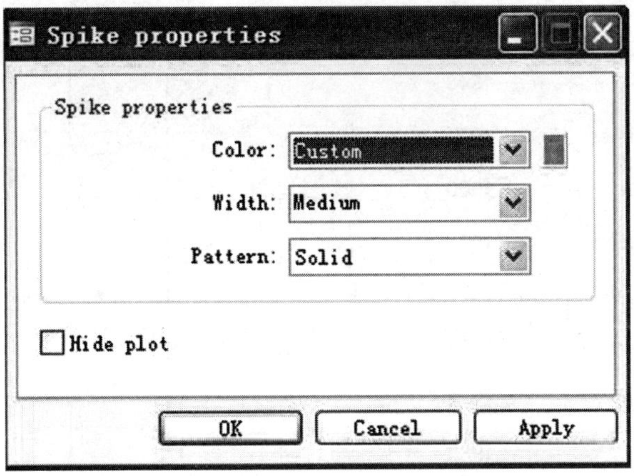

图 14-14　plot4 Spike properties 对话框

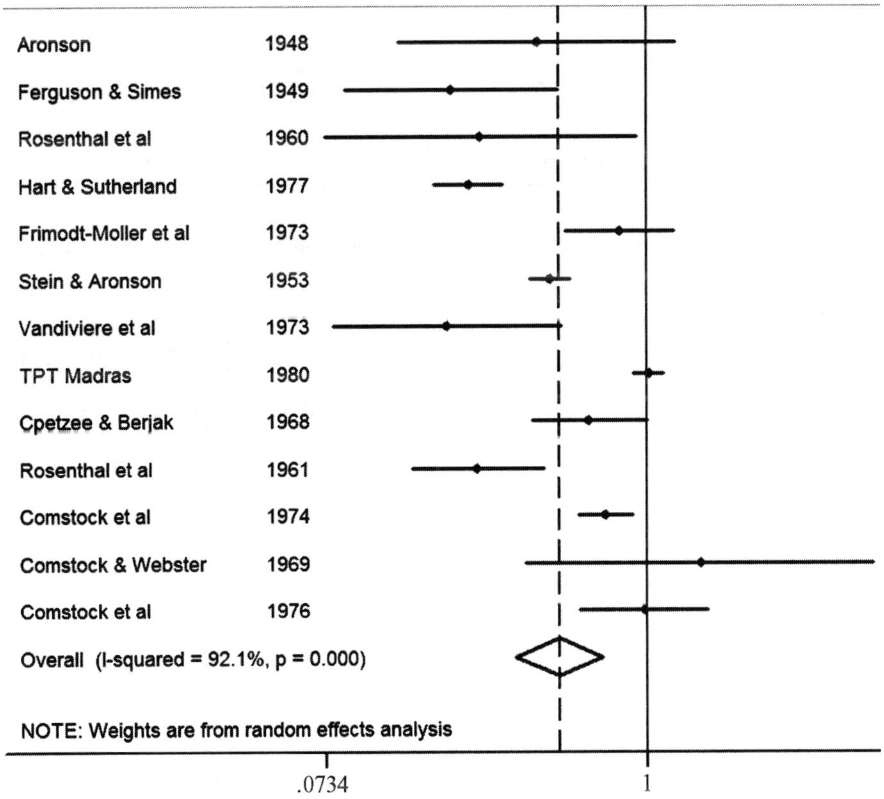

图 14-15　plot4 编辑结果

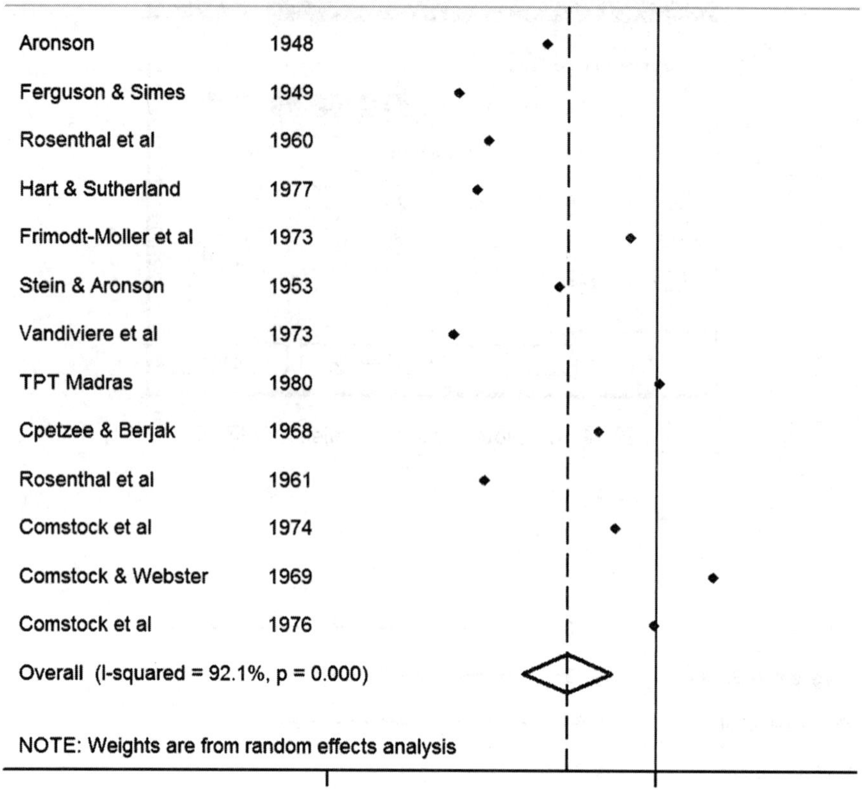

图 14-16 plot4 选择 Hide plot 编辑结果

六、plot10-13

双击 plot10 弹出 Spike properties 对话框（图 14-17），plot10-13 分别编辑合并结果菱形的四条边。本例均选择 Color 为“Red”、Width 为“Medium”、Pattern 为“Solid”，即可得出如图 14-18 所示结果。

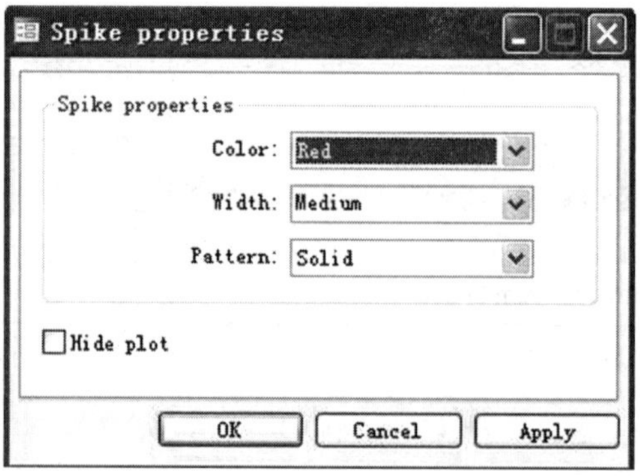

图 14-17 plot11-13Spike properties 对话框

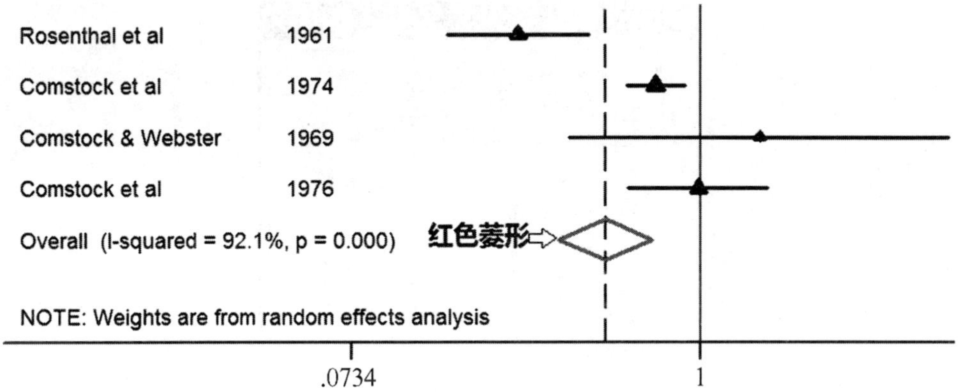

图 14-18　plot10-13 编辑结果

七、plot22

双击 plot22 弹出 scatter properties 对话框（图 14-19），该项是编辑各项研究及 Study ID 前面的标记。本例选择 Symbol 为"Circle"、Size 为"Small"、Color，得到如图 14-20 所示森林图。

Different outline color 项功能同前文所述；Plot 23-27 功能相似，都是编辑森林图上的各项研究前的标记物，方法与 plot22 相同。

需注意的是：在编辑状态下，单击各研究名称（Study ID）、效应量及其 95%CI 和权重（Weight）时，在各项前方会出现一红色长形方框，此时 plot22、plot23 和 plot24 也分别被选中，但此时在图形上双击该红色长形方框时，弹出的对话框与双击 plot22、plot23 和 plot24 不同。

双击 Study ID 前方的红色长形方框，弹出 Marker label properties 对话框（图 14-21），该对话框编辑该项标签的性质。Size 定义 Study ID 及各项研究名称的字体大小；Color 编辑其颜色；Position 编辑其位置，其中 1o'clocl 为位置最靠右边，12o'clocl 为位置最靠左边，且字体改变的同时，其位置会上移；Angle 编辑其角度，Gap 也可编辑其位置，但编辑的是向右上方移动的位置。本例按图 14-21 中的选项进行编辑，结果如图 14-22 所示。

双击效应量及其 95%CI 前方的红色长形方框，弹出图 14-23 所示对话框，编辑效能同编辑 Study ID，其中 Position 中的"Middle"使效应量及其 95%CI 的位置与表示效应量可信区间的线段在同一直线上，按图 14-23 所示选项进行编辑，得出结果如图 14-24 所示。

双击 Weight 前方的红色长形方框，弹出如图 14-25 对话框，编辑效能同前。按图 14-25 所示选项进行编辑，结果如图 14-26 所示。注意，效应量及其 95%CI 与 Weight 项的位置编辑项最好选择相同的，以保证它们在同一高度，使图形更美观。

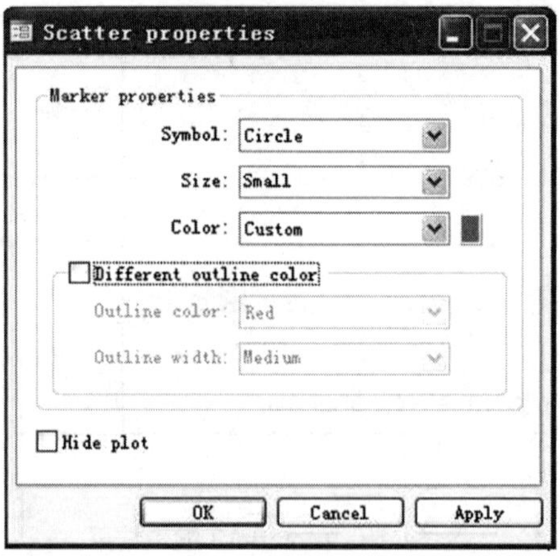

图 14-19　plot22 scatter properties 对话框

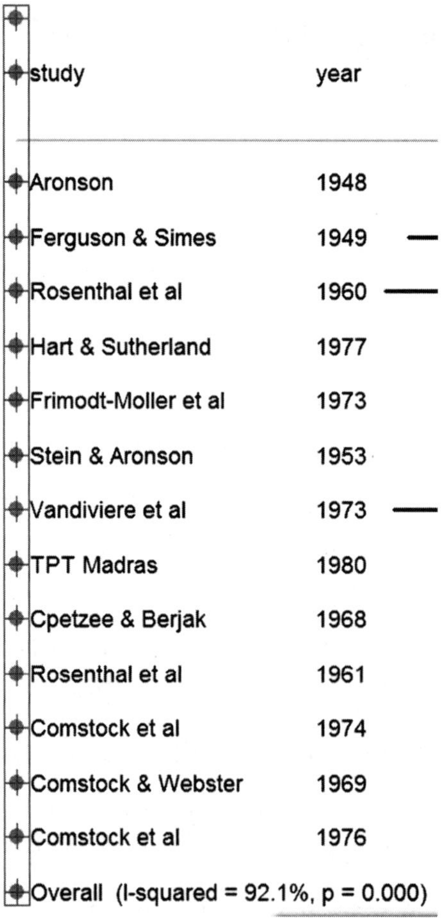

图 14-20　plot22 编辑结果

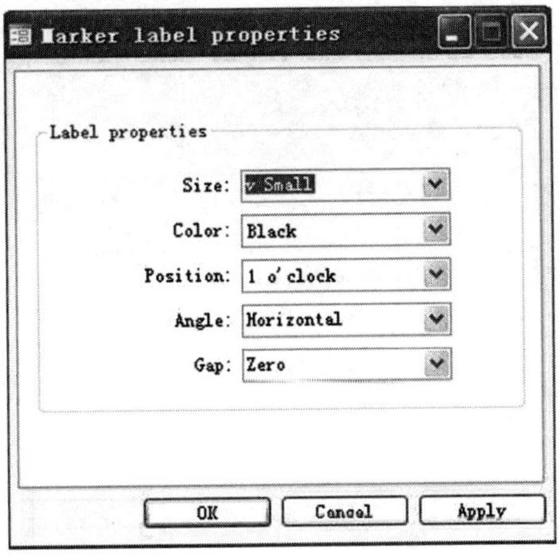
Marker label properties
Label properties
Size: Small
Color: Black
Position: 1 o'clock
Angle: Horizontal
Gap: Zero
OK
Cancel
Apply

图 14-21　双击 Study ID 对话框

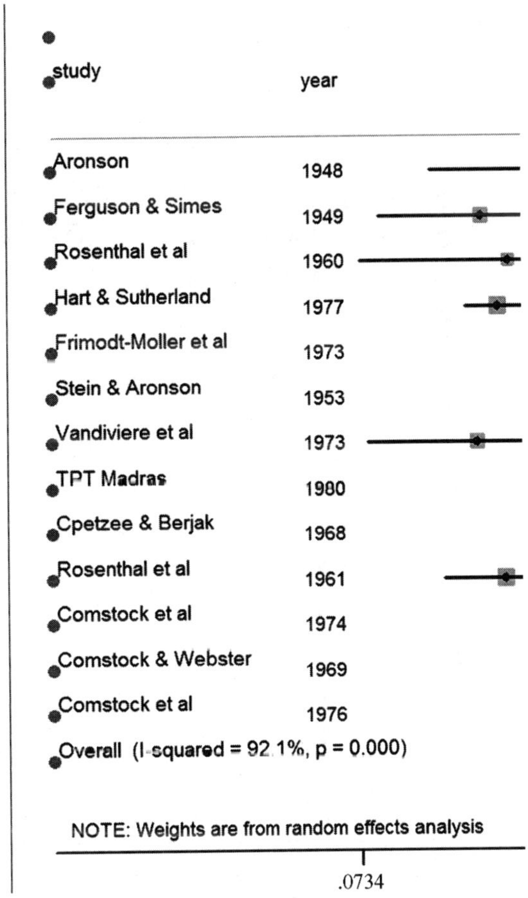

图 14-22　Study ID 编辑结果

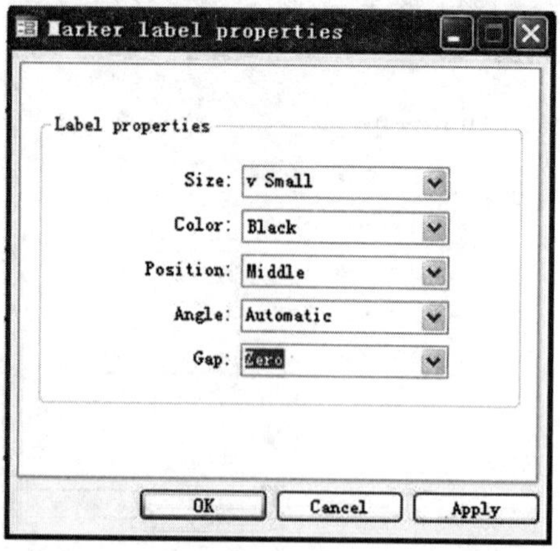
Marker label properties
Label properties
Size: v Small
Color: Black
Position: Middle
Angle: Automatic
Gap: Zero
OK
Cancel
Apply

图 14-23　双击效应量及其 95%CI 对话框

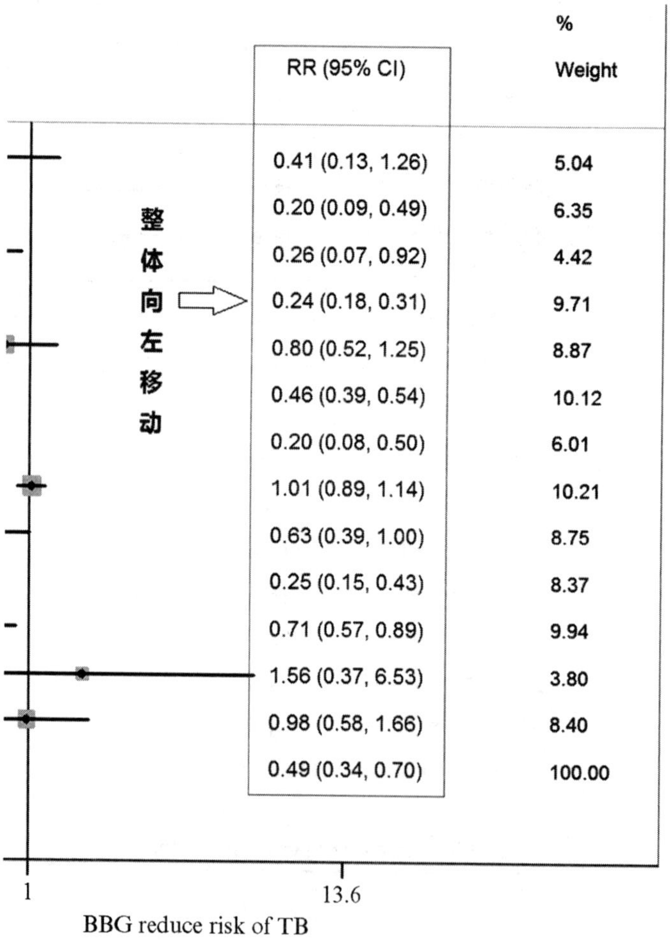

图 14-24　效应量及其 95%CI 编辑结果

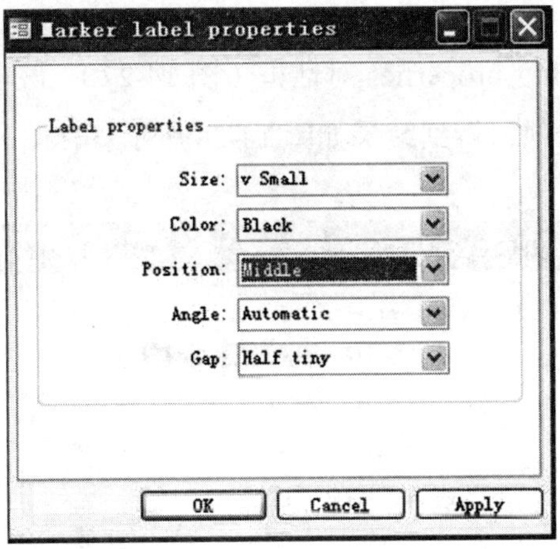
Marker label properties
Label properties
Size: v Small
Color: Black
Position: Middle
Angle: Automatic
Gap: Half tiny
OK
Cancel
Apply

图 14-25　双击 Weight 对话框

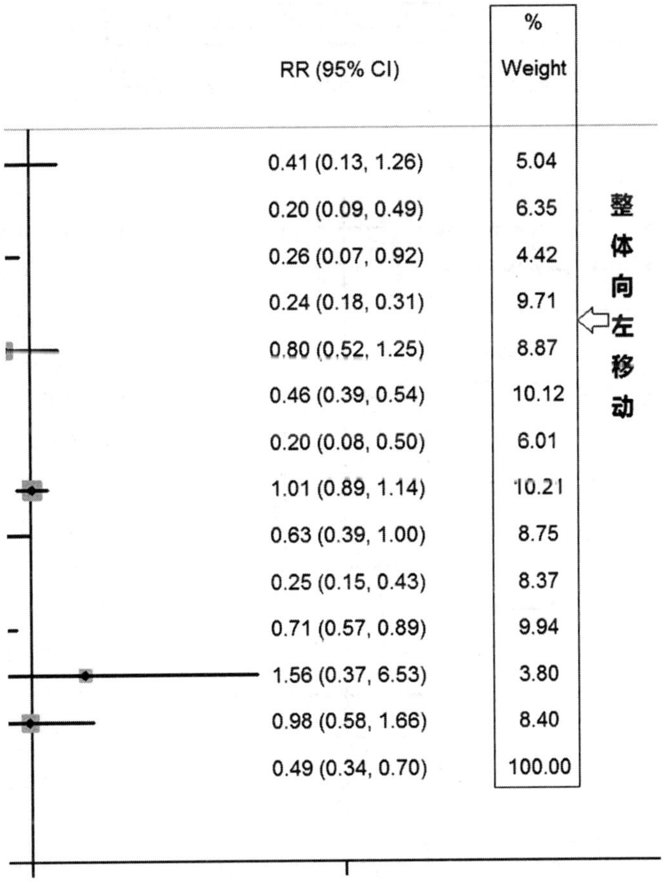

图 14-26　Weight 编辑结果

八、plot28

双击 plot28 后弹出 scatter properties 对话框（图 14-27），该项编辑的是表示各研究效应量的点，按图 14-27 中的选项，得到结果如图 14-28 所示森林图。

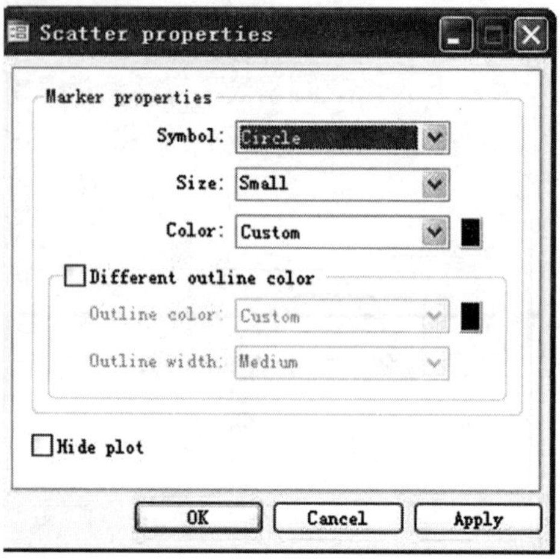
Scatter properties
Marker properties
Symbol:
Circle
Size:
Small
Color:
Custom
Different outline color
Outline color:
Custom
Outline width:
Medium
Hide plot
OK
Cancel
Apply

图 14-27 plot28scatter properties 对话框

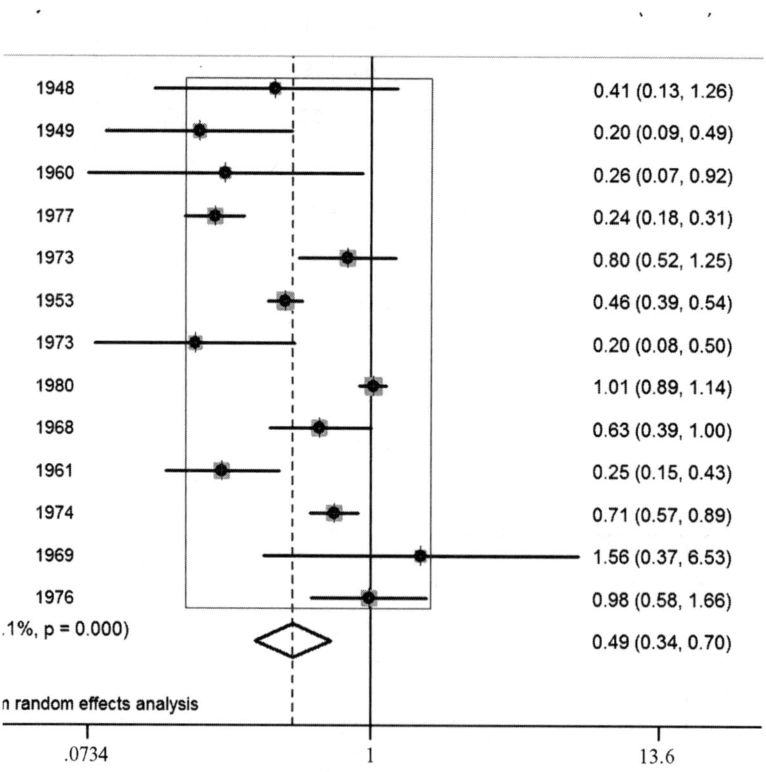

图 14-28 plot28 编辑结果

第二节　漏斗图的编辑

先绘制出其漏斗图（图 14-29）。然后在图中任意处单击右键，选择“Start Graph Editor”，开始图形的编辑。在 Object Browser 窗口中单击 plotregional 后，出现如图 14-30 所示的选项，有“plot1-4”等，然后选择相应的项目编辑。本节图形的编辑与上一节编辑相似。

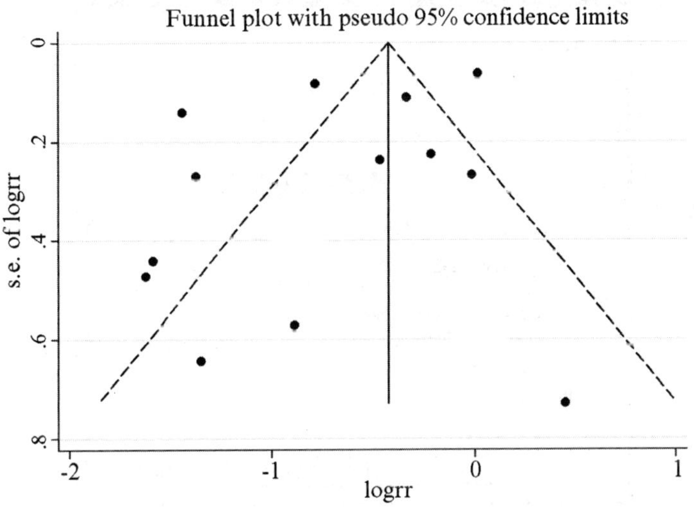

图 14-29　BCG 疫苗预防肺结核发病率的疗效漏斗图

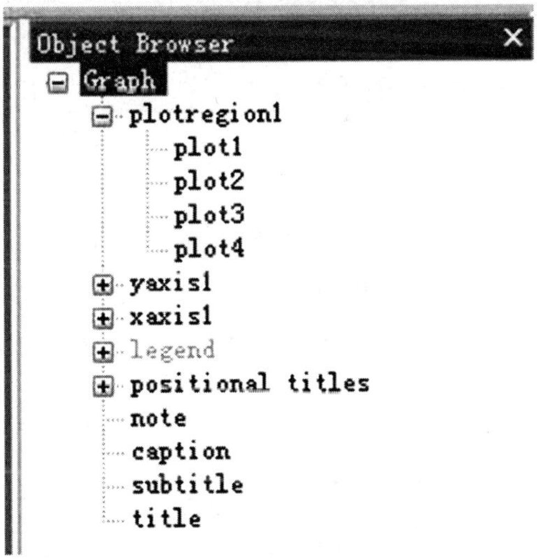

图 14-30　漏斗图的 Object Browser 窗口

一、不显示分组研究分布情况

首先讲解在漏斗图上不显示分组情况的漏斗图的编辑。

Plot1 编辑的是代表各研究的点，plot2 编辑的是代表左置信区间的线，plot3 编辑的是代表右置信区间的线，plot4 编辑的是代表合并效应量的线。分别按图 14-31 至图 14-34 所示选项进行漏斗图的编辑，结果如图 14-35。

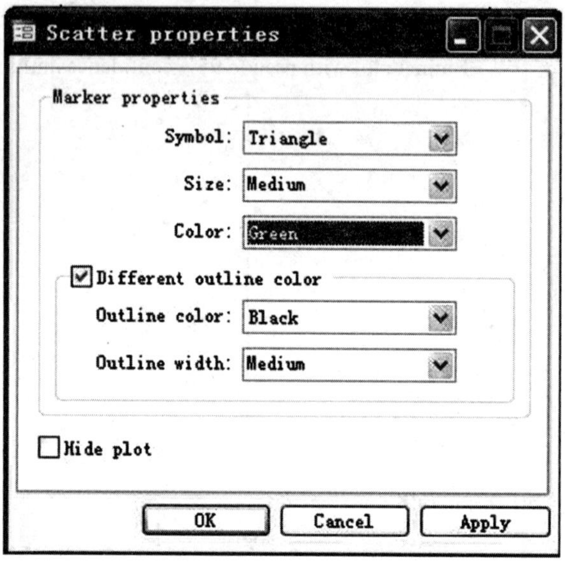

图 14-31 plot1 对话框

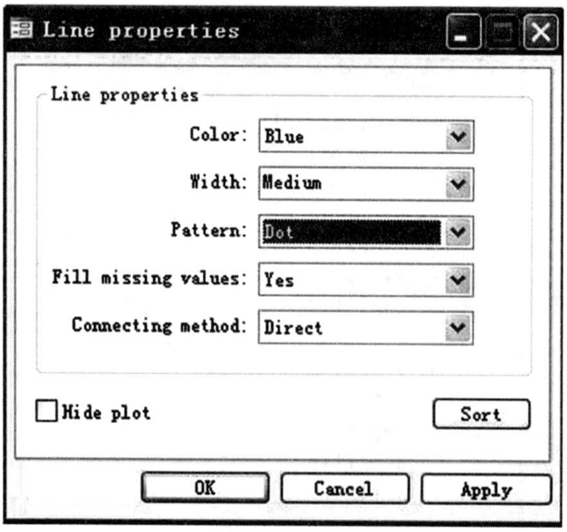

图 14-32 plot2 对话框

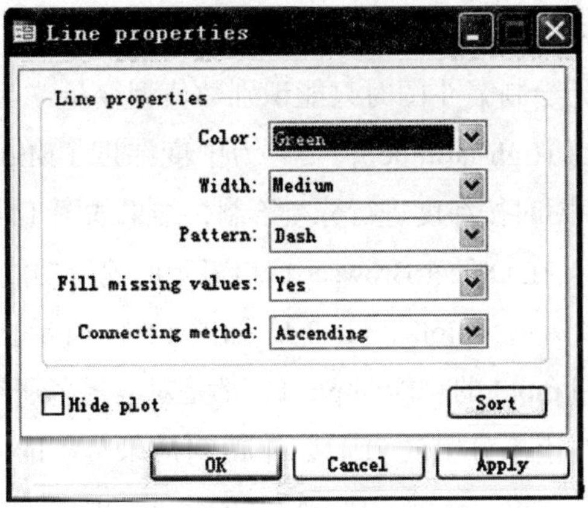

图 14-33　plot3 对话框

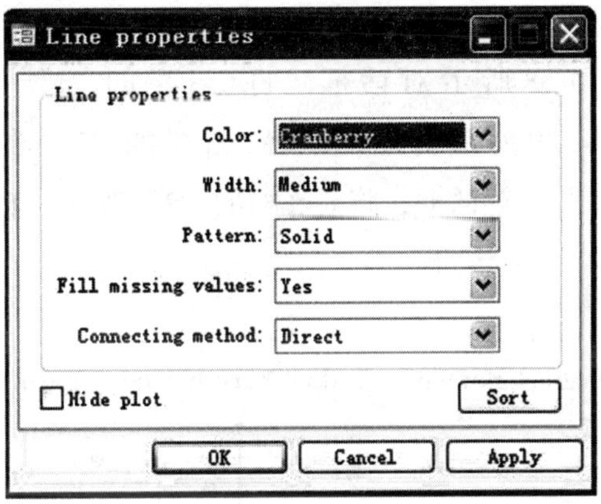

图 14-34　plot4 对话框

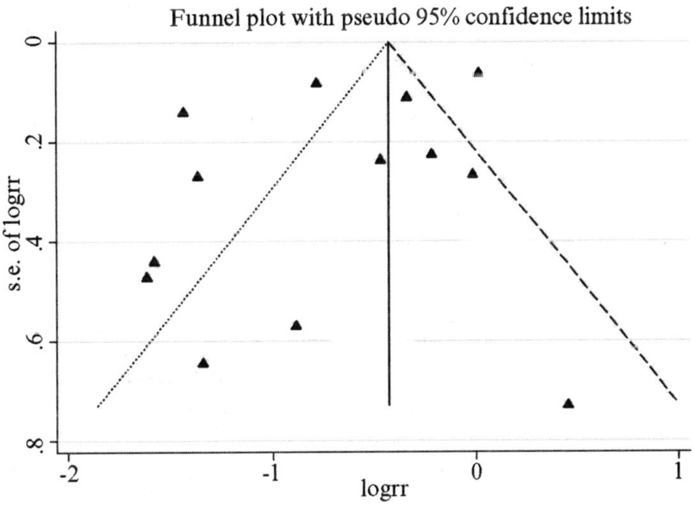

图 14-35　编辑后的漏斗图

二、显示分组研究分布情况

由于 Stata 按分组情况绘制漏斗图时只能识别数值型变量，因此首先定义各分组变量，本例定义“1”为高纬度（High-latitude），“2”为中度纬度（Mid-latitude），“3”为低纬度（Tropical），然后绘制漏斗图时按纬度进行分组绘制，结果如图 14-36 所示。

图形进入编辑状态后，在 Object Browser 窗口显示的编辑功能比不显示分组研究分布情况的漏斗图的编辑功能多两项（plot2、plot3），如图 14-37 所示。由于我们此例为分 3 组，故多两项，这两项 plot2 和 plot3 的功能同 plot1，都是对表示各研究的点进行编辑，而 plot4 对未分组的 plot2，plot5 对应未分组的 plot3，plot6 对应未分组的 plot4，由此可知，若分组为 k，则 Object Browser 窗口的 plot 项就比未分组的多 k-1 项。

Plot1-6 的编辑请读者参考上文，此处主要讲解如何将开始定义的 1、2 和 3 数字改为 High-latitude、Mid-latitude 和 Tropical。先点击“legend”，再打开“key region”项，双击“label[1]”弹出如图 14-38 所示对话框，将 text 栏的“1”改为“High-latitude”；双击“label[2]”弹出如图 14-39 所示对话框，将 text 栏的“2”改为“Mid-latitude”；双击“label[3]”弹出如图 14-40 所示对话框，将 text 栏的“3”改为“Tropical”。然后点击“OK”或“Apply”得到如图 14-41 所示结果。

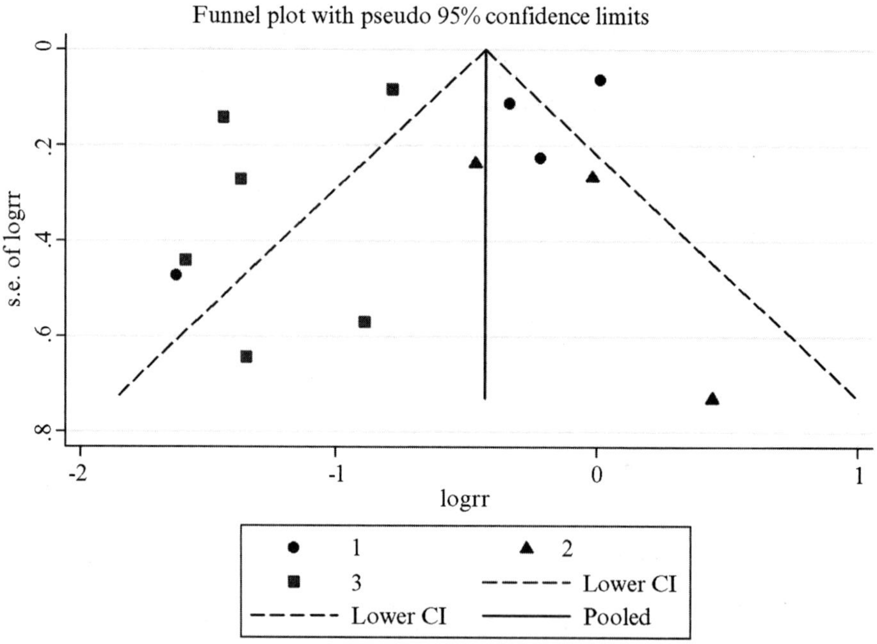

图 14-36　按纬度绘制的漏斗图

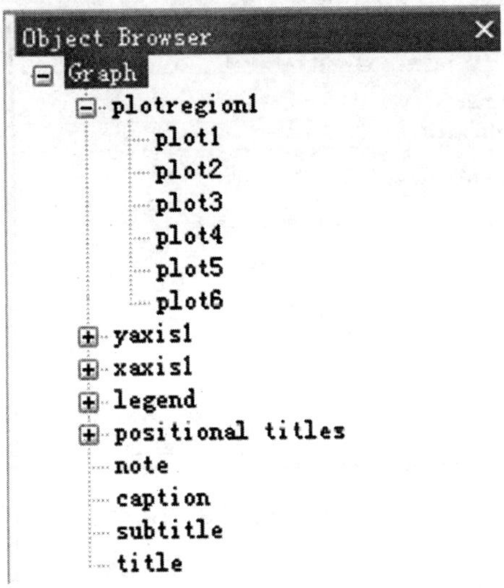

图 14-37　未进行亚组排列的漏斗图的 Object Browser 窗口

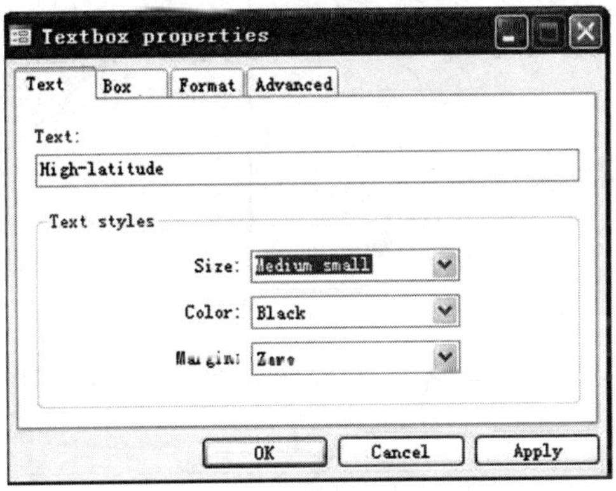

图 14-38　label[1] 对话框

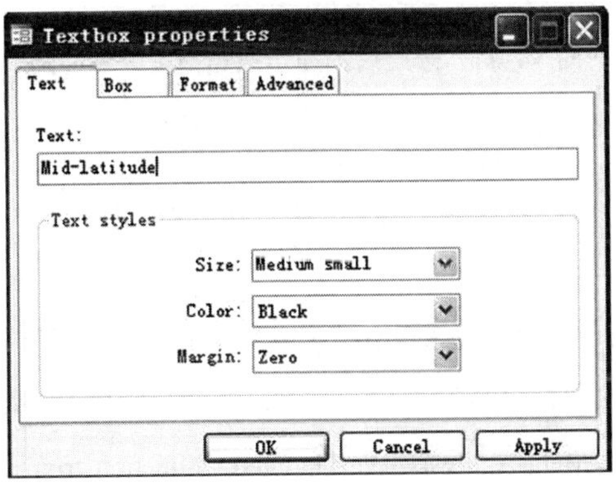

图 14-39　label[2] 对话框

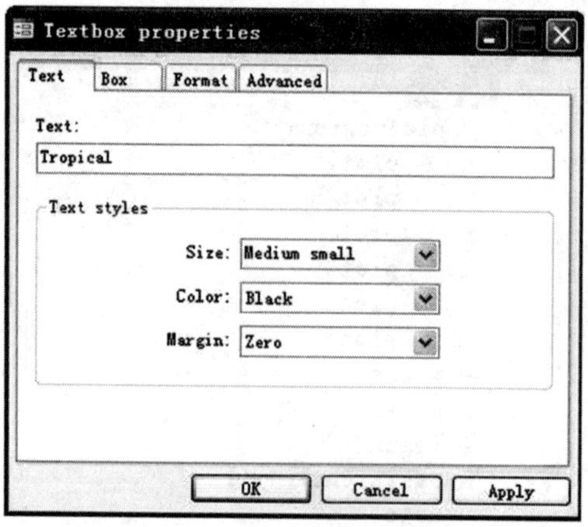

图 14-40　label[3] 对话框

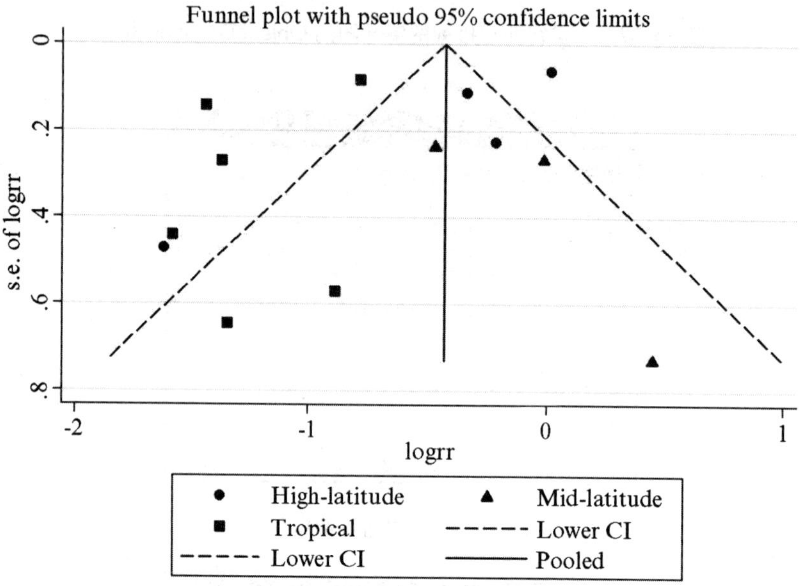

图 14-41　修改后的显示亚组情况的漏斗图

参　考　文　献

[1] 罗杰，冷卫东，主编．系统评价 /Meta 分析理论与实践．北京：军事医学科学出版社，2013.

[2] 曾宪涛，主编．应用 STATA 做 Meta 分析．北京：军事医学科学出版社，2014.

[3] Sterne JAC (editor). Meta-Analysis：An Updated Collection from the Stata Journal. Stata Press，2009.

附录　中英文对照表

（按英文术语首字母排序）

A	
不良反应	Adverse effects
适宜性	Appropriateness
美国卫生保健质量和研究机构	Agency for Healthcare Research and Quality，AHRQ
随访偏倚	Attrition bias
曲线下面积	Area under curve
分配方法	Allocation
假象	Artefactual
累积信息量	Accrued information size，AIS
先验信息量	A priori information size，APIS
调整间接比较	Adjusted indirect comparison
曲线下面积	Area under the curve，AUC
绝对风险差	Absolute risk difference，ARD
B	
贝叶斯模型	Bayesian model
贝叶斯分析	Bayesian analysis
贝叶斯学派	Bayesian School
双变量模型	Bivariate model
基本特征	Basic Characteristics
回测法	Back Transformation Method
灵敏度的方差	Between-study variance (varlogitSEN)
特异度的方差	Between-study variance (varlogitSPE)
使用 Gibbs 抽样的贝叶斯统计推断	Bayesian inference using gibbs sampling，BUGS
英国剑桥的生物统计学研究所	Biostatistics the Medical Research Council, Cambridge, United Kingdom

续表

C	
累积 Meta 分析	Cumulative meta-analysis
对照	Control
比较	Comparison
护理学数据库	Cumulative Index to Nursing and Allied Health Literature，CINAHL
Cochrane 协作网	Cochrane Collaboration
Campbell 协作网	Campbell Collaboration
环境证据协作网	Collaboration for Environmental Evidence，CEE
Cochrane 系统评价小组	Cochrane Review Group，CRG
Cochrane 系统评价	Cochrane Systematic Review，CSR
文献严格评价项目	Critical Appraisal Skills Programme，CASP
加拿大卫生经济研究所 - 病例系列质量评价工具	Canada Institute of Health Economics: Critical Appraisal Tools for Case Series Studies
轮廓增强漏斗图	Contour-enhanced funnel plot
候选基因法	Candidate gene approach
删失	Censoring
Cox 比例风险模型	Cox Proportional Hazards Model
协变量	Covariates
可 / 置信区间	Confidence interval
累积发病率	Cumulative incidence
治愈率	Cure rate
检查模型	Check model
编译	Compile
D	
诊断准确性试验	Diagnostic accuracy of tests，DTA
直接比较	Direct comparisons
疾病	Disease
测量偏倚	Detection bias

续表

诊断准确性试验	Diagnostic accuracy of test，DTA
诊断比值比	Diagnostic odds ratio，DOR
剂量 - 反应关系	Dose-response relations/ relationship
数据编辑	Data editor
编辑器	Do-file editor
疗效持续时间	Duration of Response
差异校正信息量	Diversity-adjusted information size，DIS
决策支持联盟	The Decision Support Unit，DSU
诊断分界点	Diagnostic cut-off
剂量 - 反应 Meta 分析	Dose-response Meta-analysis
E	
效应量	Effect size
暴露	Exposure
终点	Endpoint
有效性	Effectiveness
Egger 线性回归法	Egger linear regression test
有效性	Efficacy
有效率	Effective rate
F	
可行性	Feasibility
随访研究	Follow-up study
固定效应模型	Fixed effect model
森林图	Forest plot
漏斗图	Funnel plot
失安全系数	Fail-safe number，Nfs
无效界值	Futility boundary
析因方差分析法	Factorial analysis-of-variance methods
假阳性率	False positive ratio，FPR

续表

G	
指南	Guidelines
遗传关联研究	Genetic association study
全基因组关联研究	Genome wide association study，GWAS
基因型分布	Genotype distribution
基因检测方法	Genotying type
基因模型	Genetic model
成组序贯试验	Group sequential analysis
图形理论法	Graph-theoretical method
广义最小二乘趋势估计法	Generalized least squares for trend，GLST
H	
头对头比较	Head to head comparisons
分层综合受试者工作特征曲线	Hierarchical summary receiver operating characteristic curve，HSROC
异质性	Heterogeneity
人类基因组变异协会	Human Genome Variation Society，HGVS
哈迪 - 温伯格平衡定律	Hardy-Weinberg equilibrium，HWE
风险比	Hazard Ratio，HR
风险率	Hazard rate
风险函数	Hazard function
假设检验	Hypothesis test
异质性选择项	Heterogeneity
高纬度	High-latitude
I	
干预性研究	Interventional study
间接比较	Indirect comparisons
干预	Intervention
条目	Items
加权倒方差法	Inverse-variance-weighted

续表

倒方差法	Inverse variance method
期中分析	Interim analysis
不一致性模型	Inconsistency models
发病率	Incidence rate
发病比	Incidence proportion
发病密度	Incidence density
J	
Joanna Briggs 循证卫生保健中心	Joanna Briggs Institute，JBI
循证护理协作网	Joanna Briggs Collaboration
L	
图书馆	Library
似然比	Likelihood ratio，LR
拉贝图	L’abbe plot
维度	Latitude
Log-rank 检验	Log-Rank test
低偏倚信息量	Low-bias information size，LBIS
低偏倚异质性校正信息量	low-bias heterogeneity-adjusted information size，LBHIS
加载数据	Load data
加载初始值	Load inits
M	
Meta 分析	Meta-analysis
多重治疗比较 Meta 分析	Multiple-treatments meta-analysis
Meta 回归分析	Meta-regression analysis
Meta 因次分析	Meta-dimensional analysis
Meta 整合	Meta summary
Meta 分析评估和评价工具	Meta-Analysis of Statistics Assessment and Review Instrument，MAStARI
流行病学观察性研究的 Meta 分析报告规范	Meta-analysis of Observational Studies in Epidemiology，MOOSE
多处理器	Multiple-processor

续表

无远处转移生存	Metastasis Free Survival，MFS
中位生存期	Median Survival
平均生存期	Mean Survival
多维测量法	Multidimensional Scaling
模型选择项	Modeling options
最大似然估计法	Maximum likelihood，ML
矩估计法	Method of moment，mm
死亡率	Mortality rate
中度纬度	Mid-latitude
N	
网状 Meta 分析	Network meta-analysis
英国国家健康研究所	National Institute for Health Research，NIHR
纽卡斯尔－渥太华量表	Newcastle-Ottawa Scale，NOS
网状关系图	Network plot
美国国家生物技术信息中心	National Center for Biotechnology Information，NCBI
节点	Node
英国国家卫生与临床优化研究所	National Institute for Health and Clinical Excellence，NICE
阴性似然比	Negative likelihood ratio，-LR
O	
观察性研究	Observational study
结局	Outcome
牛津循证医学中心	Oxford Centre for Evidence-based Medicine，OCEBM
汇总评价	Overviews
其他偏倚	Other bias
选择项	Options
单侧	Onesided
总生存率	Overall survival，OS
最优信息量	Optional information size，OIS

续表

比值比 / 优势比	Odds ratio，OR
单臂研究	One-arm study
P	
统计效能	Power of statistics
前瞻性 Meta 分析	Prospective meta-analysis
参与者	Participant
患者	Patient
实施偏倚	Performance bias
计划书 / 研究方案	Protocol
合并敏感度	Pooled sensitivity
合并特异度	Pooled specificity
前瞻性队列研究	Perspective cohort study
系统评价 /Meta 分析的报告规范	Preferred reporting items for systematic reviews and meta-analyses，PRISMA
网状 Meta 分析的 PRISMA 清单	PRISMA for Network Meta-Analyses，PRISMA-NMA
个体病例数据 Meta 分析的 PRISMA 清单	PRISMA for Individual Patient Data，PRISMA-IPD
系统评价 /Meta 分析研究方案的 PRISMA 清单	PRISMA for systematic review protocols，PRISMA-P
儿童系统评价 /Meta 分析的 PRISMA 清单	PRISMA for Children，PRISMA-C
诊断准确性试验系统评价 /Meta 分析的 PRISMA 清单	PRISMA Diagnostic Test Accuracy Studies，PRISMA-DTA
合并模型	Pooling model
发表偏倚	Publication bias
低质量小样本试验	Poor methodological quality of smaller studies
预后	Prognosis
无进展生存期	Progression free survival，PFS
安慰剂	Placebo
阳性似然比	Positive likelihood ratio，+LR
死亡率预测	Pretest prob of disease

续表

患病率 / 现患率 / 流行率	Prevalence rate
比例	Proportion
Q	
定性	Qualitative
定量	Quantitative
诊断准确性试验质量评估工具 -2	Quality Assessment of Diagnostic Accuracy Studies-2（QUADAS-2）
Meta 分析报告质量的声明	Quality of reporting of meta-analysis，QUOROM
R	
非随机干预性试验风险偏倚评估工具	Risk Of Bias In Non-randomised Studies-of Interventions，ROBINS-I
报告偏倚	Reporting bias
危险差	Risk difference，RD
随机对照试验	Randomized controlled trial，RCT
回顾性队列研究	Retrospective cohort study
随机效应模型	Random effect model
秩相关检验	Rank correlation method
核酸序列号	Reference Sequence，RefSeq
种族血统	Racial descent
种族	Racial
期望信息量	Required information size，RIS
参照措施	Referent group
受试者工作特征	Receiver operating characteristic，ROC
报告选择项	Reporting options
相对危险度 / 危险比	Relative risk/ Risk ratio，RR
限制性立方样条	Restricted cubic spline
回归样条	Regression spline
限制性最大似然估计	Restricted Maximum likelihood，REML
S	
系统评价 / 系统综述	Systematic review

续表

研究设计类型	Study design
勘察性系统评价	Scoping systematic review
证据合成研究中心	Synthesis science unit，SSU
苏格兰校际指南协作网	Scottish Intercollegiate Guidelines Network，SIGN
动物实验风险偏倚评估工具	SYRCLE’s risk of bias tool for animal studies
选择偏倚	Selection bias
标准化均数差	Standardized mean difference，SMD
综合受试者工作特征	Summary receiver operating characteristics，SROC
Meta 分析的检索策略	Standards for Reporting Literature searches，STARLITE
行为与社会科学统计	Statistics for Social and Behavioral Sciences
SSC 档案文件	SSC archive
标准误	Standard Error，SE
单核苷酸多态性	Single-nucleotide polymorphism，SNP
遗传关联性研究的报告规范	Strengthening the reporting of genetic association studies，STREGA
流行病学观察性研究的报告规范	Strengthening the reporting of observational studies in Epidemiology，STROBE
对照组来源	Source of controls
生存分析	Survival analysis
生存曲线	Survival curves
序贯 Meta 分析	Sequential meta-analysis，SMA
序贯试验	Sequential trial
序贯分析	Sequential analysis
标准误	Standard error，SE
单臂研究	Single-arm study
灵敏度	Sensitivity，Sen
特异度	Specificity，Spe
T	
时间段	Timing
Cochrane 风险偏倚评估工具	The Cochrane collaboration’s tool for assessing risk of bias

续表

剪补法	Trim and fill method
真实异质性	True heterogeneity
异质性检验	Test(s) of heterogeneity
相关的时间－事件	Time-to-event，TTE
疾病进展历时	Time to Progression，TTP
试验序贯分析	Trial sequential analysis，TSA
两步法	Two-stage Approach
技术支持文档	The Technical Support Document，TSD
真阳性率	True positive ratio，TPR
阈值效应	Threshold effect
U	
未调整的间接比较	Unadjusted indirect comparison
V	
变量特征编辑	Varibles manager
变量	Varlist
W	
加权均数差	Weight mean difference，WMD
权重	Weight
方差加权最小二乘法	Weighted least-squares，VWLS